DIAGNOSTICS INFIRMIERS

Définitions et classification

2018–2020

11e édition

Chez le même éditeur

Classification des interventions de soins infirmiers. CISI-NIC par Gloria M. Bulechek, Howard K. Butcher et Joanne McCloskey-Dochterman, 5e édition, 2010.

Classification des résultats de soins infirmiers. CRSI/NOC. Mesure des résultats de santé, par Sue Moorhead, Marion Johnson, Meridean L. Maas et Elizabeth Swanson, 5e édition, 2014.

Diagnostics infirmiers, interventions et résultats. Classifications infirmières et plans de soins, par Annie Pascal et Éliane Frécon-Valentin, 6e édition, 2016.

Manuel de diagnostics infirmiers, par Linda-Jual Carpenito-Moyet, 15e édition, 2019.

Plans de soins types, chemins cliniques et guides de séjour, par Monique Blondel et Thérèse Psiuk, 2010.

Plans de soins types et chemins cliniques, par Thérèse Psiuk et Christine Verhelst, 2011.

Plans de soins types et chemins cliniques. 20 situations cliniques prévalentes par Thérèse Psiuk et Monique Gouby, 2013.

DIAGNOSTICS INFIRMIERS
DÉFINITIONS ET CLASSIFICATION
2018–2020
11e édition

NANDA International, Inc.

Dirigé par
T. Heather Herdman, PhD, RN, FNI
et
Shigemi Kamitsuru, PhD, RN, FNI

Traduction française par l'AFEDI
Association francophone européenne
des diagnostics, interventions
et résultats infirmiers

Sous la coordination de
Marie-Thérèse Celis-Geradin

Elsevier Masson

ELSEVIER

Elsevier Masson SAS, 65, rue Camille-Desmoulins, 92442 Issy-les-Moulineaux cedex, France

Pour toute demande d'informations sur la licence du système de diagnostic infirmier NANDA International (NANDA-I) ou sur l'autorisation de l'utiliser dans d'autres travaux, vous pouvez vous adresser à nanda-i@thieme.com

ISBN : 978-2-294-76249-9
e-ISBN : 978-2-294-76542-1

L'image de couverture : Bureau of Labor Statistics, Département américain du Travail, Occupational Outlook Handbook, édition 2016-17, Physicians and Surgeons, sur Internet à l'adresse https://www.bls.gov/ooh/healthcare/physicians-and-surgeons.htm

Préface

Au début des années 1970 aux États-Unis, les infirmières et les enseignant(e)s ont découvert que les infirmières diagnostiquaient et traitaient de façon indépendante « quelque chose » lié aux patients et à leur famille, qui était différent des diagnostics médicaux. Leur grande perspicacité a ouvert la nouvelle porte à la taxonomie des diagnostics infirmiers, et à la création de l'organisation professionnelle qui est maintenant connue sous le nom de NANDA International (NANDA-I). Comme c'est habituellement le cas pour les médecins, les infirmières devaient avoir « quelque chose » pour documenter un champ de pratique holistique afin d'aider les étudiants à acquérir notre corps de connaissances unique et permettre aux infirmières de recueillir et d'analyser les données pour faire progresser la discipline infirmière. Plus de 40 ans se sont écoulés et l'idée du « diagnostic infirmier » a inspiré et encouragé des infirmières du monde entier à rechercher des pratiques indépendantes basées sur des connaissances professionnelles.

Au départ, les infirmières vivant en dehors de l'Amérique du Nord ont peut-être simplement été les utilisatrices finales de la taxonomie NANDA-I. Aujourd'hui, le développement et le perfectionnement de la taxonomie sont fortement fondés sur un effort global. En fait, durant ce cycle de publication. nous avons reçu plus de soumissions de nouveaux diagnostics et de propositions de révisions émanant de pays hors Amérique du Nord plutôt que de l'intérieur de celle-ci. De plus, l'organisation est devenue vraiment internationale ; des membres des deux Amériques, de l'Europe et de l'Asie participent activement aux comités, dirigent les comités en tant que présidents et gèrent l'organisation en tant que directeurs du Bureau. Qui aurait pu imaginer qu'une non-anglophone native d'un petit pays asiatique pourrait devenir la présidente de NANDA-I en 2016 ?

Dans cette version 2018-2020, la onzième édition, la taxonomie propose 244 diagnostics, avec l'ajout de 17 nouveaux diagnostics. Chaque diagnostic infirmier a été proposé par l'un ou plusieurs de nos nombreux volontaires NANDA-I, et la plupart de ces diagnostics sont fondés sur des données probantes. Chaque nouveau diagnostic a été discuté et affiné par nos membres du Comité de développement des diagnostics (Diagnosis Development Committee [DDC]), avant d'être finalement soumis aux membres de NANDA-I pour un vote d'approbation. L'approbation par les membres ne signifie pas que le diagnostic est « terminé » ou « prêt à être utilisé » dans tous les pays ou domaines de la pratique. Nous savons tous que la pratique et la réglementation des soins infirmiers varient d'un pays à l'autre. Nous espérons que la publication de ces nouveaux diagnostics facilitera d'autres études de validation dans différentes parties du monde, afin d'obtenir un niveau de preuve plus élevé.

Nous recevons toujours des soumissions de nouveaux diagnostics infirmiers. En même temps, nous avons un sérieux besoin de révision des diagnostics existants pour tenir compte des données probantes les plus récentes. En préparant cette édition, nous avons pris une mesure audacieuse en soulignant les problèmes sous-jacents à de nombreux diagnostics actuels. Notez que plus de 70 diagnostics n'ont aucun niveau de preuve (N.P.) ; cela signifie qu'il n'y a pas eu de mise à jour majeure de ces diagnostics depuis au moins 2002, lorsque les critères de N.P. ont été introduits. De plus, pour traiter efficacement les problèmes décrits dans chaque diagnostic infirmier, des facteurs favorisants ou des facteurs de risque sont requis. Cependant, après avoir classé certains de ces facteurs en « population à risque » et « conditions associées » (facteurs qui ne peuvent pas être traités de manière indépendante par les infirmières), il existe encore plusieurs diagnostics qui n'ont pas de facteurs favorisants ou de facteurs de risque.

NANDA-I est traduit en près de 20 langues distinctes. Traduire des termes anglais abstraits en d'autres langues peut souvent être frustrant. Quand j'ai dû faire face à des difficultés de traduction de l'anglais vers le japonais, je me suis souvenue de l'histoire du dix-huitième siècle sur des érudits qui ont traduit un manuel d'anatomie du hollandais en japonais sans aucun dictionnaire. Ils disent que l'érudit a parfois passé un mois à traduire une seule page. Aujourd'hui, nous avons des dictionnaires et même un système de traduction automatique, mais la traduction des titres (concepts) de diagnostic, des définitions et des indicateurs de diagnostic n'est toujours pas une tâche facile. La traduction conceptuelle, plutôt que du mot à mot, exige que les traducteurs comprennent clairement le sens du concept. Lorsque le terme en anglais est abstrait ou très vaguement défini, cela augmente la difficulté d'assurer une traduction correcte du concept. Au fil des ans, j'ai appris que parfois une modification mineure du terme anglais original peut alléger le fardeau d'un traducteur. Vos commentaires et vos retours aideront non seulement à rendre notre terminologie plus traduisible, mais aussi à augmenter la clarté de l'expression anglaise.

Depuis cette édition, nous avons trois partenaires d'édition principaux. Nous nous sommes directement associés à Grupo A pour notre traduction portugaise, et Igaku Shoin pour une grande part de notre marché asiatique. Le reste du monde, y compris la version originale en anglais, sera dirigé par une équipe de Thieme Medical Publishers, Inc. Nous sommes très enthousiastes au sujet de ces partenariats et des possibilités que ces belles organisations apportent à notre association et de la mise à disposition de notre terminologie dans le monde entier.

Je tiens à féliciter tous les bénévoles, les membres des comités, les présidents et les membres du Conseil d'administration de NANDA-I pour leur temps, leur engagement, leur dévouement et leur soutien continu. Je tiens à remercier notre bureau, dirigé par notre directeur général, le Dr T. Heather Herdman, pour ses efforts et son soutien.

J'adresse des remerciements particuliers aux membres du DDC pour leurs efforts remarquables et en temps opportun en vue de réviser et d'éditer la terminologie reprise dans ce livre, et plus spécialement au leadership du Président du DDC depuis 2014, le Professeur Dickon Weir-Hughes. Ce remarquable comité, avec une représentation du Nord et du Sud de l'Amérique et de l'Europe, représente la « locomotive » du contenu du savoir de NANDA-I. Je suis très impressionnée et très heureuse du travail formidable et complet de ces volontaires au cours de ces années.

Shigemi Kamitsuru, PhD, RN, FNI
Présidente, NANDA International, Inc.

Remerciements

Il va sans dire que le dévouement de beaucoup de personnes au travail de NANDA-International, Inc. (NANDA-I) est manifeste en termes de temps donné et de travail fourni en vue d'enrichir la terminologie et la taxonomie de NANDA-I. Incontestablement, cette terminologie reflète l'engagement des personnes qui effectuent des recherches et développent ou améliorent les diagnostics et des bénévoles qui composent le Comité de développement des diagnostics, ainsi que de son Président, le Professeur Dickon Weir-Hughes. Ce texte représente l'aboutissement du travail bénévole et sans relâche réalisé par un groupe de personnes très dévouées et extrêmement talentueuses qui ont développé, révisé et étudié les diagnostics infirmiers depuis plus de 40 ans.

Nous aimerions offrir une note de reconnaissance particulièrement significative au Dr Camila Takao Lopes du Collège des sciences infirmières de l'Université fédérale de Sao Paulo au Brésil, qui a travaillé à l'organisation, la mise à jour et la maintenance de la base de données terminologique NANDA-I, et soutenu le travail sur la standardisation de la terminologie.

Nous aimerions également remercier Susan Gallagher-Lepak, PhD, RN, doyenne du Collège de la santé, de l'éducation et du bien-être social de l'Université du Wisconsin-Green Bay pour sa contribution à cette édition spécifique du texte NANDA-I, en tant qu'auteur du chapitre révisé relatif aux bases des diagnostics infirmiers.

Contactez-nous à l'adresse execdir@nanda.org si vous avez des questions sur le contenu ou si vous trouvez des erreurs, afin que celles-ci puissent être corrigées en vue d'une publication et d'une traduction ultérieures.

T. Heather Herdman, PhD, RN, FNI
Shigemi Kamitsuru, PhD, RN, FNI
NANDA International, Inc.

Sommaire

Partie 1
La terminologie de NANDA International – Organisation et informations générales

Diagnostics infirmiers de NANDA International, Inc. : Définitions et Classification 2018-2020, 11e édition.
Édité par T. Heather Herdman et Shigemi Kamitsuru.

Site Internet : www.thieme.com/nanda-i.

1 Introduction

Cette première partie présente la nouvelle édition de la Taxonomie de NANDA International 2018–2020. Elle comprend un aperçu des changements majeurs dans cette édition : les diagnostics nouveaux et révisés, les diagnostics retirés, les modifications du titre de certains diagnostics, la poursuite de la révision visant la standardisation des termes utilisés pour les indicateurs qui composent le diagnostic infirmier et l'introduction des *conditions associées* et des *populations à risque*.

Les personnes ou les groupes qui ont soumis des nouveaux diagnostics ou une révision de diagnostic pour approbation sont identifiées.

Les lecteurs noteront que presque tous les diagnostics ont subi des modifications. En effet, nous avons œuvré à la révision de la standardisation des termes utilisés pour les indicateurs qui composent le diagnostic infirmier (caractéristiques, facteurs favorisants, facteurs de risque). En outre, l'adoption des termes « populations à risque » et « conditions associées » a représenté un travail minutieux, mené par le Dr Shigemi Kamitsuru. Les facteurs favorisants ou facteurs de risque de chaque diagnostic ont été révisés pour correspondre à la définition de ces termes.

2 Qu'y a-t-il de nouveau dans l'édition 2018–2020 de la *Classification des diagnostics* ?

Des modifications ont été apportées à cette édition en fonction des commentaires des utilisateurs, pour répondre aux besoins des étudiant(e)s et des clinicien(ne)s, ainsi que pour fournir un soutien supplémentaire aux enseignant(e)s. De nouvelles informations ont été ajoutées concernant le raisonnement clinique ; tous les chapitres de cette édition ont été révisés. Des présentations à destination des étudiant(e)s et des enseignant(e)s sont disponibles sur le site internet en complément des chapitres ; des icônes apparaissent dans les chapitres qui ont ces outils d'accompagnement.

3 Modifications et révisions

3.1 Processus et procédures de NANDA International pour la soumission d'un diagnostic ou pour sa révision

3.1.1 Soumission d'un diagnostic : procédure d'examen

Les diagnostics et les révisions de diagnostic proposés sont soumis à un examen systématique pour déterminer s'ils correspondent aux critères établis. Toutes les soumissions sont ensuite classées en fonction des preuves étayant le niveau de développement, ou de validation des diagnostics proposés.

Les diagnostics peuvent être présentés à différents niveaux de développement (par exemple titre et définition ; titre, définition, caractéristiques ou facteurs de risque ; niveau théorique pour le développement et la validation clinique ; ou titre, définition, caractéristiques et facteurs favorisants).

La procédure actuelle d'examen pour la soumission d'un diagnostic ou pour sa révision dans la terminologie est en cours de révision, étant donné que l'organisation s'efforce d'adopter un processus de données probantes plus solide. Dès que de nouvelles règles seront développées, elles seront disponibles sur le site internet de NANDA-I (www.nanda.org).

L'information sur le *processus d'examen complet* et le *processus d'examen accéléré* pour toute nouvelle soumission ou demande de révision d'un diagnostic sera disponible une fois que le processus sera totalement articulé et approuvé par le Conseil d'administration de NANDA-I.

L'information concernant la *procédure d'appel d'une décision du DDC sur l'examen d'un diagnostic* est également disponible sur notre site internet. Ce processus explique le recours possible pour un auteur lorsqu'une soumission n'est pas acceptée.

3.1.2 Critères déterminant le niveau de preuve (N.P.) de la soumission d'un diagnostic infirmier

Le Comité d'éducation et de recherche de NANDA-I a été chargé d'examiner et de réviser, le cas échéant, ces critères afin qu'ils reflètent au mieux l'état de la science liée aux soins infirmiers fondés sur des données probantes. Les personnes intéressées par la soumission d'un diagnostic sont invitées à consulter les mises à jour disponibles sur le site internet de NANDA-I (www.nanda.org).

N.P. 1 : reçu pour développement (consultation de NANDA-I)

N.P. 1.1 : titre seul

Le titre est clair, formulé le plus simplement possible et appuyé par des références bibliographiques, lesquelles doivent être identifiées. NANDA-I consultera l'auteur de la soumission et fournira de l'aide sur le développement du diagnostic sous forme de directives imprimées et au cours de rencontres. À ce stade, le titre est qualifié de « reçu pour développement » et identifié comme tel sur le site internet de NANDA-I.

N.P. 1.2 : titre et définition

Le titre est clair et formulé le plus simplement possible. La définition correspond au titre. Le titre et la définition sont distincts des autres diagnostics et définitions de NANDA-I. La définition diffère des caractéristiques et du titre, et ces composants ne sont pas inclus dans la définition. À cette étape, le diagnostic doit être conforme à la définition du diagnostic infirmier de NANDA-I (voir le « Glossaire des termes »). La définition est appuyée par des références documentées et celles-ci doivent être identifiées. À ce stade, le titre et la définition sont qualifiés de « reçus pour développement » et identifiés comme tels sur le site internet de NANDA-I.

N.P. 1.3 : niveau théorique

La définition, les caractéristiques et facteurs favorisants ou facteurs de risque sont soumis accompagnés de références théoriques répertoriées si elles sont disponibles. L'avis d'un expert peut être utilisé pour justifier la nécessité du diagnostic. L'acceptation de diagnostics à ce niveau a pour objectif de permettre la discussion du concept, de tester l'utilité clinique et l'applicabilité, et de stimuler la recherche. À ce stade, le titre et ses composants sont classés comme « reçus pour développement et validation clinique », et identifiés comme tels sur le site de NANDA-I.

N.P. 2 : accepté pour publication et inclusion dans la Taxonomie de NANDA International

N.P. 2.1 : titre, définition, caractéristiques ou facteurs de risque, facteurs favorisants et références

Les références sont citées pour la définition, pour chaque caractéristique ou facteur de risque et chaque facteur favorisant. De plus, il est exigé de fournir pour chaque diagnostic des résultats et des interventions de soins infirmiers issus de terminologies infirmières standardisées (par exemple Classification des résultats de soins infirmiers [CRSI-NOC], Classification des interventions de soins infirmiers [CISI-NIC]).

N.P. 2.2 : analyse de concept

Les critères du N.P. 2.1 sont satisfaits. De plus, une revue complète de la littérature à l'appui du diagnostic proposé, menant à un rapport d'analyse conceptuelle, est exigée pour démontrer l'existence d'un corpus de connaissances suffisant pour étayer le diagnostic. La revue de littérature et l'analyse conceptuelle corroborent le titre et la définition, et incluent des éléments de discussion et de preuve sur les caractéristiques et les facteurs favorisants (pour les diagnostics focalisés sur le problème), les facteurs de risque (pour les diagnostics de type risque) ou sur les caractéristiques (pour les diagnostics de promotion de la santé).

N.P. 2.3 : études de consensus avec des infirmier(e)s expert(e)s utilisant les diagnostics

Les critères du N.P. 2.1 sont satisfaits. Les recherches comprennent des enquêtes d'opinion, la méthode Delphi et les recherches similaires sur les composants du diagnostic auprès d'infirmier(e)s.

N.P. 3 : étayé cliniquement (validation et tests)

N.P. 3.1 : synthèse de la littérature

Les critères du N.P. 2.2 sont satisfaits. La synthèse se présente sous forme de revue complète de la littérature. Les mots clés/termes de MeSH (Medical Subject Headings) utilisés pour la recherche bibliographique sont précisés pour faciliter les travaux de recherches ultérieurs.

N.P. 3.2 : recherches cliniques sur le diagnostic, mais dont les résultats ne peuvent pas être généralisés à l'ensemble de la population

Les critères du N.P. 2.2 sont satisfaits. L'exposé comprend la description de recherches sur le diagnostic incluant les caractéristiques ou facteurs de risque et les facteurs favorisants. Il peut s'agir d'études quantitatives ou qualitatives non randomisées dans lesquelles les patients sont les sujets de l'étude.

N.P. 3.3 : recherches cliniques rigoureuses portant sur un nombre restreint de patients

Les critères du N.P. 2.2 sont satisfaits. L'exposé comprend la description de recherches en lien avec le diagnostic incluant les caractéristiques ou facteurs de risque et les facteurs favorisants. Il s'agit de recherches randomisées sur un échantillon restreint.

N.P. 3.4 : recherches cliniques rigoureuses avec échantillon randomisé suffisamment représentatif pour permettre la généralisation des résultats à l'ensemble de la population

Les critères du N.P. 2.2 sont satisfaits. L'exposé comprend la description de recherches en lien avec le diagnostic, incluant les caractéristiques ou facteurs de risque et les facteurs favorisants. Il s'agit d'études dont les échantillons sont aléatoires, et le nombre de sujets est suffisant pour permettre de généraliser les résultats à l'ensemble de la population.

3.2 Modifications de la définition pour les diagnostics de promotion de la santé

La définition globale pour un diagnostic infirmier de promotion de la santé a été changée au cours de ce cycle. Ce changement reflète la reconnaissance qu'il y a des populations pour qui la santé peut être améliorée, avec l'infirmière en qualité de mandataire pour les patients, même si les patients touchés sont incapables de verbaliser l'intention (par exemple patients nouveau-nés, ceux qui ont des pathologies empêchant la verbalisation du désir, etc.). La définition révisée est présentée comme suit (nouveau texte en italique).

Diagnostic de promotion de la santé

Un jugement clinique concernant la motivation et le désir d'augmenter son bien-être et de réaliser son potentiel de santé. Ces réactions sont exprimées par la motivation à adopter ou renforcer des conduites spécifiques favorables à la santé. Les diagnostics de promotion de la santé peuvent être utilisés quel que soit l'état de santé. *Chez les personnes qui sont incapables d'exprimer leur motivation à adopter des conduites favorables à la santé, l'infirmière peut décider que, dans leur état, une promotion de la santé existe et agir au nom du patient.* Les réactions de promotion de la santé peuvent être présentes chez un individu une famille, un groupe ou une collectivité.

3.3 Nouveaux diagnostics infirmiers

Les nouveaux diagnostics ou les diagnostics révisés soumis au Comité de développement des diagnostics de NANDA-I représentent une somme de travail importante. Un grand nombre de ces diagnostics ont été soumis à l'appréciation des membres de NANDA-I durant ce cycle. NANDA-I voudrait profiter de l'opportunité qui lui est donnée pour féliciter les personnes ayant soumis ces diagnostics qui ont atteint avec succès le niveau de preuve déterminé par les critères de soumission. Dix-sept nouveaux diagnostics ont été approuvés par le Comité de développement des diagnostics, le Conseil d'administration et les membres de NANDA-I. (► Tableau 3.1)

Tableau 3.1 Nouveaux diagnostics infirmiers 2018–2020

Diagnostics approuvés (nouveaux)	Personne(s) ayant soumis la révision
Domaine 1. Promotion de la santé	
Motivation à améliorer la littératie en santé Classe 1. Connaissance de l'état de santé	B. Flores, PhD, RN, WHNP-BC
Domaine 2. Nutrition	
Dynamiques alimentaires inefficaces chez l'adolescent Classe 1. Ingestion	S. Mlynarczyk, PhD, RN ; M. Dewys, PhD, RN ; G. Lyte, PhD, RN
Dynamiques alimentaires inefficaces chez l'enfant Classe 1. Ingestion	S. Mlynarczyk, PhD, RN ; M. Dewys, PhD, RN ; G. Lyte, PhD, RN
Dynamiques d'alimentation inefficaces chez le nouveau-né/nourrisson Classe 1. Ingestion	S. Mlynarczyk, PhD, RN ; M. Dewys, PhD, RN ; G. Lyte, PhD, RN
Risque de syndrome de déséquilibre métabolique Classe 4. Métabolisme	V.E. Fernández-Ruiz, PhM ; M.M. Lopez-Santos, PhM ; D. Armero-Barranco, PhD ; J.M. Xandri-Graupera, PhM ; Le juge Paniagua-urbain, PhM ; M. Solé-Agusti, PhM ; M.D. Arrillo-Izquierdo, PhM ; A. Ruiz-Sanchez, PhM
Domaine 4. Activité/repos	
Champ énergétique déséquilibré Classe 3. Équilibre énergétique	N. Frisch, PhD, RN, FAAN ; H. Butcher, PhD, RN ; D. Shields, PhD, RN, CCRN, AHN-BC, QTTT
Risque d'instabilité de la pression artérielle Classe 4. Réponses cardiovasculaires/respiratoires	C. Amoin, DSN, MN, RN
Domaine 9. Adaptation/tolérance au stress	
Risque de transition compliquée de l'immigration Classe 1. Réactions post-traumatiques	R. Rifa, RN, PhD
Syndrome d'abstinence néonatale Classe 3. Réactions neurocomportementales au stress	L. M. Cleveland, PhD, RN, PNP-BC
Syndrome de sevrage aigu d'une substance addictive Classe 3. Réactions neurocomportementales au stress	L. Clapp, RN, MS, CACIII ; K. Mahler, RN, BSN
Risque de syndrome d'un sevrage aigu	L. Clapp, RN, MS, CACIII ; K. Mahler, RN, BSN

Tableau 3.1 *Suite*

Diagnostics approuvés (nouveaux)	Personne(s) ayant soumis la révision
d'une substance addictive Classe 3. Réactions neurocomportementales au stress	
Domaine 11. Sécurité/protection	
Risque d'infection du site opératoire Classe 1. Infection	F. F. Ercole, PhD, RN ; M.T.C. Chianca, PhD, RN ; C. Campos, MSN, RN ; T.G.R. Macieira, BSN, RN ; L.M.C. Franco, MSN
Risque de sécheresse buccale Classe 2. Lésions	I. Eser, PhD, RN (1) ; N. Duruk, PhD, RN (2)
Risque de thrombo-embolie veineuse Classe 2. Lésions	G. Meyer, PhD, RN, CNL
Risque de mutilation génitale féminine Classe 3. Violence	I. Jimenez-Ruiz, PhD, RN ; P. Almansa-Martinez, PhD, RN
Risque d'accident professionnel Classe 4. Dangers environnementaux	F. Sanchez-Ayllon, PhD, RN
Risque de thermorégulation inefficace Classe 6. Thermorégulation	Comité de développement des diagnostics

3.4 Diagnostics infirmiers révisés

Soixante-douze diagnostics ont été révisés pendant ce cycle. Le ► Tableau 3.2 reprend ces diagnostics et met en évidence les révisions qui ont été effectuées pour chacun d'entre eux ainsi que les personnes qui ont proposé ces révisions.

Tableau 3.2 Diagnostics infirmiers révisés 2018–2020

Diagnostics approuvés (révisés)	Révision						Personne(s) ayant soumis la révision
	Caractéristiques retirées	Caractéristiques ajoutées	FF/FR retirés	FF/FR ajoutés	Définition révisée	Commentaires	
Domaine 1. Promotion de la santé							
Diminution de l'implication dans des activités de loisirs (00097)	1	5		6	Oui	La définition a été modifiée pour la rendre cohérente avec la littérature actuelle et refléter une réaction humaine.	S. Kamitsuru, RN, PhD, FNI
Santé d'une collectivité déficiente (00215)					Oui	Le terme « ensemble » a été retiré de la définition et des caractéristiques, et a été remplacé par le terme « groupe ». Le terme « ensemble » avait une très forte connotation négative dans certaines langues, ce qui ne correspond pas à l'intention de ce diagnostic. Note : le terme « groupe » était déjà utilisé pour la traduction française.	Comité de développement des diagnostics
Comportement à risque pour la santé (00188)			2	1	Oui	L'ajout d'un facteur favorisant a été approuvé. Les termes « habitudes de vie ou ses comportements » ont été remplacés par « habitudes de vie et/ou actions » et le terme « santé » a été	Comité de développement des diagnostics

Tableau 3.2 *Suite*

Diagnostics approuvés (révisés)	Révision						Personne(s) ayant soumis la révision
	Caractéristiques retirées	Caractéristiques ajoutées	FF/FR retirés	FF/FR ajoutés	Définition révisée	Commentaires	
						remplacé par « niveau de bien-être ».	
Maintien inefficace de l'état de santé (00099)					Oui	Les termes « se maintenir en santé » ont été remplacés par « maintenir son bien-être ».	Comité de développement des diagnostics
Domaine 2. Nutrition							
Production de lait maternel insuffisante (00216)					Oui	La définition a été modifiée pour clarifier le concept.	S. Kamitsuru, RN, PhD, FNI
Mode d'alimentation inefficace chez le nouveau-né/nourrisson (00107)					Oui	La définition a été modifiée pour remplacer le slash (« / ») des termes « succion/déglutition » et pour clarifier le concept. Note : le slash était déjà retiré dans la traduction française et remplacé par « et ».	Comité de développement des diagnostics
Risque d'instabilité de la glycémie (00179)					Oui	Le terme « sucre » a été retiré de la définition. Note : il était déjà retiré de la traduction française.	Comité de développement des diagnostics
Hyperbilirubinémie néonatale (00194)				1	Oui	Révisé pour refléter le changement réel dans la circulation de la bilirubine non conjuguée, en remplaçant le changement de la couleur de la	Comité de développement des diagnostics

Tableau 3.2 *Suite*

Diagnostics approuvés (révisés)	Révision						Personne(s) ayant soumis la révision
	Caractéristiques retirées	Caractéristiques ajoutées	FF/FR retirés	FF/FR ajoutés	Définition révisée	Commentaires	
						peau dans la définition du diagnostic.	
Risque d'hyperbilirubinémie néonatale (00230)				1	Oui	Révisé pour refléter le changement réel dans la circulation de la bilirubine non conjuguée, en remplaçant le changement de la couleur de la peau dans la définition du diagnostic.	Comité de développement des diagnostics
Excès de volume liquidien (00026)					Oui	La définition a été modifiée pour clarifier le concept.	Comité de développement des diagnostics
Domaine 3. Élimination et échange							
Rétention urinaire (00023)					Oui	La définition a été modifiée pour clarifier le concept.	Comité de développement des diagnostics
Motilité gastro-intestinale dysfonctionnelle (00196)				5	Non		Comité de développement des diagnostics
Risque de motilité gastro-intestinale dysfonctionnelle (00197)				1	Oui	Révisé pour être congruent avec la définition du diagnostic focalisé sur un problème.	Comité de développement des diagnostics

Tableau 3.2 *Suite*

Diagnostics approuvés (révisés)	Révision						Personne(s) ayant soumis la révision
	Caractéristiques retirées	Caractéristiques ajoutées	FF/FR retirés	FF/FR ajoutés	Définition révisée	Commentaires	
Incontinence fécale (00014)	4	1			Oui	La définition a été révisée pour améliorer la concision.	Comité de développement des diagnostics
Domaine 4. Activité/repos							
Habitudes de sommeil perturbées (00198)	1	1			Oui	La définition a été révisée pour supprimer le terme « sommeil » et clarifier le concept.	Comité de développement des diagnostics
Mobilité physique réduite (00085)					Oui	La définition a été révisée pour remplacer le terme « physique » qui est déjà repris dans le titre : *Mobilité physique réduite (00085).*	Comité de développement des diagnostics
Intolérance à l'activité (00092)			1	2	Non		Comité de développement des diagnostics
Risque d'intolérance de l'activité (00094)				2	Non		Comité de développement des diagnostics
Respiration spontanée altérée (00033)	1				Oui	La définition a été modifiée pour clarifier le concept.	Comité de développement des diagnostics

Tableau 3.2 *Suite*

Diagnostics approuvés (révisés)	Révision						Personne(s) ayant soumis la révision
	Caractéristiques retirées	Caractéristiques ajoutées	FF/FR retirés	FF/FR ajoutés	Définition révisée	Commentaires	
Irrigation tissulaire périphérique inefficace (00204)				2	Non		Comité de développement des diagnostics
Déficit de soins personnels : se laver (00108)					Oui	La définition a été modifiée pour clarifier le concept.	Comité de développement des diagnostics
Déficit des soins personnels : se vêtir (00109)					Oui	La définition a été modifiée pour clarifier le concept.	Comité de développement des diagnostics
Déficit de soins personnels : s'alimenter (00102)					Oui	La définition a été modifiée pour clarifier le concept.	Comité de développement des diagnostics
Déficit de soins personnels : utiliser les toilettes (00110)					Oui	La définition a été modifiée pour clarifier le concept.	Comité de développement des diagnostics
Domaine 5. Perception/cognition							
Confusion aiguë (00128)				7	Oui	La définition a été révisée pour être congruente avec le diagnostic de risque de confusion aiguë.	Comité de développement des diagnostics
Confusion chronique	7	8			Oui	La définition a été modifiée pour	P. Alfradique de

Tableau 3.2 *Suite*

Diagnostics approuvés (révisés)	Révision						Personne(s) ayant soumis la révision
	Caractéristiques retirées	Caractéristiques ajoutées	FF/FR retirés	FF/FR ajoutés	Définition révisée	Commentaires	
(00129)						être plus cohérente avec la littérature actuelle.	Souza, RN, PhD ; K. Avant, RN, PhD, FAAN, FNI ; A.E. Berndt, PhD ; R. Ferreira Santana, RN, PhD ; T.H. Herdman, RN, PhD, FNI
Connaissances insuffisantes (00126)					Oui	La définition a été révisée pour être congruente avec le diagnostic de promotion de la santé concernant les connaissances	Comité de développement des diagnostics
Troubles de la mémoire (00131)	9	11			Oui	La définition a été modifiée pour être plus cohérente avec la littérature actuelle.	P. Alfradique de Souza, RN, PhD ; K. Avant, RN, PhD, FAAN, FNI ; A.E. Berndt, PhD ; R. Ferreira Santana, RN, PhD ; T.H.

Tableau 3.2 *Suite*

Diagnostics approuvés (révisés)	Révision						Personne(s) ayant soumis la révision
	Caractéristiques retirées	Caractéristiques ajoutées	FF/FR retirés	FF/FR ajoutés	Définition révisée	Commentaires	
							Herdman, RN, PhD, FNI
Domaine 6. Perception de soi							
Diminution chronique de l'estime de soi (00119)					Oui	La définition a été révisée pour supprimer le slash (« / ») des termes « dévalorisation/entretien de sentiments ».	Comité de développement des diagnostics
Domaine 7. Relations de rôle							
Tension dans l'exercice du rôle de l'aidant naturel (00061)				9	Oui	La définition a été modifiée pour remplacer le slash (« / ») des termes « famille ou personne affectivement importante » et pour clarifier le concept. Note : le slash était déjà retiré dans la traduction française.	Comité de développement des diagnostics
Risque de tension dans l'exercice du rôle de l'aidant naturel (00062)				32	Oui	La définition a été modifiée pour remplacer le slash (« / ») des termes « famille ou personne affectivement importante » et pour clarifier le concept. Note : le slash était déjà retiré dans la traduction française.	Comité de développement des diagnostics
Exercice du rôle parental				5	Oui	La définition a été révisée pour être	Comité de

Tableau 3.2 *Suite*

Diagnostics approuvés (révisés)	Révision						Personne(s) ayant soumis la révision
	Caractéristiques retirées	Caractéristiques ajoutées	FF/FR retirés	FF/FR ajoutés	Définition révisée	Commentaires	
perturbé (00056)						congruente avec les diagnostics de promotion de la santé et de risque concernant l'exercice du rôle parental.	développement des diagnostics
Risque de perturbation dans l'exercice du rôle parental (00057)				2	Oui	La définition a été révisée pour être congruente avec les diagnostics de promotion de la santé et focalisés sur le problème concernant l'exercice du rôle parental.	Comité de développement des diagnostics
Motivation à améliorer l'exercice du rôle parental (00164)					Oui	La définition a été révisée pour être congruente avec les diagnostics de risque et focalisés sur le problème concernant l'exercice du rôle parental.	Comité de développement des diagnostics
Risque de perturbation de l'attachement (00058)					Oui	La définition a été modifiée pour remplacer le slash (« / ») des termes « parent ou personne affectivement importante ». Note : le slash était déjà retiré dans la traduction française.	Comité de développement des diagnostics
Dynamiques familiales	3				Oui	La définition a été révisée pour être	Comité de

Tableau 3.2 *Suite*

Diagnostics approuvés (révisés)	Révision						Personne(s) ayant soumis la révision
	Caractéristiques retirées	Caractéristiques ajoutées	FF/FR retirés	FF/FR ajoutés	Définition révisée	Commentaires	
dysfonctionnelles (00063)						congruente avec le diagnostic de promotion de la santé.	développement des diagnostics
Dynamiques familiales perturbées (00060)					Oui	La définition a été modifiée pour clarifier le concept.	Comité de développement des diagnostics
Domaine 8. Sexualité							
Dysfonctionnement sexuel (00059)					Oui	Le terme « excitation » a été remplacé par « stimulation sexuelle » dans la définition, pour être conforme à la littérature.	Comité de développement des diagnostics
Processus de la maternité inefficace (00221)				1	Oui	La définition a été modifiée pour clarifier le concept.	Comité de développement des diagnostics
Risque de processus de la maternité inefficace (00227)				1	Oui	La définition a été modifiée pour clarifier le concept.	Comité de développement des diagnostics
Risque de perturbation du lien mère-fœtus (00209)					Oui	La définition a été modifiée pour remplacer les termes « dyade fœto-maternelle » et clarifier le concept.	Comité de développement des diagnostics

Tableau 3.2 *Suite*

Diagnostics approuvés (révisés)	Révision						Personne(s) ayant soumis la révision
	Caractéristiques retirées	Caractéristiques ajoutées	FF/FR retirés	FF/FR ajoutés	Définition révisée	Commentaires	
Domaine 9. Adaptation/tolérance au stress							
Syndrome post-traumatique (00141)				6	Non		Comité de développement des diagnostics
Syndrome d'inadaptation à un changement de milieu (00114)				1	Non		Comité de développement des diagnostics
Risque de syndrome d'inadaptation à un changement de milieu (00149)				2	Non		Comité de développement des diagnostics
Planification inefficace d'une activité (00199)				1	Non		Comité de développement des diagnostics
Stratégies d'adaptation inefficaces (00069)					Oui	La définition a été révisée pour être congruente avec les autres diagnostics concernant les stratégies d'adaptation et pour clarifier le concept.	Comité de développement des diagnostics
Motivation à améliorer ses stratégies					Oui	La définition a été révisée pour être congruente avec les autres	Comité de développement

Tableau 3.2 *Suite*

Diagnostics approuvés (révisés)	Révision						Personne(s) ayant soumis la révision
	Caractéristiques retirées	Caractéristiques ajoutées	FF/FR retirés	FF/FR ajoutés	Définition révisée	Commentaires	
d'adaptation (00158)						diagnostics concernant les stratégies d'adaptation et pour clarifier le concept.	des diagnostics
Sentiment d'impuissance (00125)				9	Non		Comité de développement des diagnostics
Risque de sentiment d'impuissance (00152)				2	Non		Comité de développement des diagnostics
Résilience réduite (00210)		2		9	Oui	La définition a été révisée pour être congruente avec les autres diagnostics concernant la résilience et pour clarifier le concept.	S. Caldeira, RN, PhD
Risque de résilience réduite (00211)				13	Oui	La définition a été révisée pour être congruente avec les autres diagnostics concernant la résilience et pour clarifier le concept.	S. Caldeira, RN, PhD
Motivation à accroître sa résilience					Oui	La définition a été révisée pour être congruente avec les autres diagnostics concernant la résilience et pour clarifier le concept.	S. Caldeira, RN, PhD

Tableau 3.2 *Suite*

Diagnostics approuvés (révisés)	Révision						Personne(s) ayant soumis la révision
	Caractéristiques retirées	Caractéristiques ajoutées	FF/FR retirés	FF/FR ajoutés	Définition révisée	Commentaires	
Dysréflexie autonome (00009)				19	Non		Comité de développement des diagnostics
Risque de dysréflexie autonome (00010)				3	Non		Comité de développement des diagnostics
Désorganisation comportementale chez le nouveau-né/nourrisson (00116)					Oui	La définition a été révisée pour être congruente avec les autres diagnostics concernant l'organisation comportementale et pour clarifier le concept.	Comité de développement des diagnostics
Risque de désorganisation comportementale chez le nouveau-né/nourrisson (00115)				9	Oui	La définition a été révisée pour être congruente avec les autres diagnostics concernant l'organisation comportementale et pour clarifier le concept.	Comité de développement des diagnostics
Réceptivité du nouveau-né/nourrisson à progresser dans son organisation comportementale (00117)					Oui	La définition a été révisée pour être congruente avec les autres diagnostics concernant l'organisation comportementale et pour clarifier le concept.	Comité de développement des diagnostics

Tableau 3.2 *Suite*

Diagnostics approuvés (révisés)	Révision						Personne(s) ayant soumis la révision
	Caractéristiques retirées	Caractéristiques ajoutées	FF/FR retirés	FF/FR ajoutés	Définition révisée	Commentaires	
Domaine 10. Principes de vie							
Prise de décision émancipée perturbée (00242)				3	Non		Comité de développement des diagnostics
Risque de perturbation d'une prise de décision émancipée (00244)				2	Non		Comité de développement des diagnostics
Détresse morale (00175)					Oui	La définition a été changée pour supprimer les slashes (« / ») de la phrase « décision/action éthique/morale ». Note : les slashes étaient déjà retirés dans la traduction française.	Comité de développement des diagnostics
Pratique religieuse perturbée (00169)				3	Non		Comité de développement des diagnostics
Risque de perturbation de la pratique religieuse (00170)				4	Non		Comité de développement des diagnostics
Détresse spirituelle (00066)				13	Non		Comité de développement

Tableau 3.2 *Suite*

Diagnostics approuvés (révisés)	Révision						Personne(s) ayant soumis la révision
	Caractéristiques retirées	Caractéristiques ajoutées	FF/FR retirés	FF/FR ajoutés	Définition révisée	Commentaires	
							des diagnostics
Domaine 11. Sécurité/protection							
Risque de traumatisme physique (00038)					Oui	La définition a été révisée pour supprimer le terme « accidentel » étant donné que tous les traumatismes ne sont pas accidentels dans la nature. Le titre a été modifié pour refléter la définition qui est spécifique à un traumatisme physique : « risque d'un traumatisme physique ».	Comité de développement des diagnostics
Risque d'atteinte à l'intégrité de la muqueuse buccale (00247)				1	Non		Comité de développement des diagnostics
Atteinte à l'intégrité de la peau (00046)		5		3	Non		Comité de développement des diagnostics
Risque de mort subite du nourrisson (00156)				2	Non	Révisé pour une cohérence avec les nouvelles directives de bonne pratique concernant la mort subite du nourrisson.	Comité de développement des diagnostics

Tableau 3.2 *Suite*

Diagnostics approuvés (révisés)	Révision						Personne(s) ayant soumis la révision
	Caractéristiques retirées	Caractéristiques ajoutées	FF/FR retirés	FF/FR ajoutés	Définition révisée	Commentaires	
Atteinte à l'intégrité des tissus (00044)		5			Non		Comité de développement des diagnostics
Automutilation (00151)				1	Non		Comité de développement des diagnostics
Risque d'automutilation (00139)				4	Non		Comité de développement des diagnostics
Thermorégulation inefficace (00008)				5	Non		Comité de développement des diagnostics
Domaine 12. Bien-être							
Douleur aiguë (00132)					Oui	La définition a été révisée pour donner une limitation dans le temps < 3 mois, pour être congruente avec la définition de la douleur chronique.	Comité de développement des diagnostics

Abréviations : FF, facteur favorisant ; FR, facteur de risque

3.5 Diagnostics infirmiers retirés

Huit diagnostics ont été retirés de la terminologie dans cette édition. Dans la précédente édition, il était précisé qu'un diagnostic serait retiré s'il n'était pas révisé. Il n'y a pas eu de révision, donc ce diagnostic a été retiré. Nous encourageons les infirmier(e)s pédiatriques à envisager la reconceptualisation de ce diagnostic, et à le présenter à NANDA-I comme un nouveau diagnostic.

Risque de croissance disproportionnée (00113), domaine 13, classe 1.

Sept autres diagnostics ont été retirés de la terminologie, après révision par le Comité de développement des diagnostics. Ces diagnostics étaient non conformes à la littérature, ou avaient un manque de preuve pour soutenir leur maintien au sein de la terminologie.

Non-observance (00079), domaine 1, classe 2. Ce diagnostic était assez ancien, avec la dernière révision en 1998. Il n'est plus cohérent avec la majorité des recherches dans ce domaine ; il a comme cœur du diagnostic le concept d'adhésion plutôt que d'observance.

Motivation à améliorer son équilibre hydrique (00160), domaine 2, classe 5.

Motivation à améliorer son élimination urinaire (00166), domaine 3, classe 1.

Ces diagnostics manquaient de preuves suffisantes pour soutenir leur maintien au sein de la terminologie.

Risque d'altération de la fonction cardiovasculaire (00239), domaine 4, classe 4. Ce diagnostic manque d'une différenciation suffisante par rapport aux autres diagnostics cardiovasculaires au sein de la terminologie.

Risque d'altération de l'irrigation gastro-intestinale (00202), domaine 4, classe 4.

Risque d'altération de l'irrigation rénale (00203), domaine 4, classe 4.

On a estimé que ces diagnostics ne pouvaient pas être modifiés de façon autonome par les infirmières.

Risque de température corporelle anormale (00005), domaine 11, classe 6 – remplacé par un nouveau diagnostic, *Risque de thermorégulation inefficace (00274)*. Les révisions de ce diagnostic ont conduit à la constatation que le centre d'intérêt du concept était la thermorégulation, et la définition et les facteurs de risque étaient cohérents avec le diagnostic actuel *Thermorégulation inefficace* (00008). C'est la raison pour laquelle le titre et la définition ont été changés, entraînant la nécessité de retirer le code actuel et l'attribution d'un nouveau code.

3.6 Révision des titres de diagnostics infirmiers

Des modifications ont été effectuées pour 11 titres de diagnostics. Ces modifications ont été effectuées pour garantir que le titre du diagnostic était cohérent avec la littérature actuelle et reflète une réaction humaine. Les diagnostics dont le titre a été changé sont repris dans le ► Tableau 3.3.

3.7 Standardisation des termes des indicateurs qui composent les diagnostics infirmiers

Au cours des trois derniers cycles de ce livre, un lent travail a été entrepris afin de réduire la diversité des termes utilisés pour définir les caractéristiques, les facteurs favorisants et les facteurs de risque. Ce travail a été sérieusement entrepris au cours de l'édition précédente, avec plusieurs mois consacrés à l'examen, la révision et la standardisation des termes utilisés. Ce travail a

Tableau 3.3 Révision des titres de diagnostics infirmiers de NANDA-I 2018–2020

Domaine	Titre précédent	Nouveau titre
1. Promotion de la santé	Activités de loisirs insuffisantes (00097)	Diminution de l'implication dans des activités de loisirs
2. Nutrition	Lait maternel insuffisant (00216)	Production de lait maternel insuffisante
2. Nutrition	Ictère néonatal (00194)	Hyperbilirubinémie néonatale
2. Nutrition	Risque d'ictère néonatal (00230)	Risque d'hyperbilirubinémie néonatale
11. Sécurité/protection	Atteinte à l'intégrité de la muqueuse buccale (00045)	Atteinte à l'intégrité de la muqueuse buccale
11. Sécurité/protection	Risque d'atteinte à l'intégrité de la muqueuse buccale (00247)	Risque d'atteinte à l'intégrité de la muqueuse buccale
11. Sécurité/protection	Risque de mort subite du nourrisson (00156)	Risque de mort subite du nourrisson
11. Sécurité/protection	Risque de traumatisme (00038)	Risque de traumatisme physique
11. Sécurité/protection	Risque de réaction allergique (00217)	Risque de réaction allergique (note : pas de modification en français)
11. Sécurité/protection	Réaction allergique au latex (00041)	Réaction allergique au latex (note : pas de modification en français)
11. Sécurité/protection	Risque de réaction allergique au latex (00042)	Risque de réaction allergique au latex (note : pas de modification en français)

nécessité de nombreuses heures d'examen, de recherche documentaire, de discussion et de consultation avec des experts cliniques dans différents domaines.

Le processus utilisé comporte un examen individuel des domaines assignés, suivi de la soumission à un second examinateur qui a jeté un regard critique, toujours individuellement, sur la terminologie en cours et celle nouvellement recommandée. Les deux examinateurs se sont ensuite rencontrés, en personne ou par vidéoconférence sur internet, et ensemble ont passé en revue chaque ligne une troisième fois. Une fois le consensus atteint, un troisième critique, indépendant, a examiné les termes actuels et les termes recommandés. Chaque divergence a été discutée jusqu'à l'atteinte d'un consensus. L'ensemble du processus a été appliqué à chaque diagnostic – y compris les diagnostics nouveaux et révisés –, puis un processus de filtrage des termes similaires a commencé. Par exemple, chaque terme avec le préfixe « pulmo- » a été décortiqué, pour s'assurer du maintien de la cohérence. Des expressions ordinaires ont également été utilisées pour filtrer, comme « verbalise », « signale », « déclare », « manque de », « insuffisant(e) », « inadéquat(e) », « excès », etc. Ce processus a été appliqué jusqu'à ce que l'équipe ait été incapable de trouver des termes qui n'avaient pas déjà été examinés.

Ce travail a été poursuivi durant ce cycle de la taxonomie. Cela dit, nous savons que le travail n'est pas terminé, qu'il n'est pas parfait, et qu'il peut y avoir des désaccords avec certaines des modifications qui ont été faites. Cependant, nous croyons vraiment que ces modifications continuent d'améliorer les indicateurs des diagnostics, en les rendant plus utiles du point de vue clinique et en fournissant un meilleur support pour le diagnostic.

Les bénéfices d'un tel travail sont nombreux, mais les suivants sont à mettre en évidence.

- **Les traductions devraient être améliorées.** Il y a eu plusieurs questions sur les dernières éditions précédentes auxquelles il était difficile de répondre. Voici quelques exemples :
  - Quand vous dites *manque* en anglais, est-ce que cela signifie *absence de* ou *insuffisant* ? La réponse est souvent, « les deux ! ». Bien que la dualité de ce mot soit acceptée en anglais, le manque de clarté crée de la confusion pour le clinicien dont la langue maternelle n'est pas l'anglais, et ce dans toutes les langues ; de plus, il est très difficile à traduire dans des langues où un mot différent peut être utilisé selon le sens voulu.
  - Existe-t-il une raison pour laquelle, parfois, les mêmes caractéristiques sont notées au singulier dans un diagnostic et au pluriel dans un autre ; par exemple absence d'autre(s) personne(s) affectivement importante(s),

absence d'une autre personne affectivement importante, absence d'autres personnes affectivement importantes ?
- Il y a beaucoup de termes qui sont similaires ou qui sont des exemples des autres termes utilisés dans la terminologie. Par exemple, quelle est la différence entre la*couleur de la peau anormale (par exemple pâle, sombre), les modifications de couleur, cyanose, pâle, les modifications de couleur de la peau* et *une légère cyanose* ? Les différences sont-elles significatives ? Pourraient-elles être combinées en un seul terme ? Certaines traductions sont presque identiques – par exemple *couleur anormale de la peau, des modifications de couleur, les modifications de couleur de la peau* – ; peut-on utiliser le même terme ou faut-il traduire exactement comme dans la version anglaise ? Il est vraiment important que les traducteurs « luttent » pour garantir la clarté conceptuelle quand ils traduisent les termes – il y a une différence entre les termes « couleur de peau sombre » et « cyanose de la peau », et cela influence le jugement clinique d'une personne.

La diminution de la variation de ces termes devrait maintenant faciliter la traduction, étant donné qu'un terme/une phrase sera utilisé(e) partout dans la terminologie pour nommer des indicateurs similaires.

- **La clarté pour les cliniciens devrait être améliorée**. Il y a source de confusion pour les étudiant(e)s tout comme pour les infirmier(e)s praticien(ne)s quand ils(elles) voient des termes similaires, mais légèrement différents dans des diagnostics différents. Sont-ils les mêmes ? Existe-t-il une différence subtile qu'ils(elles) ne comprennent pas ? Pourquoi NANDA-I ne peut-il pas être plus clair ? Et que dire de tous ces « par exemple » dans la terminologie ? Sont-ils là pour documenter, pour clarifier, pour lister tous les exemples potentiels ? Il semble y avoir un mélange de tous ces éléments figurant au sein de la terminologie.

  Vous remarquerez que la plupart des « par exemple » ont été supprimés, sauf si l'on a estimé qu'ils étaient vraiment nécessaires pour clarifier l'intention. Des « conseils pédagogiques » qui étaient présents dans certaines parenthèses ont également été supprimés – ils n'ont pas leur place dans la terminologie. Nous avons aussi fait de notre mieux pour condenser et standardiser des termes, chaque fois que possible.
- Ce travail facilite le codage des **indicateurs du diagnostic**, ce qui devrait permettre leur utilisation pour le remplissage des bases de données dans les dossiers de santé électroniques (DSE), et augmenter la disponibilité des outils d'aide à la décision en ce qui concerne l'exactitude du diagnostic et l'établissement d'un lien entre le diagnostic et le plan de soins approprié.

Tous les termes sont maintenant codifiés pour leur utilisation dans les systèmes de DSE, ce qu'il nous a été demandé de faire à maintes reprises par plusieurs organisations de même que par les vendeurs de logiciels.

3.8 Introduction des populations à risque et des conditions associées

Les utilisateurs de cet ouvrage remarqueront l'utilisation des nouveaux termes suivants quand ils passeront en revue les indicateurs du diagnostic pour plusieurs d'entre eux : *population à risque* et *conditions associées*. Un des problèmes dans la terminologie pour lequel nous avons souvent lutté est une « liste interminable » de facteurs favorisants dont plusieurs se prêtent mal à une intervention infirmière autonome. Le problème concernait ces données qui étaient aidantes pour choisir un diagnostic pour un patient, et nous avons décidé qu'elles devaient être disponibles pour les infirmier(e)s quand ils(elles) envisagent des diagnostics infirmiers possibles. Toutefois, étant donné que nous précisons que les interventions doivent viser les facteurs favorisants, cela créait de la confusion parmi les étudiant(e)s et les infirmier(e)s.

C'est pourquoi nous avons ajouté deux nouveaux termes dans cette édition pour clairement préciser qu'ils sont utiles lorsque nous faisons un diagnostic, bien qu'ils ne se prêtent pas à une intervention infirmière autonome. Les utilisateurs remarqueront que beaucoup de facteurs favorisants et de facteurs de risque précédents ont été maintenant repris soit dans les catégories populations à risque, soit dans les conditions associées. Ces phrases ont été modifiées « telles quelles », ce qui veut dire qu'aucun nouveau travail conceptuel n'a été complété pour ces dernières ; il est nécessaire que ce travail soit entrepris dans le futur.

Les *populations à risque* sont des groupes de personnes qui partagent une caractéristique, qu'elle soit démographique, un antécédent médical/familial, une étape de la croissance/du développement ou une exposition à certains événements ou expériences, qui entraîne chez chacune d'entre elles une prédisposition à une réaction humaine particulière.

Les *conditions associées* sont des diagnostics médicaux, des lésions, des procédures, des dispositifs médicaux ou des médicaments. Ces conditions ne peuvent pas être modifiées par l'infirmier(e) de façon autonome, mais peuvent appuyer le degré d'exactitude du diagnostic infirmier.

4 Gestion et organisation

4.1 Considérations internationales quant à l'utilisation des *diagnostics infirmiers de NANDA-I*

T. Heather Herdman

Comme annoncé précédemment, NANDA International Inc. a commencé dans un premier temps en tant qu'association nord-américaine ; c'est la raison pour laquelle les premiers diagnostics infirmiers ont été développés initialement par des infirmier(e)s américaines et canadiennes. Cependant, il y a eu, durant les 20 à 30 dernières années, une implication croissante des infirmier(e)s au niveau mondial et maintenant les membres de NANDA-I proviennent d'environ 40 pays, dont presque les deux tiers ne font pas partie de l'Amérique du Nord. Un travail est en cours sur tous les continents qui utilisent les diagnostics infirmiers dans la formation, la pratique clinique, la recherche et dans les applications informatiques. Le développement et l'amélioration des diagnostics infirmiers sont en cours dans de nombreux pays et la majorité des recherches liées aux diagnostics infirmiers de NANDA-I proviennent de l'extérieur de l'Amérique du Nord.

Pour refléter cette activité internationale accrue en termes de contribution et d'utilisation des diagnostics, la North American Nursing Diagnoses Association (Association nord-américaine des diagnostics infirmiers [ANADI]) a changé son champ d'application en devenant une association internationale en 2002 ; elle est alors devenue **NANDA International Inc.** Nous vous prions donc **de ne plus évoquer *l'Association nord-américaine des diagnostics infirmiers (ou l'Association nord-américaine des diagnostics infirmiers internationale)***, sauf si vous faites référence à quelque chose qui s'est déroulé avant 2002 – cela ne reflète tout simplement pas notre champ d'application international et **ce n'est pas le nom légal de l'organisation**. Nous avons retenu « NANDA » dans notre nom du fait de son statut dans la profession infirmière ; voyez alors cela plus comme une marque déposée ou une marque plutôt que comme un acronyme, puisqu'il ne reflète plus le nom initial de l'association.

Comme les expériences au sein de NANDA-I ont augmenté son adoption dans le monde entier, les questions liées aux différences dans le champ de la pratique infirmière, à la diversité des modèles en soins infirmiers, aux législations et réglementations divergentes, aux compétences des infirmier(e)s et aux différents systèmes de formation doivent être envisagées. En 2009, NANDA-I a organisé un groupe de réflexion comprenant 86 participants de 16 pays. Pendant cette réunion, il y a eu des discussions importantes sur la façon de gérer ces questions importantes ainsi que d'autres. Dans certains pays, les infirmier(e)s ne sont pas en mesure d'utiliser des diagnostics infirmiers de nature plus physiologique, parce qu'ils ou elles sont en conflit avec leur champ de pratique professionnelle actuelle. Dans d'autres pays, les infirmier(e)s sont confronté(e)s à des règlements visant à s'assurer que tout ce qu'ils ou elles font dans la pratique des soins infirmiers est fondé sur des données probantes, et ils ou elles doivent faire face aux difficultés des anciens diagnostics infirmiers et/ou des liens de ceux-ci avec les interventions qui ne sont pas appuyés par un niveau très élevé de données de recherche. Il y a eu des discussions avec des leaders internationaux à propos de l'utilisation des diagnostics infirmiers et de la recherche, en vue de donner une orientation pouvant répondre aux besoins de la communauté internationale.

Une décision unanime issue de ces discussions a été de maintenir la taxonomie comme un corpus de connaissances intact, dans toutes les langues, afin de permettre aux infirmier(e)s du monde entier de consulter, discuter et d'envisager les concepts diagnostiques à l'intérieur ou à l'extérieur de leur pays, et afin d'engager des discussions, des recherches et de débattre au sujet du caractère approprié de tous les diagnostics infirmiers. Un point important précisé par ce groupe est repris ici avant de parler des diagnostics infirmiers en eux-mêmes.

Tous les diagnostics de la Taxonomie de NANDA-I ne sont pas appropriés pour tous(tes) les infirmier(e)s dans leur pratique – et cela n'a jamais été le cas. Certains de ces diagnostics infirmiers sont spécifiques à une spécialité et ne devraient pas nécessairement être utilisés par tous(tes) les infirmier(e)s dans la pratique clinique. Il y a des diagnostics dans la taxonomie qui peuvent être en dehors des normes de la pratique infirmière d'une région géographique particulière où un(e) infirmier(e) exerce.

Dans ces cas, ces diagnostics et/ou les facteurs favorisants ou de risque ne seraient pas appropriés pour la pratique, et ils ne devraient pas être utilisés s'ils se situent en dehors du champ d'exercice ou des normes de la pratique pour une région géographique particulière. Cependant, ces diagnostics doivent être maintenus dans la taxonomie parce qu'ils représentent les jugements cliniques effectués par les infirmier(e)s *à travers le monde*, et pas seulement ceux effectués dans une région géographique ou un pays en particulier. Chaque infirmier(e) devrait être au courant des normes et du champ d'exercice au sein desquels il(elle) est autorisé(e) à pratiquer. Toutefois, il est aussi important pour l'ensemble des infirmier(e)s d'être au courant des différents domaines de la pratique qui existent globalement, pour alimenter la discussion et, au fil du temps, soutenir l'élargissement de la pratique infirmière dans d'autres pays. Inversement, ces personnes peuvent être en mesure de fournir des preuves qui pourraient appuyer la suppression de diagnostics de la taxonomie actuelle ; s'ils n'étaient pas repris dans les traductions, il serait peu probable que cela se produise.

Cela dit, il est très important que vous n'évitiez pas d'utiliser un diagnostic parce qu'un expert local ou un manuel publié dit qu'il n'est pas approprié. J'ai rencontré des auteur(e)s infirmier(e)s qui indiquent que les infirmier(e)s du bloc opératoire « ne peuvent pas diagnostiquer parce qu'ils (elles) ne font pas d'évaluation » ou que les infirmier(e)s de soins intensifs « doivent pratiquer selon des protocoles médicaux stricts qui ne peuvent pas inclure des diagnostics infirmiers ». Aucune de ces déclarations n'est objective, mais représente plutôt les opinions personnelles de ces infirmier(e)s. Il est dès lors important de s'informer du règlement, des lois et normes professionnelles de la pratique ainsi que des domaines de pratique de son propre pays, plutôt que de se fier aux opinions d'une personne, ou d'un groupe de personnes qui peuvent définir ou décrire de façon imprécise le diagnostic infirmier.

En fin de compte, les infirmier(e)s doivent identifier les diagnostics qui sont appropriés pour leur pratique, qui s'inscrivent dans leur champ d'exercice ou qui respectent les réglementations légales et pour lesquels ils(elles) sont compétent(e)s. Les enseignant(e)s, les expert(e)s cliniques et les gestionnaires de soins infirmiers ont un rôle essentiel pour s'assurer que les infirmier(e)s soient conscient(e)s des diagnostics qui sont vraiment peu utilisés dans leur champ d'exercice dans une région géographique particulière. De nombreux livres en plusieurs langues reprenant l'ensemble de la Taxonomie de NANDA-I, supprimer le diagnostic du texte pour un pays serait sans aucun doute source de grande confusion dans le monde entier. La publication de la taxonomie ne requiert en aucun cas que l'infirmier(e) utilise tous les diagnostics qui y sont repris, et ne justifie pas non plus une pratique hors du champ d'exercice de l'infirmier(e) ou de sa réglementation.

4.2 Énoncés de position de NANDA International

Le Conseil d'administration de NANDA International présente de temps à autres des énoncés de position qui découlent de demandes formulées par des membres ou des utilisateurs de la Taxonomie de NANDA-I. Actuellement, il y a deux énoncés de position : le premier énoncé se rapporte à l'utilisation de la Taxonomie de NANDA-I comme cadre de l'évaluation infirmière ; le second porte sur la structure de l'énoncé diagnostique lorsqu'il est inclus dans le plan de soins. NANDA-I publie ces déclarations afin d'éviter que d'autres interprètent ses positions sur des questions importantes et d'éviter une compréhension erronée ou une fausse interprétation.

4.2.1 Énoncé de position 1 de NANDA International

L'utilisation de la Taxonomie II comme cadre de l'évaluation infirmière

Le point de départ pour déterminer des diagnostics infirmiers est l'évaluation infirmière. Il est essentiel qu'un cadre reconnu pour une évaluation infirmière soit utilisé en pratique pour déterminer les problèmes, les risques et les résultats escomptés pour améliorer la santé du patient *

NANDA International ne préconise pas l'utilisation d'un outil ou d'une méthode d'évaluation particulière. L'utilisation d'un cadre pour une évaluation infirmière fondé sur des données probantes comme celui des Modes fonctionnels de santé (MFS) de Gordon devrait guider l'évaluation infirmière pour aider les infirmier(e)s à déterminer les diagnostics infirmiers de NANDA-I.

Pour favoriser la détermination exacte des diagnostics infirmiers, la meilleure pratique consiste aussi à utiliser une trame pour l'évaluation infirmière fondée sur des données probantes.

* NANDA-I définit le patient comme « un individu, une famille, un groupe ou une collectivité ».

4.2.2 Énoncé de position 2 de NANDA International

La structure de l'énoncé diagnostique lorsqu'il est inclus dans le plan de soins

NANDA International estime que la structure du diagnostic infirmier en tant qu'énoncé, incluant l'intitulé et les facteurs favorisants se manifestant par des caractéristiques, est la meilleure pratique clinique et peut représenter une stratégie d'enseignement efficace.

L'exactitude du diagnostic infirmier est validée lorsque l'infirmier(e) est capable d'identifier clairement les caractéristiques, les facteurs favorisants ou les facteurs de risque retrouvés dans l'évaluation infirmière du patient*, et de relier ces éléments au diagnostic.

Bien que cette façon de faire soit considérée comme la meilleure pratique, il se peut que certains systèmes d'information ne permettent pas de procéder ainsi. Les responsables en soins infirmiers ainsi que les infirmier(e)s informaticien(ne)s doivent travailler ensemble pour s'assurer que des solutions de fournisseurs soient disponibles, qui permettent à l'infirmier(e) de valider l'exactitude des diagnostics par la formulation d'un énoncé diagnostique clair, avec des facteurs favorisants et/ou des facteurs de risque et des caractéristiques.

* NANDA-I définit le patient comme « un individu, une famille, un groupe ou une collectivité ».

4.3 Une invitation à devenir membre de NANDA International

Le pouvoir des mots est indéniable. Ils nous permettent de communiquer des idées et des expériences afin que d'autres puissent partager notre point de vue. Les diagnostics infirmiers sont des exemples d'une terminologie puissante et précise qui met en évidence et rend visible la contribution exceptionnelle des soins infirmiers à la santé mondiale. Les diagnostics infirmiers permettent de communiquer à nos patients, à nos collègues, aux membres d'autres disciplines et au public en général le jugement professionnel que les infirmier(e)s ont posé quotidiennement. Ils sont nos mots.

4.3.1 NANDA International : une organisation portée par ses membres

Notre vision

NANDA International, Inc. (NANDA-I) deviendra le moteur universel du développement et de l'utilisation d'une terminologie infirmière standardisée et contribuera ainsi à l'amélioration des soins de santé de l'ensemble de la population.

Notre mission

Favoriser le développement, l'amélioration, la diffusion et l'utilisation d'une terminologie standardisée des diagnostics infirmiers.

- Nous offrons, en tant que leader mondial, des diagnostics infirmiers fondés sur des données probantes pouvant être utilisés en pratique et déterminant les interventions et les résultats.
- Nous finançons la recherche par le biais de la Fondation NANDA-I.
- Nous sommes un réseau mondial d'infirmier(e)s dynamiques et engagé(e)s, valorisant l'amélioration de la qualité des soins infirmiers par une pratique fondée sur des données probantes.

Notre but

L'implantation des diagnostics infirmiers met en valeur tous les aspects de la pratique des soins infirmiers, de la reconnaissance du respect professionnel à la rédaction précise d'une documentation appuyant le remboursement des services offerts.

NANDA International a pour objectif de développer, d'améliorer et de promouvoir une terminologie qui reflète précisément les jugements cliniques des infirmier(e)s. Cette perspective unique fondée sur des données probantes inclut les dimensions sociale, physiologique, psychologique et spirituelle des soins.

Notre histoire

NANDA International, d'abord appelée North American Nursing Diagnosis Association (NANDA ; en français ANADI), a été fondée en 1982 en remplacement du National Conference Group, un groupe de travail formé lors de la première conférence nationale sur la Classification des diagnostics infirmiers, qui s'est tenue à St-Louis, dans le Missouri, en 1973. Cette conférence et le groupe de travail qui en a résulté ont attisé l'intérêt sur le concept de standardisation d'une terminologie en soins infirmiers. En 2002, le nom de NANDA a été modifié en NANDA International afin de refléter l'intérêt grandissant, sur la scène mondiale, pour le développement d'une terminologie en soins infirmiers. Même si nous n'utilisons plus le nom de North American Nursing Diagnosis Association – et il n'est pas correct d'utiliser cette appellation à moins de faire référence à des éléments datant d'avant 2002 –, l'appellation correcte actuellement étant North American Nursing Diagnosis Association International (NANDA International), nous avons voulu maintenir NANDA dans notre nom comme label ou marque déposée en raison de sa reconnaissance internationale en tant que chef de file de la terminologie en soins infirmiers.

Jusqu'à cette édition, NANDA-I a approuvé 244 diagnostics à des fins de validation clinique et d'approfondissement. Un processus international dynamique de révision des diagnostics et de la classification approuve et actualise les termes et définitions pour identifier les réactions humaines.

NANDA-I a des groupes de travail au Brésil, en Colombie, en Équateur, en Italie, au Mexique, au Nigeria–Ghana, au Pérou et au Portugal, de même qu'un groupe de langue allemande. Les autres pays, ou spécialités et/ou groupes linguistiques intéressés par la formation d'un groupe de travail doivent communiquer avec la directrice du bureau de NANDA-I à l'adresse suivante : execdir@nanda.org. NANDA-I a aussi des liens avec d'autres sociétés de terminologie en soins infirmiers dont la Japanese Society of Nursing Diagnosis (JSND), l'Association for Common European Nursing Diagnoses, Interventions and Outcomes (ACENDIO), l'Asociación Española de Nomenclatura,

Taxonomia y Diagnóstico de Enfermeria (AENTDE), l'Association francophone européenne des diagnostics, interventions et résultats infirmiers (AFEDI), la Classification des interventions en soins infirmiers (NIC) et la Classification des résultats de soins infirmiers (NOC).

Responsabilités de NANDA International

NANDA-I est une organisation portée par ses membres et engagée dans le développement de la terminologie des diagnostics infirmiers. Elle vise à fournir aux infirmier(e)s, de tout niveau et dans tous les champs d'exercice une terminologie en soins infirmiers standardisée pour :

- nommer les réactions réelles ou potentielles de la personne à des problèmes de santé et aux processus de vie ;
- développer, affiner et diffuser la terminologie fondée sur les données probantes qui représente les jugements cliniques effectués par les infirmier(e)s ;
- favoriser l'étude des phénomènes propres aux soins infirmiers et ainsi améliorer le soin au patient, la sécurité du patient et les résultats dont l'infirmier(e) a la responsabilité ;
- documenter les soins infirmiers et ainsi permettre le remboursement des services offerts ;
- contribuer au développement des systèmes informatiques et d'information standardisée permettant d'inclure la terminologie des soins infirmiers dans les dossiers de santé électroniques.

La terminologie des soins infirmiers est un élément clé pour définir l'avenir de la pratique infirmière et pour s'assurer que le savoir infirmier soit représenté dans le dossier du patient. NANDA International est le chef de file mondial dans cet effort. Rejoignez-nous et faites partie de ce processus passionnant.

Participation des membres

La participation des membres de NANDA-I est essentielle au développement et à l'avancée de la terminologie en soins infirmiers. Il existe plusieurs possibilités de participer à des comités qui se préoccupent du développement et de l'utilisation des diagnostics infirmiers de même que de la recherche. La participation peut s'étendre au plan international et permettre d'établir un réseau de communication avec des leaders en soins infirmiers.

4.3.2 Pourquoi devenir membre de NANDA International ?

Réseau professionnel

- Les relations professionnelles sont tissées en siégeant dans des comités, en assistant à nos diverses conférences et en participant aux débats dans les forums de discussion sur les diagnostics infirmiers, en figurant dans

l'annuaire d'adhésion, en échangeant sur nos réseaux sociaux (par exemple Facebook, Twitter).
- Les NANDA-I Membership Network Groups mettent en communication les collègues d'un même pays, d'une même région, d'une même spécialité, ou qui parlent la même langue.
- Les contributions et les réalisations professionnelles sont reconnues par nos membres fondateurs, nos mentors, les prix de Contribution unique, et de l'éditeur. Les bourses de recherche sont offertes par la Fondation NANDA-I.
- Les membres sont identifiés par NANDA-I comme chefs de file en soins infirmiers ayant une expertise du langage standardisé en soins infirmiers dans les domaines de l'éducation, de l'administration, de la pratique clinique, de l'informatique et de la recherche.

Ressources

- Les membres reçoivent un abonnement gratuit à notre journal trimestriel l'*International Journal of Nursing Knowledge* (IJNK). L'IJNK communique les efforts de développement et d'implantation du langage standardisé en soins infirmiers à travers le monde.
- Le site internet de NANDA-I offre des ressources sur le développement, l'amélioration, la soumission des diagnostics ainsi que sur les mises à jour de la Taxonomie de NANDA-I et un mode d'adhésion en ligne.

Avantages d'être membre

- Les membres reçoivent une réduction sur les tarifs des publications internes incluant les versions papier et électronique ainsi que les listes résumées de NANDA-I Diagnostics infirmiers : définitions et classification.
- Nous sommes partenaires d'organismes qui offrent des produits et services intéressants pour la collectivité des soins infirmiers. Nos membres peuvent en profiter à des prix avantageux. Des réductions sont appliquées à nos membres pour les conférences bisannuelles, et pour nos produits tels que des T-shirt et des sacs fourre-tout.
- Nos frais d'adhésion sont fondés sur la répartition géographique des pays par l'Organisation mondiale de la santé. Nous espérons que cela favorisera l'accroissement du nombre des personnes intéressées par le travail de NANDA-I pour participer à la vision future de l'organisation.

Comment devenir membre ?

Pour plus de renseignements et pour accéder à un formulaire d'adhésion en ligne, consulter www.nanda.org.

4.3.3 Qui utilise la Taxonomie de NANDA International ?

- International Standards Organisation (ISO)
- Enregistrée avec Health Level 7 (HL 7)
- Répertoriée dans SNOMED-CT
- Compatible avec l'Unified Medical Language System (UMLS)
- Terminologie reconnue par l'American Nurses' Association (ANA)

La Taxonomie de NANDA International est actuellement disponible en allemand, anglais, basque, chinois, espagnol (édition européenne et hispano-américaine), estonien, français, indonésien, islandais, italien, japonais, néerlandais, portugais, suédois et tchèque.

Pour plus de renseignements et pour faire une adhésion en ligne, consulter www.nanda.org.

Partie 2
La théorie derrière les diagnostics infirmiers de NANDA International

Diagnostics infirmiers de NANDA International, Inc. : Définitions et classification 2018-2020, 11e édition.
Édité par T. Heather Herdman et Shigemi Kamitsuru.

Site Internet : www.thieme.com/nanda-i.

5 Les bases du diagnostic infirmier

Susan Gallagher-Lepak

5.1 Introduction

Les soins de santé sont délivrés par différents types de professionnels, dont les infirmier(e)s, les médecins et les kinésithérapeutes, pour n'en citer que quelques-uns. C'est une réalité aussi bien en milieu hospitalier que dans d'autres structures qui assurent des soins (par exemple les cliniques, les maisons de retraite, les centres de soins de long séjour ou unités de soins de longue durée, les églises, les prisons). Chaque discipline des soins de santé apporte son corpus unique de connaissances pour soigner le client. En réalité, un corpus de connaissances unique correspond souvent à la caractéristique essentielle d'une profession.

De la collaboration et, de temps en temps, des chevauchements existent entre les professionnels qui fournissent des soins (▶ Fig. 5.1). Par exemple, un médecin hospitalier rédige une prescription pour le client : marcher deux fois par jour. Le kinésithérapeute se focalise sur les muscles essentiels et les mouvements nécessaires à la marche. Les soins infirmiers ont une vision holistique du patient, englobant l'équilibre et la force musculaire liés à la marche, ainsi que la confiance en soi et la motivation. Le travailleur social s'occupe de l'assurance pour l'équipement nécessaire.

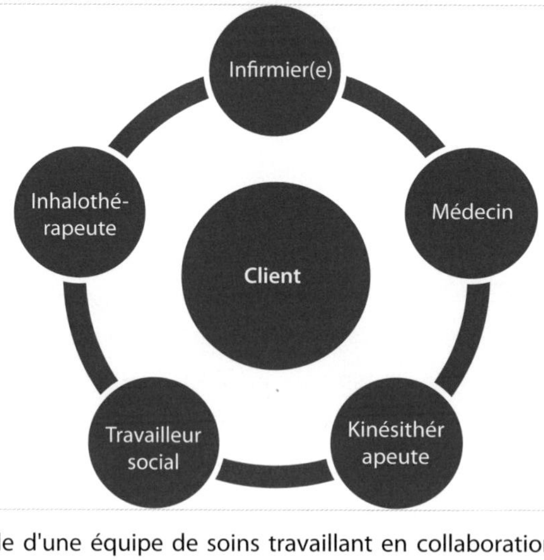

Fig. 5.1 Exemple d'une équipe de soins travaillant en collaboration.

Chaque profession de santé a une façon de caractériser ce que la profession connaît, le « **quoi** », et la façon dont elle agit sur ce qu'elle connaît, le « **comment** ». Ce chapitre porte essentiellement sur le « quoi ». Une profession peut avoir un langage commun qu'elle utilise pour décrire et codifier ses connaissances. Les médecins traitent les maladies et utilisent la taxonomie de la Classification internationale des maladies (CIM-10) pour illustrer et codifier les problèmes médicaux qu'ils traitent. Les psychologues, les psychiatres et les autres professionnels de la santé mentale traitent les troubles de santé mentale et utilisent le Manuel diagnostique et statistique des troubles mentaux (DSM). Les infirmier(e)s soignent les réactions humaines aux problèmes de santé et/ou aux processus de vie et utilisent la Taxonomie des diagnostics infirmiers de NANDA International, Inc. (NANDA-I). Cette taxonomie des diagnostics infirmiers et le processus diagnostique qui utilise cette taxonomie seront décrits par la suite.

La Taxonomie de NANDA-I permet de classer et de catégoriser les sujets de préoccupation des soins infirmiers (c'est-à-dire les cœurs des diagnostics). Elle comporte 244 diagnostics infirmiers classés dans 13 domaines et 47 classes. Selon le Cambridge Dictionary On-Line (2017), un domaine est une « zone d'intérêt » ; des exemples de domaines de la Taxonomie de NANDA-I sont : Nutrition, Élimination/échange, Activité/repos, Adaptation/tolérance au stress. Les domaines sont divisés en classes qui sont des groupements qui partagent des attributs communs.

Les infirmier(e)s s'occupent des réactions à des problèmes de santé et des processus de vie des individus, des familles, des groupes et des collectivités. De telles réactions sont la principale préoccupation des soins infirmiers et indiquent la zone associée aux soins infirmiers dans la ► Fig. 5.1. Un diagnostic infirmier peut être : focalisé sur un problème, de promotion de la santé, ou de type risque.

- **Diagnostic infirmier focalisé sur un problème** – un jugement clinique concernant une *réaction humaine indésirable* à un problème de santé/processus de vie qui est présente chez un individu, une famille, un groupe, ou une collectivité.
- **Diagnostic infirmier de type risque** – un jugement clinique concernant la *prédisposition* d'un individu, d'une famille, d'un groupe ou d'une collectivité à développer une réaction humaine indésirable à un problème de santé/processus de vie.
- **Diagnostic infirmier de promotion de la santé** – un jugement clinique concernant la *motivation et le désir* d'augmenter son bien-être et à réaliser

son potentiel de santé. Ces réactions sont exprimées par une motivation à adopter des comportements spécifiques favorables à la santé, et peuvent être présentes quel que soit l'état de santé. Chez les personnes qui sont incapables d'exprimer leur motivation à adopter des conduites favorables à la santé, l'infirmier(e) peut décider que, dans leur état, une promotion de la santé existe et agir au nom du client. Les réactions de promotion de la santé peuvent être présentes chez un individu, une famille, un groupe ou une collectivité.

Bien que les syndromes soient limités dans la Taxonomie de NANDA-I, un **syndrome** peut être présent. Un syndrome est un jugement clinique concernant un *ensemble spécifique de diagnostics infirmiers* qui sont très souvent observés ensemble, qui pour cette raison se traitent mieux ensemble et par des interventions similaires. Le *syndrome de douleur chronique* (00255) est un exemple de syndrome. La douleur chronique est une douleur récurrente et persistante qui dure depuis au moins 3 mois et qui affecte considérablement la vie quotidienne ou le bien-être. Ce syndrome se différencie de la douleur chronique car, en plus de la douleur chronique, il y a un impact important sur d'autres réactions humaines, et sont donc inclus d'autres diagnostics comme *habitudes de sommeil perturbées* (00198), *isolement social* (00053), *fatigue* (00093), ou *mobilité physique réduite* (00085).

5.2 Comment l'infirmier(e) (ou l'étudiant[e] infirmier[e]) élabore-t-il(elle) un diagnostic?

La démarche de soins infirmiers inclut l'évaluation infirmière, le diagnostic infirmier, la planification, la détermination des résultats, les interventions et l'évaluation (► Fig. 5.2). Les infirmier(e)s utilisent l'évaluation infirmière et le jugement clinique pour formuler des hypothèses, ou interprétations, afin d'énoncer des problèmes réels ou potentiels, de type risque, et/ou des opportunités de promotion de la santé. Toutes ces étapes exigent la connaissance des concepts sous-jacents des sciences infirmières, avant que des ensembles puissent être identifiés dans les données cliniques ou que des diagnostics exacts soient formulés.

5.3 Compréhension des concepts en soins infirmiers

Avant de débuter une évaluation infirmière, il est nécessaire de connaître les concepts clés et les cœurs des diagnostics infirmiers. Des concepts essentiels sont importants pour la pratique des soins infirmiers, par exemple la

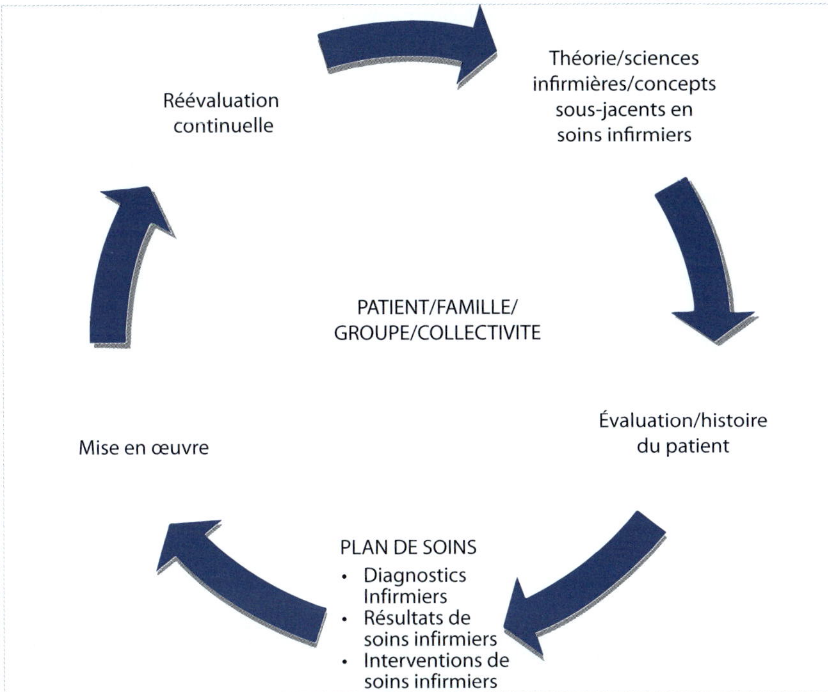

Fig. 5.2 La démarche de soins infirmiers modifiée.
Adapté de Herdman, 2013.

respiration, l'élimination, la thermorégulation, le confort physique, les soins personnels et l'intégrité de la peau. La maîtrise de tels concepts permet aux infirmier(e)s d'identifier des ensembles au sein des données et des diagnostics exacts. Les domaines clés pour saisir le concept de douleur sont, par exemple, les manifestations de la douleur, les théories de la douleur, les populations à risque, les concepts physiopathologiques associés (par exemple la fatigue, la dépression) et la gestion de la douleur. Une maîtrise approfondie des concepts clés s'impose également pour différencier les diagnostics. Par exemple, pour comprendre les problèmes liés à la respiration, une infirmière doit d'abord comprendre le cœur des concepts de ventilation, d'échanges gazeux et des modes de respiration.Quand on analyse les problèmes de *ventilation*, qui peuvent survenir, l'infirmier(e) sera confronté(e) aux diagnostics de *respiration spontanée altérée* (000333) et d'*intolérance au sevrage de la ventilation assistée* (00034) ; concernant les échanges gazeux, l'infirmier(e) peut être confronté(e) au diagnostic d'*échanges gazeux perturbés* (00030), tandis que les problèmes concernant les modes de respiration peuvent amener au diagnostic de *mode de respiration inefficace* (00032). Comme vous le voyez, chacun de ces diagnostics est en lien avec le système respiratoire ; ils sont tous concernés par le même cœur de concept. Par conséquent, l'infirmier(e) peut rassembler une quantité importante de données, mais sans une connaissance suffisante des concepts clés de l'équilibre thermique et de la thermorégulation, la ventilation, des échanges gazeux, des modes de respiration, les données nécessaires pour obtenir un diagnostic exact peuvent avoir été négligées et des ensembles au sein des données d'évaluation peuvent passer inaperçus.

5.4 L'évaluation infirmière

L'évaluation infirmière exige la collecte d'informations de données subjectives et objectives (par exemple les signes vitaux, l'entretien avec le patient/la famille, l'examen physique) et la révision des informations liées à l'histoire du patient fournies par ce dernier ou sa famille ou trouvées dans son dossier. Les infirmier(e)s collectent aussi de l'information au sujet des points forts (pour identifier les opportunités de promotion de la santé) et des risques (domaines où les infirmier[e]s peuvent faire de la prévention ou problèmes potentiels qu'ils/elles peuvent reporter). L'évaluation peut se fonder sur une théorie de soins infirmiers spécifique, comme celles qui sont développées par Florence Nightingale, Sœur Callista Roy, Wanda Horta, ou sur une trame d'évaluation standardisée comme celle des Modes fonctionnels de santé de Marjory Gordon. Ces trames permettent de catégoriser une grande quantité de données en un nombre gérable de regroupements de même nature ou de catégories de données.

Le fondement des diagnostics infirmiers est le raisonnement clinique. Le raisonnement clinique implique l'utilisation d'un jugement clinique pour décider de ce qui ne va pas chez un patient et la prise de décision clinique pour décider ce qui doit être fait (Levett-Jones et al., 2010). Le jugement clinique est « une interprétation ou une conclusion à propos des besoins d'un patient, de ses préoccupations, ou problèmes de santé, et/ou la décision d'agir (ou pas) » (Tanner, 2006, p. 204). Les problèmes clés, ou cœurs de diagnostic, peuvent être évidents très tôt lors de l'évaluation (par exemple atteinte à l'intégrité de la peau, solitude) et permettent à l'infirmier(e) de débuter le processus diagnostique. Par exemple, un patient peut signaler une douleur et/ou manifester de l'agitation en tenant une partie de son corps.L'infirmier(e) reconnaîtra la sensation pénible sur la base des dires du patient et/ou des signes de douleur. Les infirmier(e)s expert(e)s peuvent rassembler rapidement les groupes de signes cliniques provenant des données d'évaluation et, sans transition, progresser vers des diagnostics infirmiers. Les infirmier(e)s novices adoptent un processus plus séquentiel pour déterminer les diagnostics infirmiers adéquats.

Réflexion sur la pratique d'une infirmière aux États-Unis : quand j'étais à l'école d'infirmières, nous avons créé de nombreux plans de soins qui ont été élaborés avec des diagnostics infirmiers. Au jour 1 de la rotation clinique, nous avons passé en revue les dossiers de nos patients, nous les avons rencontrés et réalisé l'évaluation infirmière, et nous avons ensuite développé un plan de soins que nous avons initié et/ou continué au jour 2.

5.5 Le diagnostic infirmier

Un diagnostic infirmier est un jugement clinique sur une réaction humaine aux problèmes de santé/processus de vie, ou une vulnérabilité à cette réaction, d'un individu, d'une famille, d'un groupe ou d'une collectivité. (NANDA-I, 2013). Un diagnostic infirmier contient normalement deux parties : 1) le descripteur ou qualificatif, et 2) le cœur du diagnostic, ou le concept clé du diagnostic (▸ Tableau 5.1). Il y a quelques exceptions dans lesquelles un diagnostic infirmier contient un seul mot comme *fatigue* (00093), *constipation* (00011), *anxiété* (00146) et *nausées* (00134). Dans ces diagnostics, le descripteur et le cœur du diagnostic sont intrinsèques à un seul terme.

Les infirmier(e)s diagnostiquent des réactions aux problèmes de santé, des risques et des motivations à promouvoir la santé. Les diagnostics focalisés sur un problème ne devraient pas être considérés comme plus importants que les diagnostics de type risque. Quelquefois, un diagnostic de type risque peut être le diagnostic qui a la plus haute priorité pour un patient. Un exemple peut être une patiente pour qui les diagnostics infirmiers identifiés sont : *intolérance à l'activité* (00092), *troubles de la mémoire* (00131), *motivation à améliorer la prise en charge de la santé* (00162) et *risque de chutes* (00155), et qui a récemment été admise dans un centre de soins infirmiers spécialisés. Bien que *intolérance à l'activité* et *troubles de la mémoire* soient ses diagnostics infirmiers

Tableau 5.1 Parties d'un titre de diagnostic infirmier

Descripteur	Cœur du diagnostic
Inefficace	Mode de respiration
Risque de	Constipation
Déficit de	Volume liquidien
Atteinte à	Intégrité de la peau
Motivation à améliorer	Résilience

focalisés sur un problème, son *risque de chutes* peut être pour elle le diagnostic prioritaire, particulièrement si cette personne doit s'adapter à un nouvel environnement. Ce peut être particulièrement vrai si des facteurs de risque. sont identifiés durant l'évaluation infirmière (par exemple une vision médiocre, des difficultés à la marche, des antécédents de chutes, une vive anxiété à cause du changement de lieu).

Chaque diagnostic infirmier a un titre et une définition précise. Il est important de souligner qu'utiliser uniquement le titre ou une liste de titres est insuffisant. Il est primordial que les infirmier(e)s connaissent les définitions des diagnostics qu'ils(elles) utilisent le plus. De surcroît, ils(elles) doivent connaître les « indicateurs diagnostiques » – l'information qui est utilisée pour diagnostiquer et pour différencier un diagnostic d'un autre. Ces indicateurs diagnostiques comprennent les caractéristiques et les facteurs favorisants ou les facteurs de risque (► Tableau 5.2). Les **caractéristiques** sont des indices observables/des inférences sur les manifestations d'un diagnostic (par exemple signes ou symptômes). Une évaluation infirmière qui identifie la présence de nombreuses caractéristiques étaye l'exactitude d'un diagnostic infirmier. Les **facteurs favorisants** sont des éléments à part entière de tous les diagnostics infirmiers focalisés sur un problème. Les facteurs favorisants sont les étiologies, les circonstances, les faits ou les influences qui ont certains liens avec le diagnostic infirmier (par exemple cause, facteur contributif). Une analyse de l'histoire du patient aide souvent à identifier les facteurs favorisants. À chaque fois que possible, les interventions de soins infirmiers devraient viser ces facteurs étiologiques pour mettre fin à la cause sous-jacente du diagnostic infirmier. Les

Tableau 5.2 Aperçu des termes clés

Terme	Brève description
Diagnostic infirmier	Problème, force ou risque identifié pour un patient,une famille, un groupe ou une collectivité
Caractéristiques	Signe ou symptôme (objectif ou subjectif)
Facteurs favorisants	Causes ou facteurs contributifs (facteurs étiologiques)
Facteur de risque	Élément déterminant (augmente le risque)
Populations à risque	Groupe de personnes qui partagent une caractéristique qui entraîne chez chacune d'entre elles une prédisposition à une réaction humaine particulière. Ce sont des caractéristiques non modifiables par l'infirmier(e).
Conditions associées	Les diagnostics médicaux, les lésions, les procédures, les dispositifs médicaux ou les médicaments. Ces conditions ne peuvent pas être modifiées par l'infirmier(e) de façon autonome, mais peuvent appuyer le degré d'exactitude du diagnostic infirmier.

facteurs de risque sont les influences qui augmentent la vulnérabilité d'un individu, d'une famille, d'un groupe ou d'une collectivité à un événement nuisible à la santé (par exemple environnemental, psychologique, génétique).

Ce qui est nouveau dans cette édition des *Diagnostics infirmiers : Définitions et classification* ce sont les catégories de populations à risque et les conditions associées inhérentes aux diagnostics infirmiers (voir ► Tableau 5.2). Les populations à risque sont des groupes de personnes qui partagent une caractéristique qui entraîne chez chacune d'entre elles une prédisposition à avoir une réaction humaine particulière. Ce sont des caractéristiques non modifiables par l'infirmier(e). Par exemple, les individus repris dans la caractéristique extrêmes d'âge représentent une population à risque qui partage une plus grande prédisposition au déficit de volume liquidien. Les conditions associées sont des diagnostics médicaux, des lésions, des procédures, des dispositifs médicaux, ou des médicaments. Ces conditions ne sont pas modifiables par l'infirmier(e) de manière autonome. Des exemples de conditions associées sont un infarctus du myocarde, des médicaments ou une intervention chirurgicale. Les données concernant à la fois les populations à risque et les conditions associées sont importantes ; elles sont souvent collectées lors de l'évaluation infirmière, et peuvent aider l'infirmier(e) à considérer des diagnostics possibles et à les confirmer. Cependant, les populations à risque et les conditions associées ne correspondent pas au critère des caractéristiques ou des facteurs favorisants, parce que les infirmier(e)s ne peuvent ni changer ni influencer ceux-ci de manière autonome. Pour plus d'informations à ce sujet, voir la section des Questions fréquemment posées (p. 144) et l'information contenue dans la section Changements et révisions (p. 24) de ce livre.

Un diagnostic infirmier ne doit pas contenir tous les types d'indicateurs diagnostiques (c'est-à-dire les caractéristiques, les facteurs favorisants et/ou les facteurs de risque). Les diagnostics infirmiers focalisés sur un problème contiennent des caractéristiques et des facteurs favorisants. Les diagnostics infirmiers de promotion de la santé ont dans l'ensemble seulement des caractéristiques, même si des facteurs favorisants peuvent être utilisés s'ils peuvent améliorer la compréhension du diagnostic. Seuls les diagnostics infirmiers de type risque ont des facteurs de risque.

Un format commun, utilisé de manière répandue pour l'apprentissage du diagnostic infirmier, comprend ____________ (titre du diagnostic infirmier) lié à ______________ (cause/facteurs favorisants) mis en évidence par _____________ (symptômes/caractéristiques). Par exemple, *tension dans l'exercice du rôle de l'aidant naturel* lié à la *responsabilité des soins 24 heures/24, la complexité des soins,* et *l'état de santé instable de la personne soignée* mis en évidence par la *difficulté de réaliser les activités requises, les préoccupations pour les soins usuels, la fatigue* et *l'altération des habitudes du sommeil.* Dans le dossier électronique de certaines institutions de soins, les « liés à » et « mis en évidence par » peuvent être absents du système électronique. Cependant, cette information devrait être mise en évidence lors de l'évaluation des données collectées et ensuite enregistrée dans le dossier du patient de manière à étayer le diagnostic infirmier. Sans ces données, il est impossible de vérifier l'exactitude du diagnostic, ce qui remet en question la qualité des soins infirmiers.

Réflexion sur la pratique d'une infirmière aux États-Unis : les diagnostics infirmiers sont utilisés dans un étage de réhabilitation aiguë dans l'hôpital où je travaille. Une trame informatisée dans les plans de soins est obligatoire à chaque changement de poste pour chaque infirmier(e). Le système électronique comprend 31 diagnostics préencodés, disponibles pour l'infirmier(e) pour effectuer son choix fondé sur son évaluation infirmière avec le patient. Il y a des cases additionnelles qui sont vides pour permettre aux infirmier(e)s d´y inscrire d'autres diagnostics. Des exemples de diagnostics préencodés sont le *risque de chute*, le *risque d´infection*, l'*excès de volume liquidien* et la *douleur aiguë*. L'infirmier(e) qui initie le plan de soins doit également spécifier les facteurs favorisants, le but, le délai, les interventions et les résultats attendus. À chaque changement de poste, l'infirmier(e) peut cliquer sur « continuer le plan de soins », « réviser le plan de soins » ou « résolu ».

5.6 Planification/intervention

Une fois les diagnostics identifiés, il faut établir une priorité afin de décider de la priorité des soins. Les diagnostics infirmiers présentant une haute priorité (les besoins urgents, les diagnostics qui présentent un niveau élevé d'exactitude avec les caractéristiques, les facteurs favorisants, ou les facteurs de risque) doivent être identifiés afin que les soins nécessaires soient planifiés pour résoudre ces problèmes, ou bien pour en réduire la gravité ou pour réduire la survenue du risque (face à un diagnostic de type risque).

Les diagnostics infirmiers sont utilisés pour identifier les résultats attendus par les soins et le plan de soins infirmiers – suite ordonnée d'interventions spécifiques. Un résultat de soins infirmiers fait référence à un comportement mesurable ou une perception démontrée par un individu, une famille, un groupe ou une collectivité ; ces résultats sont influencés par les interventions infirmières (Center for Nursing Classification [CNC], sans date). La Classification des résultats de soins infirmiers (NOC/CRSI) est un système qui peut être utilisé pour sélectionner des résultats mesurables liés aux diagnostics infirmiers. Les infirmier(e)s passent souvent à tort directement des diagnostics infirmiers aux interventions de soins infirmiers sans prendre en considération les résultats à envisager. Or, les résultats doivent être identifiés avant que les interventions soient décidées. Ce type de processus est semblable à un voyage en voiture. Si une personne monte dans une voiture et conduit, elle aboutira quelque part, mais ce n'est peut-être pas l'endroit où elle voulait réellement aller. Mieux vaut avoir d'abord à l'esprit une destination précise (résultat), puis choisir la route (intervention) pour arriver à l'endroit fixé.

Une intervention est définie comme « tout traitement, fondé sur un jugement clinique et des connaissances, qu'un(e) infirmier(e) administre pour améliorer les résultats du patient/client » (CNC, sans date). La Classification des interventions de soins infirmiers (NIC/CISI) est une taxonomie complète, reposant sur des preuves, des interventions que les infirmier(e)s mettent en œuvre dans divers milieux de soins. En utilisant les connaissances en soins infirmiers, les infirmier(e)s réalisent des interventions autonomes et interdisciplinaires. Ces interventions interdisciplinaires recoupent les soins réalisés par les autres professionnels de santé (par exemple médecins et kinésithérapeutes). Par exemple, la gestion du glucose sanguin est un concept important pour les infirmier(s) ; *risque d'instabilité de la glycémie* (00179) est un diagnostic infirmier pour lequel les infirmier(e)s mettent en œuvre des interventions en vue de traiter cette situation. Le *diabète*, par comparaison, est un diagnostic médical ; pourtant, les infirmier(e)s dispensent des interventions autonomes et interdisciplinaires aux patients qui présentent un diabète et qui présentent différents types de problèmes ou des états présentant un risque.

Réflexion sur la pratique d'une infirmière au Brésil : les diagnostics infirmiers sont utilisés dans mon service qui est une USI (unité de soins intensifs) pour adultes dans un hôpital universitaire de second niveau. Un système d'enregistrement médical électronique avec les liens NANDA-NIC-NOC est utilisé pour documenter la démarche en soins infirmiers. L'évaluation infirmière commence avec l'introduction des données du patient dans des questionnaires standardisés, qui génèrent des hypothèses qui doivent être validées ou éliminées par l'infirmière. Il y a des cases additionnelles qui sont vides pour que les infirmières y notent d'autres diagnostics. Certains diagnostics pré-encodés sont *mécanismes de protection inefficaces* ; *déficit des soins personnels : se laver* ; *irrigation tissulaire inefficace : cardiopulmonaire* ; *échanges gazeux perturbés* ; *risque d'instabilité de la glycémie* ; *débit cardiaque diminué* ; et *risque d'infection*. Ensuite, le système propose des résultats NOC possibles pour chaque diagnostic et l'infirmier(e) choisit celui qui correspond le plus à ses objectifs. Ensuite, le système propose des interventions NIC et des activités, qui peuvent être sélectionnées par l'infirmier(e) pour son plan de soins. À chaque changement de poste, les diagnostics infirmiers sont ré-évalués : améliorés, détériorés, inchangés ou résolus.

5.7 Évaluation

Un diagnostic infirmier « sert de base pour choisir les interventions de soins infirmiers visant l'atteinte des résultats dont l'infirmier(e) a la responsabilité » (NANDA-I, 2013). La démarche de soins infirmiers est souvent décrite comme un processus par étapes, mais en réalité, l'infirmier(e) alterne les différentes étapes du processus. Les infirmier(e)s passent de l'évaluation aux diagnostics infirmiers, et c'est à mesure que les données additionnelles sont collectées et classées dans des catégories pertinentes qu'est évaluée l'exactitude des diagnostics infirmiers. De la même manière, l'efficacité des interventions et l'atteinte des résultats identifiés sont constamment évaluées, comme l'état du patient est lui aussi constamment évalué. L'évaluation peut finalement se produire à chaque étape de la démarche de soins infirmiers, et même une fois que le plan de soins a été établi. Certaines questions doivent être posées comme : « Quelles sont les données qui m'auraient échappé ? Ai-je formulé un jugement inapproprié ? Quel est mon degré de confiance dans ce diagnostic ? Dois-je consulter quelqu'un qui a plus d'expérience ? Ai-je vérifié le diagnostic avec le patient, la famille, le groupe, la collectivité ? Les résultats fixés sont-ils adaptés pour ce patient dans cet établissement, étant donné la réalité de la situation du patient et des ressources disponibles ? Les interventions sont-elles fondées sur des données de la recherche ou de la tradition (par exemple « ce que nous faisons toujours ») ? »

5.8 Utilisation des diagnostics infirmiers

Même si elle visait principalement l'apprentissage des diagnostics par les étudiant(e)s en soins infirmiers et les infirmier(e)s débutant(e)s, cette description des bases du diagnostic infirmier peut être bénéfique à tous(tes) les infirmier(e)s, en ce sens qu'elle illustre les étapes essentielles de l'utilisation des diagnostics infirmiers et fournit des exemples à propos des domaines dans lesquels des diagnostics infirmiers inexacts peuvent apparaître. Par exemple, un domaine qui requiert une attention continuelle concerne le processus qui associe les connaissances sous-jacentes des concepts diagnostiques aux données d'évaluation de la situation et, en fin de compte, aux diagnostics infirmiers. La compréhension des concepts clés (ou cœurs des diagnostics) par les infirmier(e)s guide le processus d'évaluation et l'interprétation de l'évaluation des données. Par conséquent, les infirmier(e)s diagnostiquent des problèmes, des états de risque et des motivations à améliorer la santé. Chacun de ces types de diagnostics peut être le(s) diagnostic(s) prioritaire(s), et c'est l'infirmier(e) qui fait ce jugement clinique.

Au sein des connaissances en sciences infirmières, la taxonomie fournit la structure d'un langage standardisé de manière à communiquer les diagnostics infirmiers. En utilisant la terminologie NANDA-I (les diagnostics eux-mêmes), les infirmier(e)s peuvent communiquer entre eux(elles), de même qu'avec les professionnels des autres disciplines des soins de santé à propos du « quoi » constituant la spécificité des soins infirmiers. L'utilisation de la terminologie des diagnostics infirmiers dans l'interaction des infirmier(e)s avec le patient/la famille peut les aider à comprendre les problèmes sur lesquels les infirmier(e)s se focalisent, et peut les faire participer à leurs propres soins. La terminologie fournit un langage commun aux infirmier(e)s pour aborder les diagnostics focalisés sur un problème, de type risque et de motivation pour la promotion de la santé. L'utilisation des diagnostics infirmiers de NANDA-I est internationale, ceux-ci étant traduits en presque 20 langues. Dans un monde de plus en plus global et électronique, NANDA-I permet aussi aux infirmier(e)s qui poursuivent leur formation de communiquer de manière standardisée au sujet des phénomènes qui préoccupent les infirmier(e)s, dans des manuscrits et lors de conférences, ce qui garantit l'avancement de la science infirmière.

Les diagnostics infirmiers sont évalués par un comité de pairs, et sont proposés pour soumission/révision à NANDA-I par des praticien(ne)s en soins infirmiers, des enseignant(e)s en soins infirmiers, et des infirmier(e)s chercheur(e)s du monde entier. Les soumissions de nouveaux diagnostics et/ou les révisions de diagnostics existants ont continué à croître en nombre depuis plus de 40 ans d'existence de la terminologie NANDA-I. La poursuite des soumissions (et révisions) renforcera davantage le champ, l'étendue et les preuves étayant la terminologie.

5.9 Résumé du chapitre

Ce chapitre décrit les types de diagnostics infirmiers (c'est-à-dire focalisés sur le problème, de type risque, de promotion de la santé, syndrome) et les étapes de la démarche de soins infirmiers. La démarche de soins infirmiers s'amorce par une compréhension des concepts sous-jacents de la science infirmière. L'évaluation infirmière suit et comprend la collecte et le regroupement des données dans des ensembles pertinents. Les diagnostics infirmiers constituent une étape ultérieure à l'intérieur de la démarche de soins infirmiers, impliquant un jugement clinique à propos de la réaction humaine à un problème de santé/processus de vie, ou une vulnérabilité à développer cette réaction par un individu, une famille, un groupe, ou une collectivité. Les composants des diagnostics infirmiers ont été réexaminés dans ce chapitre, notamment le titre, la définition et les indicateurs diagnostiques (c'est-à-dire les facteurs favorisants et les facteurs de risque, les populations à risque et les conditions associées). Étant donné que l'évaluation infirmière produit généralement un certain nombre de diagnostics infirmiers, une décision doit être prise au sujet des diagnostics infirmiers prioritaires qui guideront les interventions de soins. Les étapes cruciales suivantes de la démarche de soins infirmiers associent l'identification des résultats de soins infirmiers et le choix des interventions de soins infirmiers. L'évaluation intervient à chaque étape de la démarche de soins infirmiers et à sa conclusion.

5.10 Références

American Psychiatric Association.Diagnostic and Statistical Manual of Mental Disorders. In (5th Ed)Arlington, VA: American Psychiatric Association 2013 consulté à l'adresse dsm.psychiatryonline.org

Cambridge University Press. Cambridge Dictionary On Line. Cambridge, UK: Cambridge University Press; 2017. Disponible à l'adresse : http://dictionary.cambridge.org/dictionary/english/

Center for Nursing Classification & Clinical Effectiveness (CNC), University of Iowa College of Nursing (n.d.) Overview: Nursing Interventions Classification (NIC). Disponible à l'adresse : http://www.nursing.uiowa.edu/cncce/nursing-interventions-classification-overview

Center for Nursing Classification & Clinical Effectiveness (CNC), University of Iowa. College of Nursing (n.d.). Overview: Nursing Outcome Classification (NOC). Disponible à l'adresse : www.nursing.uiowa.edu/cncce/nursing-outcomes-classification-overview

Herdman, TH. Manejo de casos empleando diagnósticos de enfermería de la NANDA Internacional. [Case management using NANDA International nursing diagnoses]. XXX Congreso FEMAFEE 2013. Monterrey, Mexico

Levett-Jones T, Hoffman K, Dempsey J, et al. The "five rights" of clinical reasoning: an educational model to enhance nursing students' ability to identify and manage clinically "at risk" patients.. Nurse Educ Today. 2010; 30(6):515–520

NANDA International (NANDA-I). Nursing diagnosis definition. In: Herdman TH, Kamitsuru S, eds. NANDA International Nursing Diagnoses: Definitions and Classification, 2012–2014. Oxford: Wiley; 2013:464

Tanner CA. Thinking like a nurse: a research-based model of clinical judgment in nursing.. J Nurs Educ. 2006; 45(6):204–211

6 Raisonnement clinique : de l'évaluation au diagnostic

T. Heather Herdman

6.1 Introduction

Le raisonnement clinique a été défini de différentes manières dans le cadre des disciplines de la santé. Koharchick et al. (2015) pointent qu'il associe notions et expérience pour parvenir à une conclusion valable ; en soins infirmiers, il décrit la méthode de l'infirmier(e) qui « analyse et comprend la situation du patient et construit une conclusion » (p. 58). Tanner (2006) le voit comme le processus par lequel les infirmier(e)s aboutissent à des jugements en choisissant parmi des alternatives, en évaluant des preuves, en utilisant des intuitions et en reconnaissant des schémas comportementaux. De façon similaire, Banning (2008) a mené, de 1964 à 2005, une analyse de concept du raisonnement clinique, à partir de 71 publications. Cette étude a défini le raisonnement clinique comme la mise en œuvre dans le cadre d'une situation clinique de connaissances et d'expérience, et ciblait le besoin d'outils pour évaluer le raisonnement clinique présent dans la pratique infirmière, afin qu'il puisse être mieux compris.

Il importe de noter que le raisonnement clinique n'est pas à concevoir comme un processus linéaire au cours duquel se succèdent des étapes. Il apparaît plutôt au fil du temps, souvent à travers de multiples rencontres avec le patient/sa famille. C'est particulièrement vrai au début de nos carrières, lorsque nous avons encore à développer nos connaissances à partir de suffisamment de situations de patients avant d'être capable d'élaborer rapidement un schéma de compréhension de la situation ou de l'identification d'un problème.

Que voulons-nous dire par élaboration d'un schéma de compréhension ? Nous parlons essentiellement de la manière par laquelle notre cerveau rassemble une grande quantité de données pour élaborer une représentation de ce que nous avons vu. Examinons d'abord un scénario non clinique.

Supposons que vous sortez vous promener et passez devant un groupe d'hommes assis dans un parc à une table de pique-nique. Vous remarquez qu'ils font quelque chose avec de petits objets rectangulaires, et ils parlent à voix forte – quelques-uns crient même – lorsqu'ils claquent ces objets sur la table entre eux. Les hommes donnent l'impression d'être très passionnés, et il semble qu'ils argumentent au sujet de ces objets, mais vous ne pouvez pas déduire de quels objets il s'agit et ce que ces hommes font exactement avec ceux-ci.

Lorsque vous ralentissez pour les regarder, vous apercevez qu'une petite foule s'est rassemblée. Certaines de ces personnes hochent la tête de temps à autres ou commentent d'une façon encourageante, certaines semblent inquiètes, et d'autres, comme vous, ont l'air perplexe au sujet de ce qu'elles voient.

Que se passe-t-il ici ? Qu'est-ce que vous observez ? Cela peut être difficile pour vous d'exprimer ce que vous avez vu, s'il s'agit de quelque chose dont vous n'avez pas l'expérience. Quand nous ne comprenons pas un concept, il est difficile de progresser dans notre processus de raisonnement. Imaginons que nous vous disions que vous avez observé des hommes jouant au Mahjong, une sorte de jeu de société avec des tuiles. Les tuiles sont utilisées comme des cartes, sauf que ce sont des objets petits et rectangulaires traditionnellement faits en os ou en bambou. Même si vous ne savez pas grand-chose concernant le Mahjong, vous comprenez le concept « jeu ». En fonction de cette représentation, vous pouvez voir la scène qui se déroule devant vous d'une autre manière. Vous pouvez commencer à voir les quatre hommes comme des concurrents, chacun espérant gagner le jeu, ce qui peut expliquer leur véhémence. Vous pouvez commencer à considérer leur ton de voix élevé comme une forme de provocation joviale les uns envers les autres plutôt que comme des cris de colère. Une fois que vous maîtrisez le concept de « jeu », vous pouvez commencer à vous représenter cette scène, et vous pouvez interpréter les données que vous avez collectées (indices) d'une manière qui donne sens dans le contexte du jeu. Sans le concept « jeu », toutefois, vous pourriez continuer à avoir des difficultés à donner du sens à vos observations.

Il en va de même pour les concepts importants des soins infirmiers. Beaucoup d'auteurs se centrent sur la démarche de soins infirmiers, sans prendre le temps de s'assurer que nous comprenons les concepts de la science infirmière, alors que le processus des soins infirmiers commence par – et requiert – une compréhension de ces concepts sous-jacents. Si nous ne comprenons pas nos concepts disciplinaires de base, nous serons en difficulté pour identifier les situations que rencontrent nos patients, leur famille ou les collectivités. Il est donc primordial d'apprendre (et d'enseigner) ces concepts afin que les infirmier(e)s reconnaissent les réactions humaines normales et anormales, les risques et les motivations à améliorer associés à ces réactions humaines. On peut dire qu'il est vide de sens de mettre en œuvre la démarche de soins infirmiers (évaluation infirmière, diagnostic, identification d'un résultat, intervention, et réévaluation) si nous ne maîtrisons pas suffisamment nos concepts en soins infirmiers (les diagnostics) pour reconnaître ceux-ci parmi les données de la situation que nous avons rassemblées durant l'évaluation infirmière.

Sans de solides bases à propos des concepts de notre discipline, nous ne produirons pas d'hypothèses concernant nos patients (leurs réactions humaines, ou diagnostics infirmiers), ni n'aurons d'orientation pour mener une évaluation plus approfondie afin d'écarter ou de confirmer ces hypothèses. Donc, bien que les savoirs conceptuels ne soient généralement pas inclus dans la démarche de soins infirmiers, mettre en œuvre ce processus est impossible en leur absence.

Maintenant, envisageons les concepts des soins infirmiers utilisés dans un scénario clinique. Stacy réalise son premier stage en tant qu'étudiante infirmière ; elle travaille avec David, un infirmier diplômé, au sein d'un établissement indépendant qui s'adresse aux personnes âgées. Un jour durant son hébergement, Mme Randall passe pour rencontrer l'infirmier. Elle a 88 ans et réside dans l'établissement depuis 2 semaines. Elle raconte à David qu'elle est fatiguée et ne peut pas se concentrer. Elle est très inquiète du fait qu'il y a quelque chose qui ne va pas avec son cœur. David commence par prendre ses signes vitaux, mais en même temps, il demande à Mme Randall de raconter ce qui s'est passé depuis qu'elle vit dans l'établissement. Elle lui fait part qu'elle ne peut rien identifier d'inhabituel, à part son déménagement. Elle dit qu'elle a décidé celui-ci car elle ne se sentait plus en sécurité à la maison. Elle dit ne pas avoir de douleur à la poitrine, de palpitations cardiaques, ou d'essoufflement. Quand David lui demande pourquoi elle est soucieuse au sujet de son cœur, elle dit : « Eh bien, je suis âgée et à cet âge c'est ce qui a tendance à aller mal ».

David la questionne à propos des exercices qu'elle a accomplis, et investigue si elle s'est sentie très stressée ces derniers temps. Mme Randall raconte qu'elle n'a réalisé aucun exercice depuis son déménagement car elle n'apprécie pas les cours d'exercices en groupe, et qu'il n'y a aucun équipement d'exercice qu'elle peut utiliser seule. Chez elle précédemment, elle faisait au moins 30 minutes par jour de vélo d'appartement. Elle mentionne qu'il lui a été pénible de quitter son voisinage car elle avait une très bonne amie qui habitait près de chez elle et elles se rencontraient tous les jours. Maintenant, elles ne se parlent plus que par téléphone. Bien qu'elle soit contente de lui parler, elle dit que ce n'est pas la même chose que de partager une tasse de thé dans la cuisine avec son amie. David demande si l'appartement qu'elle occupe ici lui semble confortable. Elle précise qu'il est muni de grandes fenêtres qui apportent la lumière naturelle du soleil, ce qu'elle apprécie, mais elle constate qu'il fait très chaud ; elle loge au troisième étage, et même quand elle ferme les vannes thermostatiques, il fait encore trop chaud.

David annonce à Mme Randall que ses signes vitaux sont corrects, mais il suggère qu'elle pourrait souffrir d'un changement dans ses habitudes de sommeil, et propose qu'ensemble ils essaient quelques ajustements pour voir si cela a un impact sur son sommeil et ses sentiments de repos. Premièrement, il préconise qu'ils s'adressent au directeur des services techniques afin qu'il ajuste la température de la pièce à un niveau confortable. Il lui dit aussi qu'il y a des vélos d'appartement et des tapis de course, situés dans le bâtiment où se trouve le service d'aide à la vie autonome, mais que tous les résidents peuvent les utiliser à tout moment. Il offre de lui montrer où ils se situent et de s'assurer qu'elle soit à l'aise avec la façon de les utiliser, ce pourquoi elle lui est reconnaissante. À la fin, il lui conseille de se référer au gestionnaire de la vie quotidienne des résidents pour trouver le moyen de rendre visite à son amie ou pour que son amie vienne jusqu'à la résidence pour visiter son nouvel appartement.

Stacy est étonnée que David ait identifié presque immédiatement une probabilité d'un problème chez Mme Randall. David attire l'attention de Stacy sur le diagnostic infirmier *Insomnie (00095)* et elle comprend que dans ses données d'évaluation il y a quelques caractéristiques et facteurs favorisants de ce diagnostic. David parle à Stacy du concept de sommeil et des éléments qui ont des répercussions sur celui-ci, comme le stress (le récent déménagement de Mme Randall, le manque de contact avec son amie, l'adaptation dans un nouvel appartement) et des facteurs externes (un nouvel environnement trop chaud), ainsi que l'impact que l'exercice physique peut avoir sur l'amélioration du sommeil. Il a rapidement envisagé ce diagnostic infirmier car il connaît les signes du sommeil normal et peut identifier des facteurs qui contribuent à une perturbation de ces signes. De plus, étant donné qu'il sait que l'*insomnie* est causée par des facteurs externes, il a identifié les probables facteurs étiologiques (associés). Stacy, en tant qu'étudiante en soins infirmiers, n'avait pas les connaissances conceptuelles qui lui aurait permis de tirer cette conclusion ; pour elle, ce diagnostic ne semblait pas évident.

C'est la raison pour laquelle l'étude des concepts sous-jacents aux diagnostics est si importante. Nous ne pouvons pas diagnostiquer des problèmes et des situations à risque si nous ne connaissons pas d'abord les caractéristiques normales des réactions humaines, ni ne pouvons envisager les opportunités de promotion de la santé.

6.2 La démarche de soins infirmiers

L'évaluation infirmière est peut-être la plus importante étape de la démarche de soins infirmiers.Si cette étape n'est pas réalisée de manière centrée sur le patient, les infirmier(e)s perdent le contrôle des étapes suivantes de la démarche de soins infirmiers. Sans une évaluation spécifique aux soins infirmiers, il ne peut pas émerger de diagnostic infirmier axé sur le patient et, sans diagnostic infirmier adapté, il ne peut pas y avoir d'interventions infirmières indépendantes, centrées sur le patient et fondées sur des preuves. L'évaluation ne consiste pas à simplement remplir les espaces d'un formulaire affiché sur l'écran de votre ordinateur. Si cette forme d'évaluation machinale vous interpelle, le moment est venu d'examiner la raison d'être de l'évaluation infirmière !

6.2.1 L'évaluation infirmière

Durant les étapes d'évaluation et de diagnostic de la démarche de soins infirmiers, les infirmier(e)s collectent des données à propos d'un patient (ou d'une famille/d'un groupe/d'une collectivité), transforment ces données en indices, et les organisent ensuite à l'intérieur de catégories significatives de connaissances, qui constituent la discipline infirmière, aussi appelées diagnostics infirmiers. L'évaluation fournit aux infirmier(e)s la meilleure occasion d'établir une véritable relation thérapeutique avec le patient. Autrement dit, l'évaluation infirmière est, en même temps, une activité intellectuelle et interpersonnelle.

Quel est le but de l'évaluation infirmière ?

Comme vous pouvez le voir dans la ▸ Fig. 6.1, l'évaluation infirmière implique plusieurs étapes, dans le but de formuler des hypothèses de diagnostics, de valider/réfuter ces hypothèses pour établir les diagnostics et d'établir les priorités pour ces diagnostics, qui sont à la base du traitement de soins infirmiers. Actuellement, cela semble probablement être un processus long, compliqué et, honnêtement, qui a le temps de faire cela ? En réalité, cependant, certaines de ces étapes peuvent se passer en un clin d'œil, particulièrement pour les experts en soins infirmiers. Par exemple, si un(e) infirmier(e) voit un prématuré qui est agité, présente des signes de détresse respiratoire et est incapable de maintenir la succion, il(elle) devrait immédiatement prendre la température et, si celle-ci est de 36 °C, il(elle) conclura ensuite que le prématuré présente une *hypothermie*. Par conséquent, le cheminement sur la base de la collecte des données (observation du comportement du nouveau-né) afin de déterminer une hypothèse diagnostique (par exemple *hypothermie*) peut survenir en quelques minutes.

Cependant, ce diagnostic établi rapidement peut ne pas être le bon, ou il peut ne pas correspondre à la plus haute priorité de votre patient. Ainsi, comment faire pour poser un diagnostic avec exactitude ? C'est seulement grâce à une évaluation précise – et par le bon usage des données collectées durant l'évaluation infirmière – que vous pouvez garantir l'exactitude du

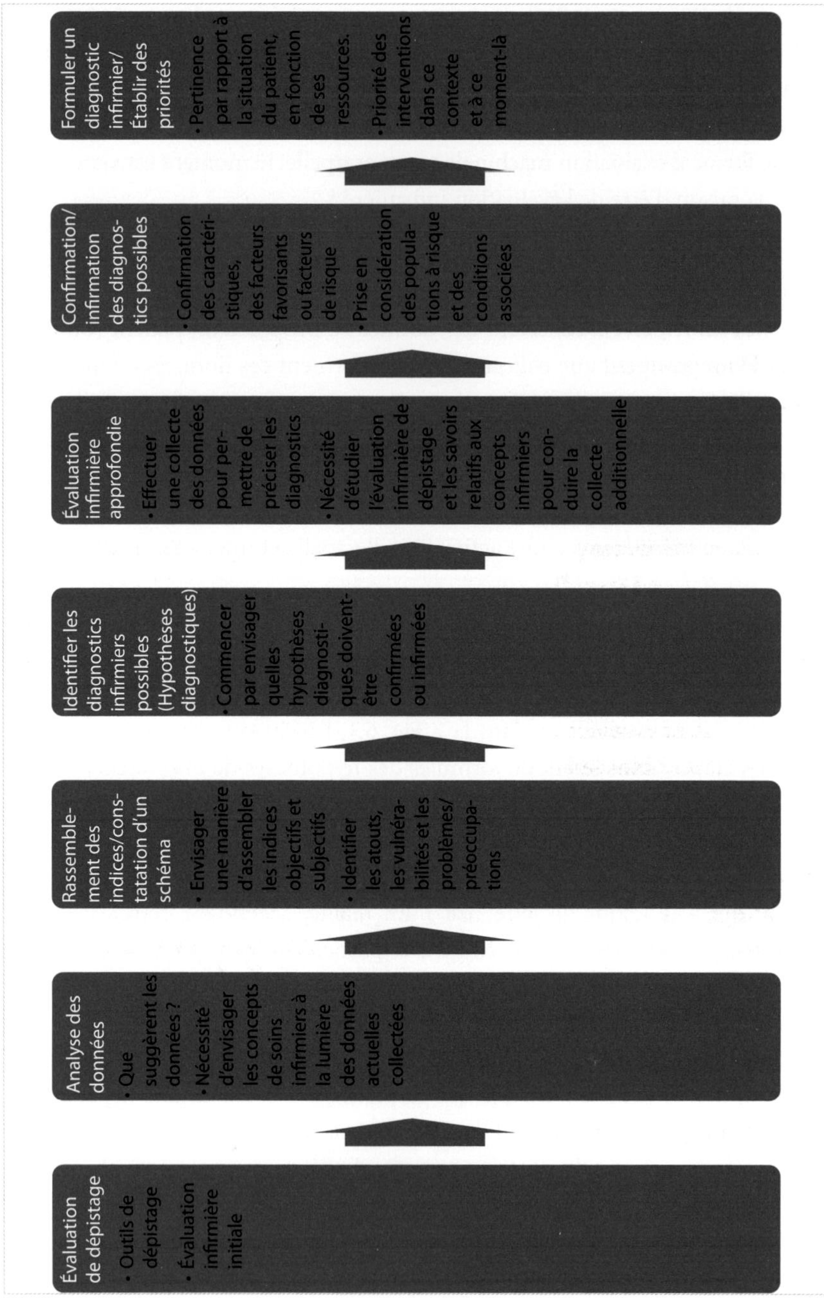

Fig. 6.1 Étapes pour aller de l'évaluation au diagnostic.

diagnostic. Ce chapitre apporte les connaissances de base sur ce qu'il faut faire avec toutes les données que vous avez collectées. Après tout, pourquoi prendre la peine de les recueillir si nous n'allons pas les utiliser ?

Dans la section suivante, nous passerons en revue chaque étape du processus qui nous mène de l'évaluation au diagnostic. Mais d'abord, passons quelques minutes à parler du but, parce que l'évaluation infirmière n'est pas simplement une tâche que les infirmier(e)s effectuent ; nous avons besoin de vraiment comprendre ses buts afin de comprendre comment l'appliquer à notre rôle professionnel d'infirmier(e).

6.2.2 Pourquoi les infirmier(e)s évaluent-ils(elles) ?

Les infirmier(e)s ont besoin d'évaluer la situation des patients du point de vue de la discipline des soins infirmiers pour diagnostiquer avec exactitude et pour fournir des soins efficaces. Qu'est-ce que la « discipline des soins infirmiers » ? Simplement, il s'agit du corpus de connaissances qui englobe la science des soins infirmiers. Les diagnostics infirmiers fournissent des termes standardisés, avec des définitions claires et des critères d'évaluation, qui décrivent les connaissances- exactement comme les diagnostics médicaux représentent les connaissances de la profession médicale. Poser un diagnostic pour un patient en se fondant sur son diagnostic médical ou sur les informations médicales n'est toutefois pas un processus diagnostique recommandé ni prudent. Une telle conclusion exagérément simplifiée pourrait conduire à des interventions inappropriées, des prolongations de la durée de séjour et à des réadmissions inutiles.

N'oubliez pas que les infirmier(e)s posent des diagnostics à propos des réactions humaines aux problèmes de santé/processus de vie, ou d'une vulnérabilité à cette réaction, et que le diagnostic sert de base pour choisir les interventions de soins visant l'atteinte de résultats *dont l'infirmier(e) a la responsabilité* – la cible, ici, est la « réaction humaine ». Les êtres humains sont compliqués – chaque être humain ne réagit pas de la même façon à une même situation. Nos réactions dépendent de plusieurs facteurs : génétiques, physiologiques, état de santé et antécédents de maladies ou d'accidents. De même, ces réactions sont aussi influencées par la culture, l'appartenance ethnique, la religion, les croyances spirituelles, le sexe et l'éducation familiale. Cela veut dire que les réactions humaines ne sont pas facilement identifiées. Si nous partons simplement du principe que chaque patient avec un diagnostic médical particulier réagira de la même façon, nous traiterons des états de santé qui n'existent pas (et, pour cela, nous consacrerons du temps infirmier et d'autres ressources), pendant que nous en négligerons d'autres qui demandent réellement notre attention.

Il est possible que des liens privilégiés existent entre certains diagnostics infirmiers et certaines maladies ; néanmoins, à l'heure actuelle, nous n'avons pas suffisamment de preuves scientifiques pour associer de façon absolue tous les diagnostics infirmiers à des diagnostics médicaux précis. Par exemple, il est hors de question d'identifier qu'un patient a des *connaissances insuffisantes* (00126) seulement sur la base d'un nouveau diagnostic médical ou d'une intervention. Celui-ci pourrait avoir un membre de sa famille avec le même diagnostic, ou qui a subi la même intervention. On ne peut pas supposer que chaque patient avec un diagnostic médical réagira de la même façon ; par exemple, chaque patient qui a subi une intervention chirurgicale ne ressent pas de l'*anxiété* (00146). Par conséquent, l'évaluation infirmière et les diagnostics infirmiers devraient prendre appui sur le point de vue de la discipline des soins infirmiers et devrait seulement être fondée sur une évaluation centrée sur un patient.

Que peut-on reprocher au processus diagnostique ?

Malheureusement, dans votre pratique, vous observez probablement des infirmier(e)s qui nomment ou « piochent » un diagnostic avant d'avoir réalisé l'évaluation. À titre d'exemple, un(e) infirmier(e) pourrait commencer à compléter un plan de soins à propos du diagnostic infirmier *anxiété* (00146) pour une patiente entrée dans une unité obstétricale pour accouchement, avant qu'elle soit admise dans l'unité ou participe à une évaluation. Les infirmier(e)s qui travaillent en obstétrique rencontrent de nombreuses femmes en travail, et celles-ci sont souvent très anxieuses. Les infirmier(e)s savent que l'accompagnement et les exercices de respiration profonde sont des interventions efficaces pour réduire l'anxiété.

Par conséquent, partir du principe qu'il y a un lien entre le travail et l'anxiété peut être utile dans la pratique. Cependant, l'affirmation « les femmes durant le travail sont anxieuses » ne peut pas s'appliquer à toutes les patientes (c'est une hypothèse), et donc cela doit être corroboré avec chaque patiente. C'est particulièrement vrai car l'anxiété est une expérience subjective – même si nous jugeons que la patiente semble anxieuse, ou anticipons qu'elle sera anxieuse, elle seule peut vraiment nous dire si elle *se sent* anxieuse. En d'autres mots, l'infirmier(e) peut comprendre ce que ressent un patient seulement si le patient l'informe de ses sentiments ; donc, *anxiété* est un diagnostic infirmier focalisé sur le problème qui exige des données subjectives de la part du patient. Ce qui semble être de l'*anxiété* peut en fait être *douleur lors de l'accouchement* ou un *processus de la maternité inefficace* (00221) ; nous ne pouvons simplement pas le savoir avant d'avoir évalué et validé nos conclusions. Donc, avant que les infirmier(e)s posent un diagnostic pour un patient, une évaluation rigoureuse est absolument nécessaire. Cependant, la connaissance de diagnostics potentiels, avec une fréquence élevée (ceux qui se produisent souvent dans certains services ou auprès d'une population précise de patients), comme la connaissance des critères diagnostiques associés à ces diagnostics sont utiles pour aider l'évaluation infirmière lorsque les infirmier(e)s essaient d'éliminer ou de confirmer différentes hypothèses de diagnostics.

6.2.3 L'évaluation de dépistage

Il existe deux sortes d'évaluation : de dépistage et approfondie. Bien que les deux réclament une collecte des données, elles sont au service d'objectifs différents. L'évaluation de dépistage correspond à l'étape de collecte des données initiale, et est probablement la plus facile à compléter.

Il ne s'agit pas simplement de « remplir les cases vides d'un formulaire »

La plupart des écoles et des organisations de soins de santé fournissent aux infirmier(e)s des formulaires – sur papier ou dans un dossier de santé électronique – qui doivent être complétés pour chaque patient dans un délai déterminé. Par exemple, pour les patients qui sont admis à l'hôpital, ce formulaire doit être complété dans les 24 heures après l'admission. Pour les patients vus en hôpital de jour, ce formulaire d'évaluation doit être complété avant qu'ils rencontrent le prestataire de soins de santé primaire (médecin ou infirmier[e] clinicien[ne], par exemple). Cette évaluation initiale peut inclure des outils d'évaluation standardisés, comme la Subjective Global Assessment (SGA) et/ou la Mini-Nutritional Assessment (MNA) pour évaluer respectivement la malnutrition présente et le risque de malnutrition (Young et al., 2013) ou la Clinically Useful Depression Outcome Scale (CUDOS) pour l'évaluation de la dépression de l'adulte (Zimmerman et al., 2008). Il peut y avoir des questions ouvertes, comme : « À qui pouvez-vous parler lorsque vous avez une situation difficile à gérer ? » Et il existe des outils qui permettent la réalisation d'une collecte de données, sur la base d'une théorie en soins infirmiers ou d'un modèle (par exemple les Modes fonctionnels de santé de Gordon [MFS]), d'un examen des systèmes corporels, ou d'une collecte selon tout autre mode d'organisation des données.

Pour obtenir des données exactes, la réalisation de l'évaluation de dépistage exige des compétences spécifiques et des interventions différentes, et cela demande un niveau élevé d'aptitude en communication interpersonnelle. Les patients doivent se sentir en sécurité et avoir confiance en l'infirmier(e) avant d'être à l'aise pour répondre aux questions personnelles ou pour poser eux-mêmes des questions, particulièrement s'ils sentent que leurs réponses peuvent ne pas être « normales » ou « acceptées » sur le plan culturel/spirituel.

Nous signalons que l'évaluation initiale de dépistage peut être la plus facile parce que, cela consiste à « remplir les espaces vides » d'un formulaire. Le formulaire de dépistage, pourrait exiger une information sur les signes vitaux du patient ; l'infirmier(e) les prend donc et entre ces données dans le formulaire d'évaluation. Si le formulaire requiert des informations au sujet de plusieurs systèmes physiologiques du patient, l'infirmier(e) complète tous les espaces vides du formulaire en rapport avec ces systèmes (rythme cardiaque, présence d'un souffle, pouls pédieux, bruits pulmonaires, bruits intestinaux, etc.), ainsi que les données psychosociales et spirituelles de base.

Cependant, une bonne évaluation infirmière exige bien davantage qu'un dépistage initial. Manifestement, quand l'infirmier(e) vérifie les données rassemblées durant l'évaluation et commence à repérer les hypothèses diagnostiques, il(elle) aura besoin de collecter des données complémentaires qui l'aideront à établir si d'autres réactions humaines sont présentes ou indiquent des risques pour le patient, ou donnent à penser qu'il y a des possibilités de promotion de la santé. L'infirmier(e) aura aussi besoin de repérer l'étiologie ou les facteurs favorisants des domaines qui posent problème. Il est fort possible que ces questions plus approfondies ne soient pas présentes dans le formulaire de collecte de données de l'organisation, car il n'est pas possible d'inclure toutes les questions éventuelles qu'il sera nécessaire de poser à propos des réactions humaines envisageables.

La connaissance des concepts qui sont sous-jacents à la discipline infirmière pourra guider ces questions plus approfondies qui prendront appui sur les réactions du patient, de sa famille qui ont été rassemblées durant l'évaluation de dépistage. Par exemple, si une patiente a indiqué qu'elle a des difficultés respiratoires lorsqu'elle monte les escaliers, l'infirmier(e) pourra compter sur sa connaissance de différents concepts pour obtenir des données supplémentaires pour confirmer ou réfuter ses hypothèses diagnostiques. Si l'infirmier(e) ne comprend pas les concepts de *tolérance à l'activité*, d'*échanges gazeux*, ou d'*équilibre énergétique*, par exemple, il(elle) ne sait pas quelles questions poser pour poursuivre l'évaluation et identifier le diagnostic adéquat.

6.2.4 Où les infirmier(e)s évaluent-ils(elles) et diagnostiquent-ils (elles) ?

Une brève remarque doit être faite quant au rôle des professionnels infirmiers et de l'évaluation. Les infirmier(e)s travaillent dans une variété de contextes – des soins de santé primaires à l'hôpital, des services de maternité aux salles d'opération. Dans tous ces lieux ou unités, les professionnels infirmiers devraient toujours réaliser une évaluation pour les patients, envisager les diagnostics liés à leurs besoins, déterminer les résultats pertinents et mettre en œuvre des interventions.

Les diagnostics infirmiers sont utilisés en salles d'opération, dans les unités de soins ambulatoires, les établissements psychiatriques, les services à domicile et les soins palliatifs, ainsi qu'en santé publique, soins infirmiers scolaires, santé au travail, et, bien sûr, à l'hôpital. Aussi diverses que soient les pratiques infirmières, il existe un noyau de diagnostics qui semblent toutes les traverser comme : *douleur aiguë* (00132), *anxiété* (00146), *connaissances insuffisantes* (00126), *motivation à améliorer la prise en charge de la santé* (00162), qui peut sûrement être retrouvé partout où les infirmer(e)s travaillent. Par exemple, les infirmier(e)s du bloc opératoire évaluent le niveau d'anxiété des patients, aussi bien que l'état de leur peau. Durant la préparation opératoire des patients, ceux chez qui on a diagnostiqué une *anxiété* (00146) seront touchés délicatement, un contact visuel sera établi, de la musique douce pourrait tourner en boucle, une réponse à leurs questions sera donnée et on peut les encourager à pratiquer des techniques respiratoires pour les aider à se relaxer. Pendant l'étape de préparation de la peau du patient avant l'incision, l'infirmier(e) examinera les rougeurs, les œdèmes, les points de pression et le positionnement pour prévenir le *risque d'atteinte à l'intégrité de la peau* (00047) et le *risque de blessure en péri-opératoire* (00087).

Parfois des infirmier(e)s insinuent que le diagnostic infirmier n'est pas pertinent dans les unités de soins intensifs, parce que la majorité de leur pratique est orientée vers les diagnostics médicaux. Cette affirmation, en gros, sous-entend que dans les services de soins intensifs les infirmier(e)s ne pratiquent pas les soins infirmiers – pourtant, nous sommes certains que ce n'est pas le cas. Nous ne mettons pas en question que les infirmier(e)s y soient fortement centré(e)s sur les problèmes médicaux, et interviennent souvent auprès des patients sur la base de « protocoles permanents » (ordres médicaux permanents) qui requièrent une pensée critique dans le cadre de leur mise en œuvre. Mais, soyons clairs, les infirmier(e)s qui travaillent en soins intensifs doivent pratiquer les soins infirmiers.

Les patients dans un état critique présentent des risques de complications qui peuvent être prévenues par des interventions infirmières professionnelles et indépendantes : la prévention des pneumonies sous ventilation assistée (*risque d'infection*, 00004), des escarres (*risque d'escarre*, 00249), de blessure de la cornée (*risque de blessure de la cornée*, 00245). Ils ont souvent peur (*peur*, 00148), et leurs familles sont stressées, mais il est nécessaire qu'elles sachent soigner leur proche quand il reviendra à la maison : *connaissances insuffisantes* (00126), *excès de stress* (00177), *risque de tension dans l'exercice du rôle de l'aidant naturel* (00062). Si les infirmier(e)s ne s'occupent que de l'état médical évident, comme le dit l'adage, ils(elles) peuvent gagner la bataille, mais ils (elles) perdront la guerre ! Ces patients risquent de développer des séquelles qui auraient pu être évitées, la longueur de leur séjour peut être prolongée, ou le retour à domicile pourrait entraîner des événements indésirables et un taux de réadmission plus élevé. Les infirmier(e)s des soins intensifs s'occupent-ils (elles) des maladies médicales ? Certainement ! Doivent-ils(elles) aussi se centrer sur les réactions humaines ? Absolument !

6.2.5 Trame de l'évaluation infirmière

Prenons un moment pour réfléchir au type de trame qui est favorable à une évaluation infirmière rigoureuse. Une trame d'évaluation fondée sur des données probantes devrait être utilisée pour aboutir à un diagnostic infirmier exact, de même qu'à des soins sûrs aux patients. Elle devrait aussi représenter la discipline du professionnel qui l'utilise ; dans ce cas, le formulaire de collecte de données devrait représenter les connaissances de la discipline infirmière.

Devons-nous utiliser la Taxonomie de NANDA-I comme trame de l'évaluation infirmière ?

Il y a parfois confusion entre la Taxonomie II des diagnostics infirmiers de NANDA-I et la trame d'évaluation selon les Modes fonctionnels de santé (MFS) (Gordon, 1994). La Taxonomie de NANDA-I a été développée sur la base du travail de Gordon ; c'est la raison pour laquelle les deux structures se ressemblent. Cependant, leurs objectifs et utilités sont entièrement différents.

La Taxonomie de NANDA-I a pour objectif d'opérer un tri/de classer les diagnostics infirmiers. Chaque domaine et chaque classe sont définis ; donc la structure aide les infirmier(e)s à repérer un diagnostic infirmier dans la taxonomie. Par ailleurs, la trame des Modes fonctionnels de santé (MFS) a été développée scientifiquement afin de standardiser la structure de l'évaluation infirmière (Gordon, 1994). Elle guide l'anamnèse et l'examen physique mis en œuvre par les infirmier(e)s, fournit des items pour l'évaluation et une structure afin d'organiser la collecte des données. De plus, la suite des 11 Modes fournit un apport productif et efficace pour l'évaluation infirmière.

Consultez les chapitres 7et 8 pour une information spécifique à propos de la taxonomie NANDA-I.

Comme mentionné dans la prise de position de NANDA-I (2011), l'utilisation d'une trame d'évaluation fondée sur des données probantes, comme les Modes fonctionnels de santé (MFS) de Gordon, est vivement recommandée pour garantir des diagnostics infirmiers exacts et des soins sécuritaires aux patients. Il n'est pas dans notre intention que la taxonomie de NANDA-I soit utilisée comme trame d'évaluation.

6.3 Analyse des données

La deuxième étape du processus est la conversion des données en indices. Sa raison d'être est de nous aider à réfléchir à propos de la signification des données collectées durant l'évaluation de dépistage, ou de nous aider à identifier les données supplémentaires qui doivent être collectées. Les termes « indices » et « données » sont quelquefois confondus, mais les caractéristiques réelles de chacun de ces termes sont tout à fait différentes. Afin d'avoir une meilleure compréhension de l'évaluation infirmière et des diagnostics infirmiers, il est utile de prendre un moment pour différencier données et indices.

Les données sont des faits à l'état brut collectés par les infirmier(e)s suite à leurs observations et des données subjectives fournies par les patients ou les familles. Les infirmier(e)s collectent les données d'un patient (ou d'une famille/d'un groupe/d'une collectivité) et, ensuite, grâce à leurs connaissances en soins infirmiers, ils(elles) transforment ces données en indices. Les indices peuvent être considérés comme des données sur lesquelles un jugement ou une signification ont été posés, comme « haut » ou « bas », « normal » ou « anormal », et « important » ou « insignifiant ». La ▸ Fig. 6.2 donne un exemple montrant comment les données objectives et subjectives peuvent être transformées en indices par l'utilisation des connaissances infirmières dans la situation de Mme E., une femme âgée de 79 ans souffrant de douleurs abdominales aiguës.

Nous suivrons la situation depuis l'évaluation initiale de dépistage jusqu'au moment où nous déterminerons les diagnostics infirmiers les plus appropriés à partir desquels les soins seront fondés.

Il est important de noter que les mêmes données peuvent être interprétées différemment en fonction du contexte, ou de la récolte de nouvelles données. Par exemple, supposons qu'un(e) infirmier(e) scolaire examine Roxanne, âgée de 9 ans, suite à sa chute à bicyclette sur le chemin de l'école. Durant l'examen, l'infirmier(e) se rend compte que les égratignures et incisions sont superficielles, et que le niveau de douleur signalé par Roxanne est de 3 sur une échelle de 1 à 10, 10 étant la pire douleur imaginable. Cependant, l'infirmier(e) est préoccupé(e) par sa respiration rapide (fréquence de 40), superficielle, et parfois

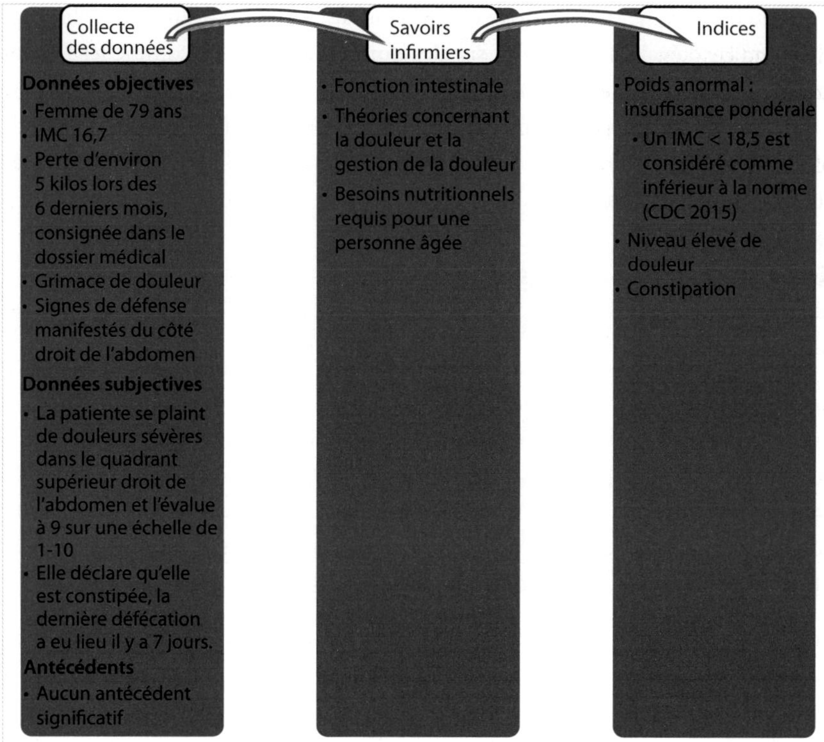

Fig. 6.2 Convertir les données en indices : la situation Mme E., une femme âgée de 79 ans souffrant de douleurs abdominales aiguës.

ponctuée par une respiration sifflante. Il(elle) ausculte les poumons de Roxanne et détecte une diminution des bruits respiratoires au niveau de son lobe inférieur droit et des crépitements dans les lobes supérieurs. Il(elle) prend la température buccale de Roxanne, et constate que celle-ci est de 37,7 °C. Ces faits prennent sens suite à leur comparaison aux résultats reconnus comme normaux, au fur à mesure que l'infirmier(e) transforme les données en indices. L'infirmier(e) se rend compte que Roxanne a une légère fièvre, et éventuellement une infection respiratoire. Aux questions posées par l'infirmier(e), Roxanne répond qu'elle a été absente de l'école ces trois derniers jours suite à « un problème aux poumons » et qu'après avoir reçu des médicaments elle s'est sentie bien mieux. Avec ces nouvelles données, l'infirmier(e) peut conclure que l'état de Roxanne s'est amélioré, mais nécessite une surveillance durant les prochains jours. L'infirmier(e) désire échanger avec les parents de Roxanne afin d'obtenir des informations sur le diagnostic médical et les prescriptions, de manière à disposer de plus de données pour établir un diagnostic infirmier pertinent.

Lors du remplissage de l'évaluation, il est important d'associer les données et les indices. Un indice ne peut pas être corroboré par d'autres personnes si les données d'origine ne sont pas fournies. Par exemple, signaler seulement « Roxanne a eu de la fièvre et une respiration sifflante » n'est pas utile sur le plan clinique. Quelle était la gravité de la fièvre ? Comment les données ont-elles été collectées (température buccale, axillaire, centrale) ? Comment étaient les bruits respiratoires et étaient-ils similaires des deux côtés ? Un rapport qui signale que Roxanne a eu une hyperthermie de 37,7 °C, par voie orale, avec diminution des bruits respiratoires au niveau du lobe inférieur droit et des crépitements au niveau de son lobe supérieur droit permet aux autres infirmier(e)s de comparer les données collectées par rapport aux données précédentes, et d'identifier si le patient s'est amélioré.

6.3.1 Données subjectives versus données objectives

Quelle est la différence entre données subjectives et objectives ?

Les infirmier(e)s collectent et relatent deux types de données au sujet d'un patient : les données subjectives et les données objectives. Tandis que les médecins accordent plus d'importance aux données objectives par rapport aux données subjectives pour poser un diagnostic médical, les infirmier(e)s évaluent les deux types de données afin de poser des diagnostics infirmiers (Gordon, 2008). Le dictionnaire Cambridge en ligne (2017) définit les termes *subjectif* comme « influencé par ou fondé sur des opinions personnelles ou des sentiments plutôt que sur les faits » et *objectif* comme « non fondé sur des opinions personnelles et des sentiments ; juste et réel ». Il faut être prudent avec ces propos, car lorsque ces termes sont utilisés dans le contexte d'une évaluation infirmière, ils ont une signification *quelque peu* différente de la définition de ce dictionnaire général. Bien que l'idée de base reste la même, « subjectif » ne concerne pas les sentiments et *opinions des infirmières*, mais le sujet des soins infirmiers : le patient/la famille/le groupe/la collectivité. En outre, « objectif » signifie que ces faits ont été observés par l'infirmier(e) ou un autre professionnel de la santé.

En d'autres mots, les *données subjectives* proviennent des comptes-rendus des perceptions et pensées du patient sur sa santé, sa vie quotidienne, son confort, ses relations, etc. Par exemple, un patient peut relater : « Je dois mieux gérer ma santé » ou « Mon conjoint ne parle jamais avec moi des choses importantes ». Les membres de la famille/les amis intimes peuvent aussi apporter ce type de données ; mais si c'est possible, les données devraient être obtenues du patient, car ce sont ses données. Parfois, cependant, les patients sont incapables de fournir des données subjectives, et donc nous devons compter sur d'autres sources. Par exemple, pour un patient avec une démence, qui ne peut plus communiquer verbalement, les membres de la famille peuvent fournir des informations subjectives, sur la base de leurs connaissances de ses comportements. Par exemple, il peut s'agir d'un des enfants adultes d'une patiente qui raconte à l'infirmier(e) : « Elle a toujours aimé écouter de la musique douce pendant le repas, cela semble la calmer ».

Les infirmier(e)s collectent ces données subjectives par une anamnèse ou un entretien. L'anamnèse ne consiste pas seulement à poser des questions au patient les unes après les autres, en utilisant un formulaire de routine. Afin d'obtenir des données exactes au sujet d'un patient, les infirmier(e)s doivent adopter des comportements d'écoute active, et utiliser le plus possible des questions ouvertes, en particulier pour les questions de suivi lorsque des données éventuellement anormales ont été identifiées.

Les *données objectives* sont ces faits que les infirmier(e)s observent à propos du patient. Les données objectives sont collectées par les examens physiques et par les résultats des tests diagnostiques. Ici, « observer » ne signifie pas seulement l'utilisation de la vue ; cela exige l'utilisation de tous les sens. Par exemple, les infirmier(e)s considèrent l'apparence générale du (de la) patient(e), auscultent ses poumons, peuvent respirer l'odeur désagréable de l'écoulement d'une plaie, et sentir la température de la peau. En plus, les infirmier(e)s utilisent des instruments et des outils pour collecter des données numériques auprès des patients (par exemple le poids, la pression sanguine, la saturation en oxygène, le niveau de douleur). Afin d'obtenir des données objectives fiables et exactes, les infirmier(e)s doivent avoir les connaissances et les compétences appropriées pour accomplir des évaluations physiques, pour utiliser des outils standardisés ou des dispositifs de surveillance.

Questionnez-vous : que signifient ces données ?

- Un problème ?
- Une ressource ?
- Une vulnérabilité ?

6.3.2 Regrouper des indices/envisager un schéma

Une fois que l'infirmier(e) a collecté des données et les a converties en indices, la prochaine étape est de répondre à la question : quelles sont les réactions humaines de mes patients (diagnostics infirmiers) ? Répondre à cette question exige la connaissance d'une diversité de théories et de modèles de soins infirmiers ainsi que ceux de plusieurs disciplines connexes. Et comme noté précédemment, cela exige aussi des connaissances au sujet des concepts qui sont à la base des diagnostics infirmiers eux-mêmes. Vous souvenez-vous du schéma de la démarche de soins infirmiers modifiée exposé dans le chapitre 5 (▸ Fig. 5.2) ? Dans ce schéma, Herdman (2013) insiste sur l'importance de la théorie/science des soins infirmiers à la base des concepts infirmiers. Pensez, aussi, à notre discussion relative aux hommes qui jouaient au Mahjong, et à la difficulté de comprendre cette scène sans savoir que vous observez un jeu (un concept) (▸ Fig. 6.3).

En d'autres mots, les techniques d'évaluation infirmière sont dénuées de sens si nous ne savons pas comment utiliser les données ! Si l'infirmière qui réalise l'évaluation de Mme E. (▸ Fig. 6.2) ne connaît pas l'indice de masse corporelle (IMC) de la fourchette du groupe d'âge de la patiente, elle ne sera pas capable d'interpréter que celle-ci a un poids insuffisant. Si l'infirmière ne connaît pas les théories liées à la nutrition, l'élimination intestinale et la douleur, elle ne pourra pas identifier les réactions de vulnérabilité ou de problème manifestées par cette personne âgée.

6.4 Identifier les diagnostics infirmiers possibles (hypothèses diagnostiques)

À ce stade de la démarche, l'infirmier(e) examine les indices qui vont ensemble pour former un schéma. Ceux-ci lui permettent d'envisager quelle

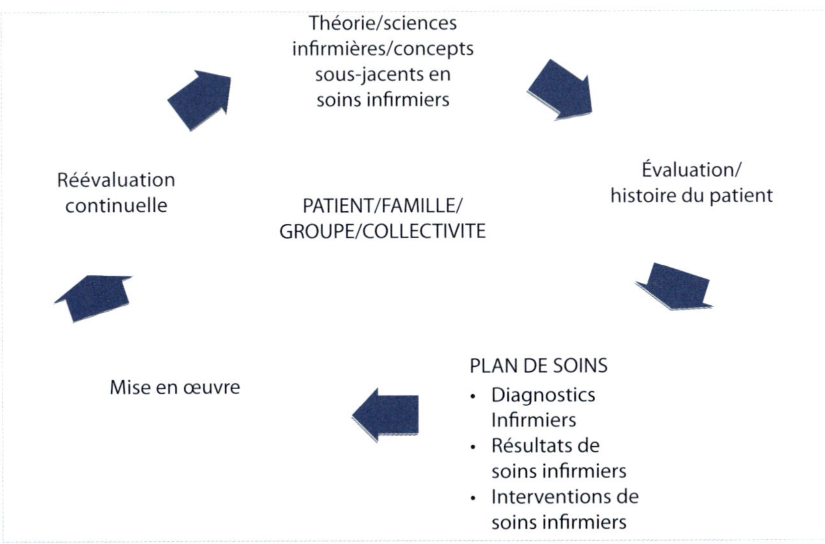

Fig. 6.3 La démarche de soins infirmiers modifiée. (Adapté de Herdman 2013.)

est la réaction humaine que le patient peut vivre. Au début, l'infirmier(e) envisage toutes les hypothèses possibles. Pour l'infirmier(e) expérimenté(e), cela prend quelques secondes ; pour les infirmier(e)s novices et les étudiant(e)s, cela peut demander le soutien d'infirmier(e)s plus expérimenté(e)s ou d'enseignant(e)s afin d'orienter leur réflexion.

Maintenant que vous avez collecté les données d'évaluation et les avez converties en indices, comment savez-vous ce qui est important et ce qui est sans rapport avec ce patient en particulier ?

Identifier des schémas à partir des données exige la compréhension des concepts qui étayent chaque diagnostic. Par exemple, imaginez que vous travailliez auprès d'une famille : il s'agit d'un couple marié ; ils ont la quarantaine et sont employés à temps plein ; ils prennent soin d'un parent âgé dément (M. W.) et de leurs trois enfants (de 9, 14 et 17 ans). Lors d'une visite chez M. W., vous constatez une augmentation de sa dépendance depuis votre dernière rencontre il y a 28 jours. John, son fils, vous raconte que M. W. a commencé à errer et fait preuve d'agressivité physique. Il a aussi besoin de plus d'aide pour les activités de la vie quotidienne, comme l'hygiène et l'alimentation. Il y a 20 jours, la famille a perdu son assistante familiale parce que M. W., qui refusait ses soins, l'avait frappée à deux reprises. Même si elle savait que ce n'était pas intentionnel, elle a eu peur de se trouver en sa compagnie car M. W. est plus fort qu'elle. John a dû s'absenter de son travail jusqu'au moment où il trouvera une remplaçante. Il vous dit aussi qu'il a constaté que M. W. devient très agité lorsqu'on le laisse seul. De ce fait, John a des difficultés pour entreprendre quelque chose et a dû dormir dans sa chambre sur un lit de camp. Auparavant, M. W. exigeait une aide minimale comme le réorienter, lui rappeler de manger et d'effectuer ses soins d'hygiène ; maintenant il requiert plus ou moins une surveillance et des soins permanents. John est vraiment fatigué et avoue qu'il n'a pas pu dormir car il craint que son père se lève et se blesse durant la nuit.

Durant votre conversation avec John, vous observez qu'il semble frustré et nerveux, et qu'il mentionne fréquemment n'être pas certain de réagir correctement face à M. W. Il est clairement inquiet au sujet de son père. De plus, il signale qu'il se reproche de laisser sa femme être une « mère seule » pour ses enfants ; il a été incapable d'assister à leurs activités extrascolaires, et a même manqué les rencontres parents-enseignants. Il constate que cela a été particulièrement difficile pour sa fille cadette. Il mentionne également qu'il ne peut pas prolonger son absence au travail sans avoir de problèmes avec son employeur.

Que vous disent toutes ces données ? Peut-être pas grand-chose, à moins que vous ayez de bonnes connaissances théoriques au sujet de la dynamique familiale, du stress, des mécanismes d'adaptation, des tensions dans l'exercice du rôle et du deuil ! Vous constatez que M. W. a des besoins de soins supplémentaires. Mais ne faut-il pas aussi vous centrer sur la famille, rechercher une raison (facteurs favorisants) ou d'autres données (caractéristiques) pour établir un diagnostic exact pour John ?

Bien que vous soyez seulement responsable de M. W., si vous n'êtes pas attentif(ve) à ce qui arrive à la famille, répondrez-vous véritablement aux besoins de M. W. ? Une telle situation peut amener un(e) infirmier(e) à se limiter au dossier du patient, plutôt que de prendre en compte la famille et son impact sur les résultats du patient. Sinon, même si vous percevez la nécessité de répondre aux préoccupations de John, alors que vous n'avez pas de bonnes connaissances à propos des théories citées plus haut, vous pourriez simplement « piocher un diagnostic » dans une liste pour décrire sa réaction. Les connaissances conceptuelles relatives à chaque diagnostic infirmier permettent à l'infirmier(e) de donner un sens précis aux données collectées chez le patient et le(la) préparent pour mener à bien l'évaluation approfondie.

Quand vous possédez ces connaissances conceptuelles, vous pouvez commencer à collecter des données de manière différente. Vous pourrez transformer ces données en indices, et commencer à étudier comment ces indices se regroupent pour former un schéma ou pour « dépeindre » ce qui peut se passer pour votre patient. Portez un autre regard sur la ► Fig. 6.2. Grâce aux connaissances à propos des concepts de soins infirmiers au sujet de la nutrition du transit intestinal, vous pouvez envisager les indices en lien avec des hypothèses possibles de diagnostics infirmiers, tels que :

- Alimentation déficiente (00002)
- Constipation (00011)
- Motilité gastro-intestinale dysfonctionnelle (00196)
- Douleur aiguë (00132)

Malheureusement, les infirmier(e)s s'arrêtent souvent à cette étape : ils(elles) développent une liste de diagnostics et mettent en place directement des interventions (décident les interventions), ou ils(elles) « piochent » seulement un de ces diagnostics qui leur semble le plus approprié, sur la base d'un titre de diagnostic, et ensuite se dirigent vers les interventions disponibles pour ces diagnostics. D'autres peuvent déterminer qu'ils(elles) souhaitent atteindre un certain résultat et pointent seulement des interventions pour l'atteindre. Le problème de cette approche est que, sans connaître le problème *et sa raison*, les interventions sélectionnées peuvent être inappropriées pour ce patient particulier. Ces façons de procéder sont tout simplement inefficaces et inappropriées. Pour que les diagnostics soient exacts, ils doivent être validés – et cela exige en plus une évaluation approfondie pour confirmer ou infirmer, ou « éliminer » un diagnostic.

En alliant les connaissances de base en soins infirmiers et les connaissances des diagnostics infirmiers, l'infirmier(e) peut maintenant passer de l'identification d'hypothèses diagnostiques fondées sur une évaluation de dépistage à une évaluation approfondie, et ensuite à la détermination du (ou des) diagnostic(s) infirmier(s) exact(s).

6.5 Évaluation infirmière approfondie

À cette étape de votre évaluation réalisée auprès du patient, vous devriez avoir passé en revue les indices fournis par l'évaluation de dépistage pour savoir s'ils sont normaux ou anormaux, ou s'ils représentent un risque (une prédisposition) ou une force. Ces éléments considérés comme anormaux, ou vus comme une prédisposition, devraient être examinés en comparaison avec des diagnostics focalisés sur le problème ou des diagnostics de type risque. Les domaines où le patient signale un désir d'améliorer quelque chose (par exemple améliorer la nutrition) sont considérés comme des hypothèses de diagnostic de promotion de la santé.

Si certaines données sont interprétées comme anormales, une évaluation plus approfondie est essentielle pour poser un diagnostic exact pour ce patient.Toutefois, si les infirmier(e)s se contentent de collecter des données sans trop prêter attention à celles-ci, des données essentielles peuvent être négligées. Portez un autre regard sur la ▸ Fig. 6.2. L'infirmière pourrait avoir arrêté son évaluation à ce stade, et avoir simplement proposé le diagnostic de *douleur aiguë* et de *constipation* – qui sont peut-être les deux diagnostics les plus « évidents » pour cette patiente. Elle pourrait avoir dispensé une éducation à propos de l'apport en fibres et en liquides, ainsi que sur l'importance de l'exercice en vue de maintenir un transit intestinal normal, et elle a pu combattre la douleur aiguë grâce l'application de chaleur et de froid, par exemple. Néanmoins, bien que ces initiatives puissent être appropriées, elle pourrait avoir négligé d'identifier certains problèmes essentiels qui, s'ils ne sont pas traités, conduiront à des problèmes persistants en ce qui concerne la santé de Mme E.

Mais l'infirmière de Mme E. a compris la nécessité d'une évaluation infirmière approfondie et par conséquent a été capable d'identifier la perte récente de son mari, le deuil et l'isolement social (▶ Fig. 6.4). L'infirmière a découvert que Mme E. avait des vulnérabilités concordant avec un environnement nouveau et stressant (déménagement en résidence pour personnes autonomes, manque de moyen de transport, manque de relations stables), ainsi que sa peur d'une maladie aiguë et de la mort. Néanmoins, elle a identifié que Mme E. a un atout grâce au support qu'elle reçoit de sa communauté religieuse, et qu'elle verbalise son envie d'améliorer sa manière de réagir à la situation – ce sont des éléments très importants pour construire un projet de soins. Donc, grâce aux apports de l'évaluation approfondie, l'infirmière pourra dès lors corriger ses hypothèses diagnostiques :

- Douleur aiguë (00132)
- Alimentation déficiente (00002)
- Déficit de volume liquidien (00027)
- Constipation (00011)
- Motilité gastro-intestinale dysfonctionnelle (00196)
- Deuil (00136)
- Syndrome d'inadaptation à un changement de milieu (00114)
- Stratégies d'adaptation inefficaces (00069)
- Angoisse face à la mort (00147)
- Motivation à accroître sa résilience (00212)

6.5.1 Confirmer ou infirmer les hypothèses de diagnostic infirmier

À chaque fois que de nouvelles données ont été collectées et ont été transformées en indices, le moment est venu de revoir les hypothèses et les diagnostics confirmés. Durant cette étape, il y a trois éléments importants à envisager :

- L'évaluation approfondie fournit-elle de nouvelles données qui écarteraient ou élimineraient une ou plus d'une hypothèse ?
- L'évaluation approfondie suggère-t-elle de nouveaux diagnostics que vous n'aviez pas envisagés avant ?
- Comment allez-vous faire la différence entre des diagnostics semblables ?

Il est aussi important de se souvenir que d'autres infirmier(e)s auront besoin de continuer à valider le diagnostic que vous avez posé, et devront comprendre comment vous êtes arrivé(e) à votre diagnostic. Pour cette raison, il est important d'utiliser des termes standardisés, comme les diagnostics infirmiers NANDA-I, qui fournissent non seulement un titre (par exemple *motivation à accroître sa résilience*), mais aussi une définition et des indicateurs du diagnostic (les caractéristiques et les facteurs favorisants, ou les facteurs de risque), de manière à ce que d'autres professionnels des soins infirmiers puissent

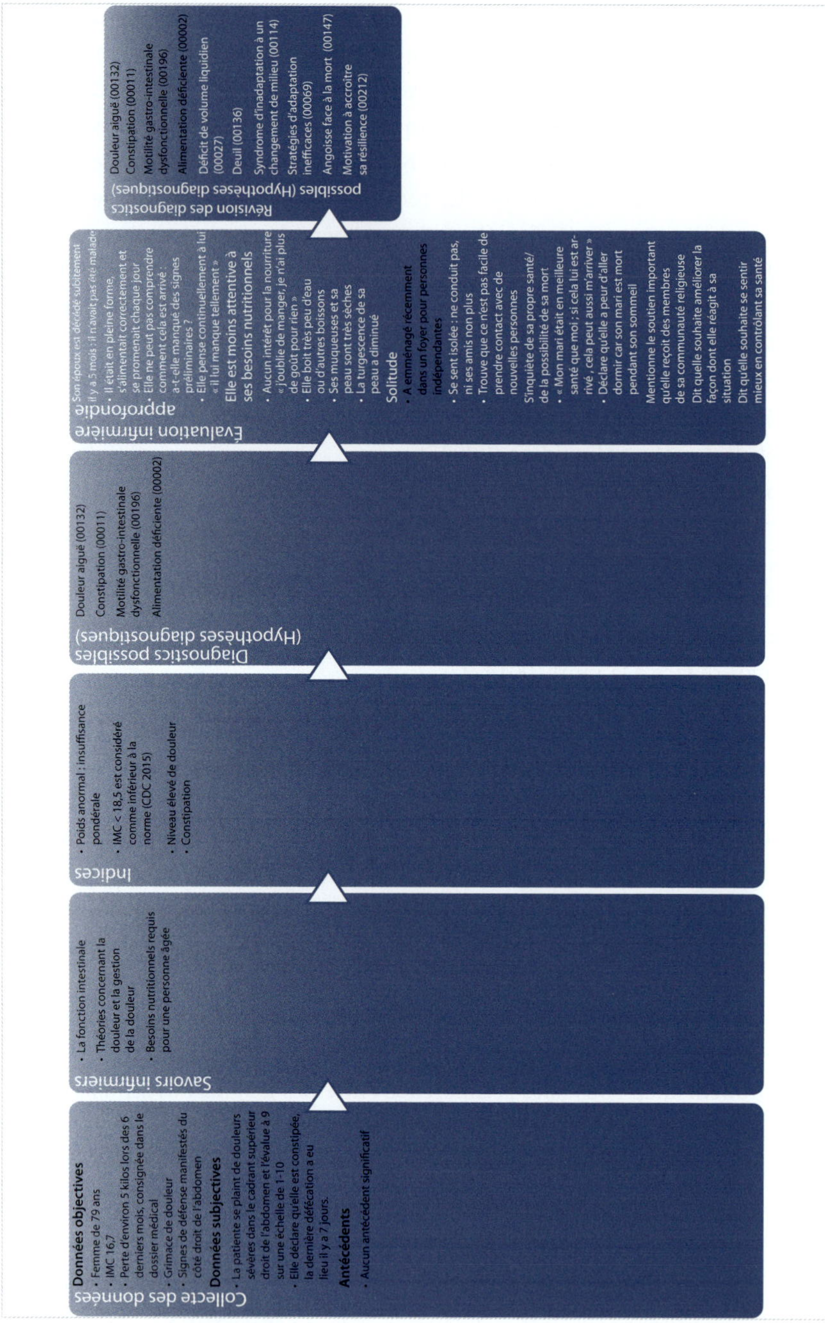

Fig. 6.4 Évaluation approfondie : la situation de Mme E., une femme âgée de 79 ans souffrant de douleurs abdominales aiguës.

continuer à valider – ou peut-être à infirmer – le diagnostic si des nouvelles données deviennent disponibles à propos de ce patient. Des termes qui sont simplement élaborés par les infirmier(e)s au chevet du patient, sans se référer à des définitions et des critères d'évaluation, n'ont pas de signification cohérente et ne peuvent être cliniquement validés ou confirmés. Quand il n'existe pas de diagnostic infirmier NANDA-I qui correspond aux éléments que vous avez identifiés pour un patient, il est plus sûr de décrire le problème en détail plutôt que d'« inventer » un terme qui pourrait avoir différentes significations pour divers(e)s infirmier(e)s. Souvenez-vous que la sécurité du patient dépend d'une bonne communication ; donc utilisez seulement des termes standardisés qui ont des définitions claires et des critères d'évaluation afin qu'ils puissent être facilement validés.

6.5.2 Éliminer les hypothèses

Un des buts de l'évaluation approfondie est d'éliminer, ou d'« écarter », une ou plusieurs hypothèses diagnostiques que vous aviez envisagées. Pour cela, vous devez vérifier les indices que vous avez obtenus et les comparer avec vos connaissances relatives aux diagnostics. Il est essentiel que des données d'évaluation étayent le(s) diagnostic(s).

Quand vous regardez les informations du patient, demandez-vous :

- Sont-elles cohérentes avec la définition de l'hypothèse diagnostique ?
- Les données objectives et subjectives identifiées chez le patient sont-elles présentes parmi les caractéristiques ou les facteurs de risque du diagnostic ?
- Ces indices tiennent-ils compte des causes (facteurs favorisants) de l'hypothèse diagnostique ?

Les diagnostics qui ne sont pas bien étayés par les indicateurs de diagnostics fournis par NANDA-I (caractéristiques, facteurs favorisants, ou facteurs de risque) et/ou qui ne sont pas étayés par des facteurs étiologiques (causes ou facteurs contributifs des diagnostics) ne sont pas adéquats pour un patient.

Quand l'on considère la ▶ Fig. 6.4 et que l'on prend en considération les hypothèses diagnostiques que l'infirmière de Mme E. a identifiées, nous pouvons commencer par éliminer certaines d'entre elles en tant que diagnostics non validés. Parfois, il est utile de classer côte à côte ce qui concerne les diagnostics, les caractéristiques et les facteurs favorisants face à tout ce qui a été identifié durant l'évaluation et l'histoire du patient (▶ Tableau 6.1).

Tableau 6.1 La situation de Mme E. : une comparaison des domaines, classes, définitions, caractéristiques et des facteurs favorisants identifiés

	Douleur aiguë (00132)	Alimentation déficiente (00002)	Déficit de volume liquidien (00027)	Constipation (00011)	Motilité gastro-intestinale dysfonctionnelle (00196)	Deuil (00136)	Syndrome d'inadaptation à un changement de milieu (00114)	Stratégies d'adaptation inefficaces (00069)	Angoisse face à la mort (00147)	Motivation à accroître sa résilience (00212)
Domaine	**Bien-être**	**2. Nutrition**	**2. nutrition**	**3. Élimination et échange**	**3. Élimination et échange**	**9. Adaptation/tolérance au stress**	**9. Adaptation/tolérance au stress**	**9. Adaptation/tolérance au stress**	**9. Adaptation/tolérance au stress**	**9. Adaptation/tolérance au stress**
Classe	**Bien-être physique**	**1. Ingestion**	**5. Hydratation**	**2. Fonction gastro-intestinale**	**2. Fonction gastro-intestinale**	**2.Stratégies d'adaptation**	**1. Réactions post-traumatiques**	**2. Stratégies d'adaptation**	**2. Stratégies d'adaptation**	**2. Stratégies d'adaptation**
Définition	Expérience sensorielle et émotionnelle désagréable, associée à une lésion tissulaire réelle ou potentielle, ou décrite dans des termes évoquant une telle lésion (Association internationale pour l'étude de la douleur). Le début est brusque ou lent ; l'intensité varie de légère à sévère ; l'arrêt est attendu ou prévisible et la durée inférieure à 3 mois.	Apport nutritionnel inférieur aux besoins métaboliques	Diminution des liquides intravasculaire, interstitiel et/ou intracellulaire. Cela fait référence à une déshydratation, avec perte de liquide, sans modification du sodium.	Diminution de la fréquence habituelle des selles, accompagnée d'une défécation difficile ou incomplète et/ou de l'émission de selles dures et sèches.	Activité péristaltique augmentée, diminuée, inefficace ou absente au sein du système gastro-intestinal.	Processus complexe et normal qui comprend des réactions émotionnelles, physiques, spirituelles, sociales et intellectuelles par lesquelles les individus, les familles et les collectivités intègrent la perte réelle, anticipée ou potentielle dans leur vie quotidienne.	Perturbations physiologiques et/ou psychosociales résultant d'un changement de milieu.	Modèle d'évaluation non valide des facteurs de stress, accompagné d'efforts cognitifs et comportementaux ne permettant pas de gérer les exigences liées au bien-être.	Sentiment vague d'inconfort ou de peur engendré par la perception réelle ou imaginaire d'une menace quant à sa propre existence.	Un ensemble de capacités de se remettre de situations de changement ou perçues comme défavorables par un processus dynamique d'adaptation, qui peut être renforcé.

Tableau 6.1 *Suite*

	Douleur aiguë (00132)	Alimentation déficiente (00002)	Déficit de volume liquidien (00027)	Constipation (00011)	Motilité gastro-intestinale dysfonctionnelle (00196)	Deuil (00136)	Syndrome d'inadaptation à un changement de milieu (00114)	Stratégies d'adaptation inefficaces (00069)	Angoisse face à la mort (00147)	Motivation à accroître sa résilience (00212)
Caractéristiques	- Attitude de défense. - Modification de l'appétit - Auto-évaluation des caractéristiques de la douleur au moyen d'un outil standardisé	- Poids corporel inférieur de 20 % ou plus au poids idéal - Ration alimentaire inférieure aux apports quotidiens recommandés - Perceptions erronées	- Modification de la turgescence cutanée - Sécheresse des muqueuses - Sécheresse de la peau - Perte de poids soudaine	- Douleur abdominale - Anorexie - Diminution de la fréquence des selles - Fatigue - Incapacité d'émettre une selle	- Douleur abdominale - Difficulté à déféquer	- Modification du niveau d'activité - Modification des habitudes de sommeil - Blâme - Attribution d'un sens à la perte - Lien maintenu avec la personne défunte - Détresse psychologique	- Solitude - Modification des habitudes de sommeil - Peur - Sentiment de solitude	- Modification des habitudes de sommeil - Fatigue - Incapacité de faire face à la situation - Stratégies d'adaptation inefficaces - Accès insuffisant au soutien social - Objectifs insuffisants pour guider le comportement	- Peur de développer une maladie en phase terminale - Peur d'un décès prématuré - Sentiment d'impuissance	- Exprime le désir d'accroître sa résilience - Exprime le désir d'accroître son sentiment de maîtrise - Exprime le désir d'améliorer ses stratégies d'adaptation

Tableau 6.1 *Suite*

	Douleur aiguë (00132)	Alimentation déficiente (00002)	Déficit de volume liquidien (00027)	Constipation (00011)	Motilité gastro-intestinale dysfonctionnelle (00196)	Deuil (00136)	Syndrome d'inadaptation à un changement de milieu (00114)	Stratégies d'adaptation inefficaces (00069)	Angoisse face à la mort (00147)	Motivation à accroître sa résilience (00212)
Facteurs favorisants	– Lésion de nature physique	– Apport alimentaire insuffisant	– Apport de liquides insuffisant	– Activité physique quotidienne moyenne inférieure aux recommandations pour le sexe et l'âge – Changements récents dans l'environnement – Déshydratation – Changement dans les habitudes alimentaires	– Anxiété – Malnutrition – Mode de vie sédentaire	– (Aucun)	– Changement de milieu – Isolement social	– Confiance insuffisante en ses capacités de faire face aux situations – Sentiment de maîtrise insuffisant – Soutien social insuffisant	– (Aucun)	– (Aucun)

Par exemple, après réflexion, l'infirmière de Mme E. élimine rapidement de sa réflexion l'hypothèse d'*angoisse face à la mort*. Même si Mme E. signale qu'elle a peur que ce qui est arrivé à son mari lui arrive également, l'infirmière considère que cela est plus lié à son *deuil* qu'à la crainte actuelle d'une menace, réelle ou imaginaire, à sa vie. En outre, Mme E. n'a pas de facteur favorisant pour le diagnostic *angoisse face à la mort*, et en réalité, elle témoigne d'atouts qui montrent tout le contraire !

6.5.3 Nouvelles hypothèses diagnostiques

Il est tout à fait possible, comme dans la situation de Mme E. (▸ Fig. 6.4), que des nouvelles données mèneront à de nouveaux indices et, à leur tour, à de nouveaux diagnostics. Les mêmes questions que vous avez utilisées pour éliminer une hypothèse diagnostique pourront être utilisées lorsque vous envisagerez ces nouveaux diagnostics.

6.5.4 Distinguer des diagnostics semblables

Il est utile de préciser vos hypothèses en partant de celles qui sont semblables, mais qui ont des caractéristiques distinctes qui permettent de considérer que l'une des deux est plus pertinente chez ce patient que l'autre. Regardons autrement notre patiente, Mme E. Après l'évaluation approfondie, l'infirmière avait identifié dix hypothèses diagnostiques ; une hypothèse a été éliminée, et neuf hypothèses sont conservées. Une manière de débuter le processus de différenciation consiste à examiner l'endroit où les diagnostics sont classés à l'intérieur de la Taxonomie de NANDA-I. Cela vous donne un indice au sujet de la manière selon laquelle les diagnostics ont été regroupés dans le classement général des connaissances de soins infirmiers (domaines) et les sous-catégories, ou groupes de diagnostics avec des attributs semblables (classes).

Après avoir éliminé, la seule hypothèse pour laquelle Mme E. n'avait pas de facteurs favorisants, jetons un regard rapide au ▸ Tableau 6.1. Il montre que l'infirmière a pris en considération : deux diagnostics dans le domaine Nutrition (*alimentation déficiente* et *déficit du volume liquidien*) ; deux dans le domaine Élimination/échanges (*constipation* et *motilité gastro-intestinale dysfonctionnelle*) ; quatre dans le domaine Adaptation/tolérance au stress (*deuil, syndrome d'inadaptation à un changement de milieu, stratégies d'adaptation inefficaces* et *motivation à accroître sa résilience*) et un dans le domaine du Bien-être (*douleur aiguë*).

Lorsque vous examinez les indices concernant la patiente en ce qui concerne les diagnostics infirmiers similaires, demandez-vous :

- Les diagnostics partagent-ils un cœur semblable, ou est-ce différent ?

- Si les diagnostics partagent un cœur semblable, est-ce que l'un est plus focalisé/spécifique que l'autre ?
- Une des hypothèses conduit-elle à une autre hypothèse identifiée ? Si c'est le cas, serait-elle le facteur causal de cet autre diagnostic ?

Si l'infirmière envisage ce qu'elle sait de Mme E., elle peut regarder les réactions identifiées en tant qu'hypothèses grâce à ces questions. Mme E. est manifestement déshydratée ; toutefois, il apparaît que sa réduction en matière d'alimentation (*alimentation déficiente*) et d'hydratation (*déficit du volume liquidien*) ainsi que la *constipation* qui en résulte sont en fait des conséquences de ses réactions de *deuil* et de son *syndrome d'inadaptation à un changement de milieu* plutôt que des caractéristiques spécifiques à un manque de nourriture et de liquides ou à un problème de motilité gastro-intestinale (*motilité gastro-intestinale dysfonctionnelle*). Par conséquent, même si l'infirmière est préoccupée par la prise de nourriture et de liquides de Mme E., et fera le nécessaire pour soigner les symptômes de constipation, elle croit que ces problèmes peuvent être traités à long terme par des interventions concernant son *deuil* et son *syndrome d'inadaptation à un changement de milieu*, qui agissent d'après l'infirmière comme des causes sous-jacentes sur son état de santé actuel.

Suite à une conversation avec Mme E., l'infirmière estime également que le choix du diagnostic de promotion de la santé *motivation à accroître sa résilience* lui permettra d'établir des objectifs en lien avec l'état nutritionnel et liquidien, les activités physiques, et l'élimination intestinale, tout en renforçant sa compétence à recouvrer le contrôle sur sa vie et à améliorer sa résilience.

En ce qui concerne les diagnostics du domaine de l'Adaptation/tolérance au stress, ils appartiennent tous, sauf le *syndrome d'inadaptation à un changement de milieu* (réactions post-traumatiques), à la même classe (stratégies d'adaptation). Bien que Mme E. ne présente pas de facteur favorisant par rapport aux *stratégies d'adaptation inefficaces*, l'infirmière prend en compte que Mme E. a verbalisé son envie d'améliorer sa résilience, et estime qu'un travail dans une perspective de promotion de la santé (*motivation à accroître sa résilience*) apportera plus de bénéfices à Mme E. Ceci, associé à son opinion précédente en ce qui concerne les objectifs à poursuivre en lien avec les diagnostics qui concernent la nutrition, l'hydratation et la constipation, lui fait considérer ce diagnostic comme le plus adéquat pour Mme E.

Mme E. est manifestement en *deuil* suite à la perte de son mari qui avait presque 60 ans. Même s'il s'agit d'un processus normal, l'infirmière est préoccupée par le fait qu'elle n'a pas été attentive à ses propres besoins. Elle estime qu'il est essentiel que Mme E. reconnaisse son deuil, et travaille avec son aide à relever ce défi. Ce diagnostic pourrait être primordial car Mme E. doit aussi composer avec un *syndrome d'inadaptation à un changement de milieu* suite à son déménagement dans une résidence pour personnes autonomes.

Enfin, il est important de gérer la *douleur aiguë* de Mme E. Étant donné qu'un des objectifs poursuivis est de la rendre plus active afin d'améliorer le transit intestinal et de l'aider à atteindre un bien-être global, il est important d'améliorer son confort afin que sa douleur ne lui interdise pas d'améliorer le niveau de ses activités.

Un outil à penser (▸ Fig. 6.5) utilisé par nos collègues médecins peut nous être utile pour examiner la priorité avant de poser le diagnostic final : c'est l'acronyme anglais SEA TOW (Rencic, 2011). Cet outil peut facilement être adapté aux diagnostics infirmiers.

Si vous avez un doute sur le diagnostic adéquat, c'est toujours une excellente idée de questionner un collègue, ou un expert, pour avoir une *seconde opinion*. Mais aussi, est-ce que le diagnostic que vous envisagez est le résultat d'une découverte de type « *Eureka* » ? Reconnaissez-vous le schéma d'un diagnostic infirmier à l'intérieur des données de votre évaluation et de l'entretien avec le patient ? Confirmez-vous ce schéma en revoyant les indicateurs du diagnostic (caractéristiques, facteurs favorisants ou facteurs de risque) ? Avez-vous collecté des preuves contraires (*anti-evidence*) : des données qui vous semblent réfuter ce diagnostic ? Pouvez-vous justifier le diagnostic malgré ces

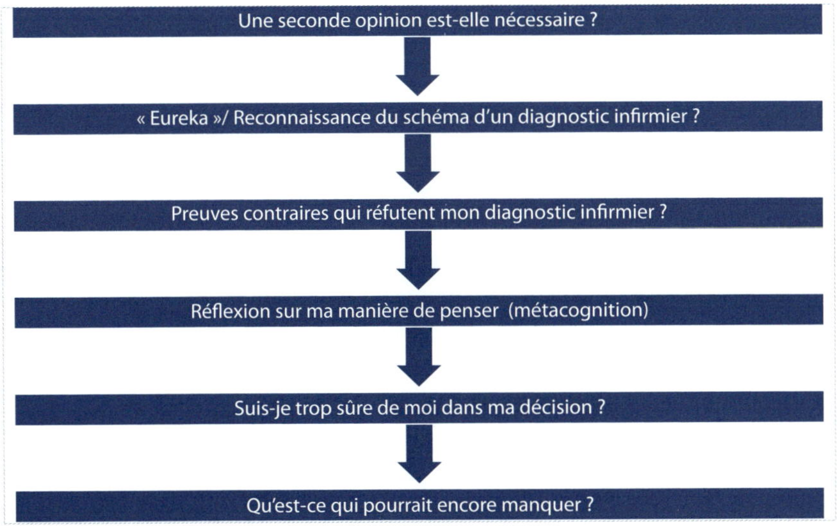

Fig. 6.5 SEA TOW : un outil de réflexion pour prendre une décision diagnostique (adapté de Rencic, 2011).

données contraires, ou ces données vous indiquent-elles que vous devez approfondir ? Réfléchissez (*think*) sur votre manière de penser : est-ce logique, raisonné, construit sur vos connaissances de la science infirmière et des réactions humaines que vous diagnostiquez ? Avez-vous besoin de renseignements supplémentaires au sujet de la réaction humaine avant d'être prêt(e) à confirmer le diagnostic ? Êtes-vous trop sûr(e) de vous (*overconfident*) ? Cela peut arriver lorsque vous êtes habitué(e) à des patients qui présentent des diagnostics particuliers, et qu'ainsi vous « sautez » sur un diagnostic, plutôt que de réellement appliquer le jugement clinique. Enfin, *qu'est-ce qui pourrait encore manquer* ? Y a-t-il d'autres données à collecter ou à réexaminer afin de valider, confirmer ou d'éliminer une hypothèse de diagnostic infirmier ? Utiliser l'acronyme SEA TOW peut vous aider à valider votre processus de raisonnement clinique et à accroître la probabilité d'un diagnostic exact.

6.5.5 Établir des priorités

La dernière étape consiste à déterminer le(s) diagnostic(s) qui conduira(ont) à des interventions pour votre patient. Après avoir réexaminé tout ce qu'elle a appris de sa patiente Mme E. l'infirmière a déterminé quatre diagnostics clés :

- Douleur aiguë (00132)
- Deuil (00136)
- Syndrome d'inadaptation à un changement de milieu (00114)
- Motivation à accroître sa résilience (00212)

Rappelez-vous que la démarche de soins infirmiers, qui comprend l'évaluation du diagnostic, est un processus continu et que plus de données deviennent disponibles, ou que l'état du patient change, plus le diagnostic peut aussi changer – ou les priorités établies changer. Repensez un instant à l'évaluation initiale de dépistage que l'infirmière a effectuée à propos de Mme E. Comprenez-vous que, sans des contrôles supplémentaires, elle aurait raté des diagnostics infirmiers importants comme le *deuil* et le *syndrome d'inadaptation à un changement de milieu*, ainsi que l'opportunité de promotion de la santé pour Mme E. (*Motivmtion à accroître sa résilience*), et aurait pu concevoir un plan de soins pour traiter des problèmes, ce qui n'aurait pas résolu les problèmes sous-jacents ?

Comprenez-vous pourquoi l'idée d'aller juste « piocher » un diagnostic infirmier qui découle d'un diagnostic médical n'est pas la voie à suivre ? L'évaluation continue en profondeur a fourni bien plus d'indices sur Mme E qui ont pu être utilisés pour décider non seulement des diagnostics infirmiers adéquats, mais aussi des résultats et interventions réalistes qui répondront au mieux à ses besoins individuels.

6.6 Résumé

L'évaluation infirmière joue un rôle primordial en vue de soins infirmiers professionnels et exige une compréhension des concepts de soins infirmiers qui étayent les diagnostics infirmiers. Collecter des données dans l'unique but de compléter certains formulaires obligatoires ou écrans d'ordinateurs est une perte de temps et ne garantira certainement pas des soins individualisés pour nos patients. Collecter des données avec le dessein d'identifier des indices importants, compte tenu des diagnostics infirmiers, puis conduire une évaluation en profondeur pour valider et prioriser le diagnostic – voilà la marque de fabrique des professionnels de soins infirmiers.

Pour conclure, bien que le choix de diagnostics infirmiers standardisés en l'absence d'évaluation infirmière puisse sembler une manière d'agir simple, ces diagnostics sont souvent inexacts et des diagnostics qui ne sont pas pertinents pour votre patient mènent à des résultats inappropriés, et à des interventions inefficaces et inutiles – et cela au détriment du diagnostic infirmier le plus important aux yeux de votre patient.

6.7 Références

Banning M.. Clinical reasoning and its application to nursing: concepts and research studies.. Nurse Educ Pract.. 2008; 8(3):177–183

Bellinger, G., Casstro, D., Mills, A., Date, Information, Knowledge, and Wisdom. Disponible à l'adresse : http://otec.uoregon.edu/data-wisdom.htm consulté le 27 février 2017.

Bergstrom N, Braden BJ, Laguzza A, Holman V. The Braden scale for predicting pressure sore risk.. Nurs Res. 1987; 36(4):205– 210

Cambridge University Press. Cambridge Dictionary On-Line. Cambridge, UK: Cambridge University Press; 2017. Disponible à l'adresse : http://dictionary.cambridge.org/us/dictionary/english/subjective

Centers for Disease Control & Prevention. About adult BMI. 2015. Disponible à l'adresse : www.cdc.gov/healthyweight/assessing/bmi/adult_bmi

Gordon M. Nursing Diagnosis: Process and Application. 3 rd ed. St. Louis, MO: Mosby; 1994

Gordon M. Assess Notes: Nursing Assessment and Diagnostic Reasoning. Philadelphia, PA: FA Davis; 2008

Herdman, TH. Manejo de casos empleando diagnósticos de enfermería de la NANDA Internacional. [Case management using NANDA International nursing diagnoses]. XXX CONGRESO FEMAFEE 2013. Monterrey, Mexico

Koharchik L, Caputi L, Robb M, Culleiton AL. Fostering clinical reasoning in nursing: how can instructors in practice settings impart this essential skill?. Am J Nurs. 2015; 115(1):58–61

Merriam-Webster.com. Subjective. Merriam-Webster; n.d. Disponible à l'adresse : www.merriam-webster.com/dictionary/subjective

Oliver D, Britton M, Seed P, Martin FC, Hopper AH. Development and evaluation of evidence based risk assessment tool (STRATIFY) to predict which elderly inpatients will fall: case-control and cohort studies.. BMJ. 1997; 315(7115):1049–1053

Rencic J. Twelve tips for teaching expertise in clinical reasoning.. Med Teach. 2011; 33 (11):887–892

Simmons B. Clinical reasoning: concept analysis.. J Adv Nurs.. 2010; 66(5):1151–1158

Tanner CA. Thinking like a nurse: a research-based model of clinical judgment in nursing.. J Nurs Educ. 2006; 45(6):204–211

Young AM, Kidston S, Banks MD, Mudge AM, Isenring EA. Malnutrition screening tools: comparison against two validated nutrition assessment methods in older medical inpatients.. Nutrition. 2013; 29(1):101–106

Zimmerman M, Chelminski I, McGlinchey JB, Posternak MA. A clinically useful depression outcome scale.. Compr Psychiatry. 2008; 49(2):131–140

7 Introduction à la Taxonomie des diagnostics infirmiers de NANDA-International

T. Heather Herdman

7.1 Introduction

NANDA International, Inc. fournit une *terminologie* standardisée de diagnostics infirmiers, et elle présente tous ses diagnostics dans un schéma de classification, plus précisément une *taxonomie*. Il est important de comprendre davantage une taxonomie, et en quoi une taxonomie diffère de la terminologie. Prenons un moment pour expliquer ce que représente réellement une taxonomie.

Une *terminologie* est un système de termes spécialisés, tandis que la *taxonomie* est la science ou la technique utilisée pour créer un système permettant de classer ces termes.

En ce qui concerne les soins infirmiers, la *terminologie* des diagnostics infirmiers NANDA-I comprend les termes définis (titres) qui sont utilisés pour décrire les jugements cliniques des infirmières professionnelles : les diagnostics eux-mêmes. Une définition de la *Taxonomie* de NANDA-I pourrait être : « un classement systématique de phénomènes/jugements cliniques qui définissent le savoir de la discipline infirmière ». Plus simplement, la Taxonomie des diagnostics infirmiers de NANDA-I est un schéma de classification afin de nous aider à organiser les concepts (jugements cliniques ou diagnostics infirmiers) qui concernent la pratique infirmière.

Une *taxonomie* est une façon de classer ou d'ordonner les choses en catégories ; c'est un schéma de classification hiérarchique des groupes principaux, des sous-groupes et des éléments. Une *taxonomie* peut être comparée à un classeur dans une armoire – dans un tiroir (domaine), vous pouvez déposer toutes les informations que vous avez liées à vos factures/dettes. Dans ces tiroirs, vous pouvez classer différents dossiers (classes) pour différents types de factures/dettes : ménage, automobile, soins de santé, garde d'enfants, soin des animaux, etc. Dans chaque dossier (classe), vous auriez alors des factures individuelles représentant chaque type de dette (diagnostic infirmier).Par exemple, la taxonomie biologique actuelle provient à l'origine de Carl von Linné en 1735. Il a d'abord identifié trois royaumes (animal, végétal, minéral), qui ont ensuite été divisés en classes, ordres, familles, genres et espèces (Quammen, 2007). Vous avez probablement étudié la taxonomie biologique révisée en classe scientifique à l'école secondaire ou à l'université.

De son côté, une *terminologie* est un langage qui est utilisé pour décrire une chose spécifique ; c'est le langage utilisé dans une discipline particulière pour décrire ses connaissances. Par conséquent, les diagnostics infirmiers forment un langage spécifique à la discipline, de sorte que lorsque nous voulons parler des diagnostics eux-mêmes, nous parlons de la *terminologie* des connaissances en soins infirmiers. Lorsque nous voulons parler de la façon dont nous structurons ou catégorisons les diagnostics NANDA-I, nous parlons de la *taxonomie*.

Pensons à la taxonomie en relation avec quelque chose que nous avons tous à traiter dans nos vies quotidiennes. Lorsque vous avez besoin d'acheter de la nourriture, vous allez dans un magasin d'alimentation. Supposons qu'il y ait un nouveau magasin dans votre quartier, *Classified Groceries, Inc.*, et vous décidez d'y aller pour faire vos courses. Lorsque vous entrez dans le magasin, vous remarquez que la disposition semble très différente de votre magasin habituel, mais la personne qui vous accueille à l'entrée vous remet un plan pour vous aider à trouver votre chemin (► Fig. 7.1).

Vous pouvez voir que ce magasin a organisé tous les articles d'épicerie en huit catégories principales, ou les rayons de l'épicerie : protéines, produits céréaliers, légumes, fruits, aliments transformés, collations, traiteur et boissons. Ces catégories/rayons pourraient aussi être appelés « domaines ». Ils sont les grands niveaux de la classification qui divisent les phénomènes en groupes principaux. Dans ce cas, les phénomènes représentent « l'épicerie ».

Vous pouvez aussi avoir remarqué que le plan ne montre pas seulement les huit rayons ; chaque rayon a quelques phrases clés identifiées qui nous aident en outre à comprendre quels types d'aliments pourraient être trouvés dans chaque rayon. Par exemple, dans le rayon (domaine) intitulé « Boissons », nous voyons six sous-catégories : « Café », « Thé », « Soda », « Eau », « Bière/cidre » et « Vin/saké ». Une autre façon de le dire serait que ces sous-catégories sont les « Classes » d'aliments de produits que l'on trouve sous le « Domaine » des boissons.

Une des règles que les personnes essaient de suivre quand elles développent une taxonomie est la suivante : les classes doivent être mutuellement exclusives ; en d'autres termes, un type de produit d'épicerie ne doit pas être trouvé dans plusieurs classes. Cela n'est pas toujours possible, mais cela devrait toujours être le but, car c'est beaucoup plus clair pour les personnes qui veulent utiliser la structure. Si vous trouvez du fromage cheddar dans le rayon des protéines, mais que le fromage cheddar est dans le rayon des collations, il est difficile pour les gens de comprendre le système de classification qui est utilisé.

En revenant sur notre plan du magasin, vous remarquerez qu'il y a des informations complémentaires à ajouter (► Fig. 7.2). Chacun des rayons de

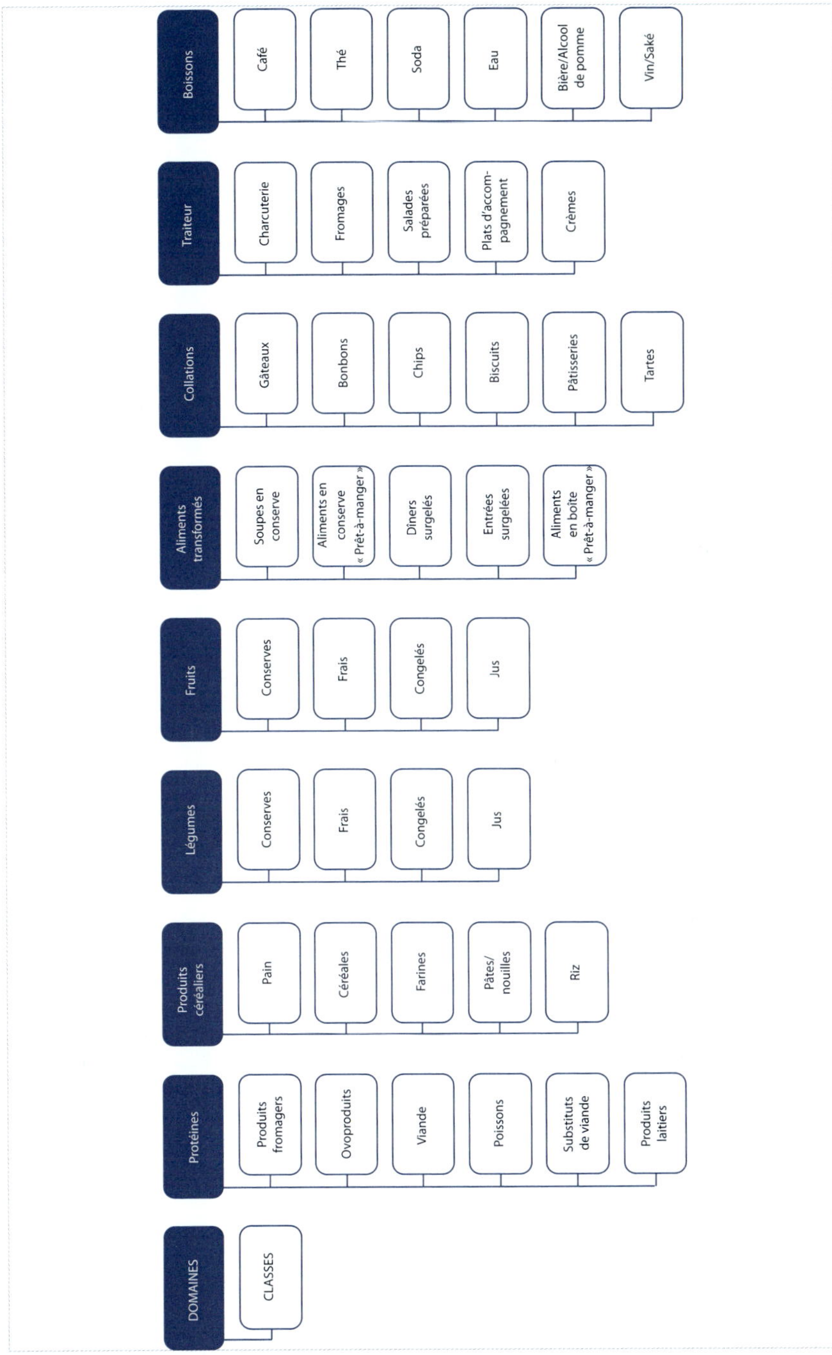
Boissons
Café
Thé
Soda
Eau
Bière/Alcool de pomme
Vin/Saké
Traiteur
Charcuterie
Fromages
Salades préparées
Plats d'accom-pagnement
Crèmes
Collations
Gâteaux
Bonbons
Chips
Biscuits
Pâtisseries
Tartes
Aliments transformés
Soupes en conserve
Aliments en conserve « Prêt-à-manger »
Dîners surgelés
Entrées surgelées
Aliments en boîte « Prêt-à-manger »
Fruits
Conserves
Frais
Congelés
Jus
Légumes
Conserves
Frais
Congelés
Jus
Produits céréaliers
Pain
Céréales
Farines
Pâtes/nouilles
Riz
Protéines
Produits fromagers
Ovoproduits
Viande
Poissons
Substituts de viande
Produits laitiers
DOMAINES
CLASSES

Fig. 7.1 Domaines et classes de Classified Groceries Inc.

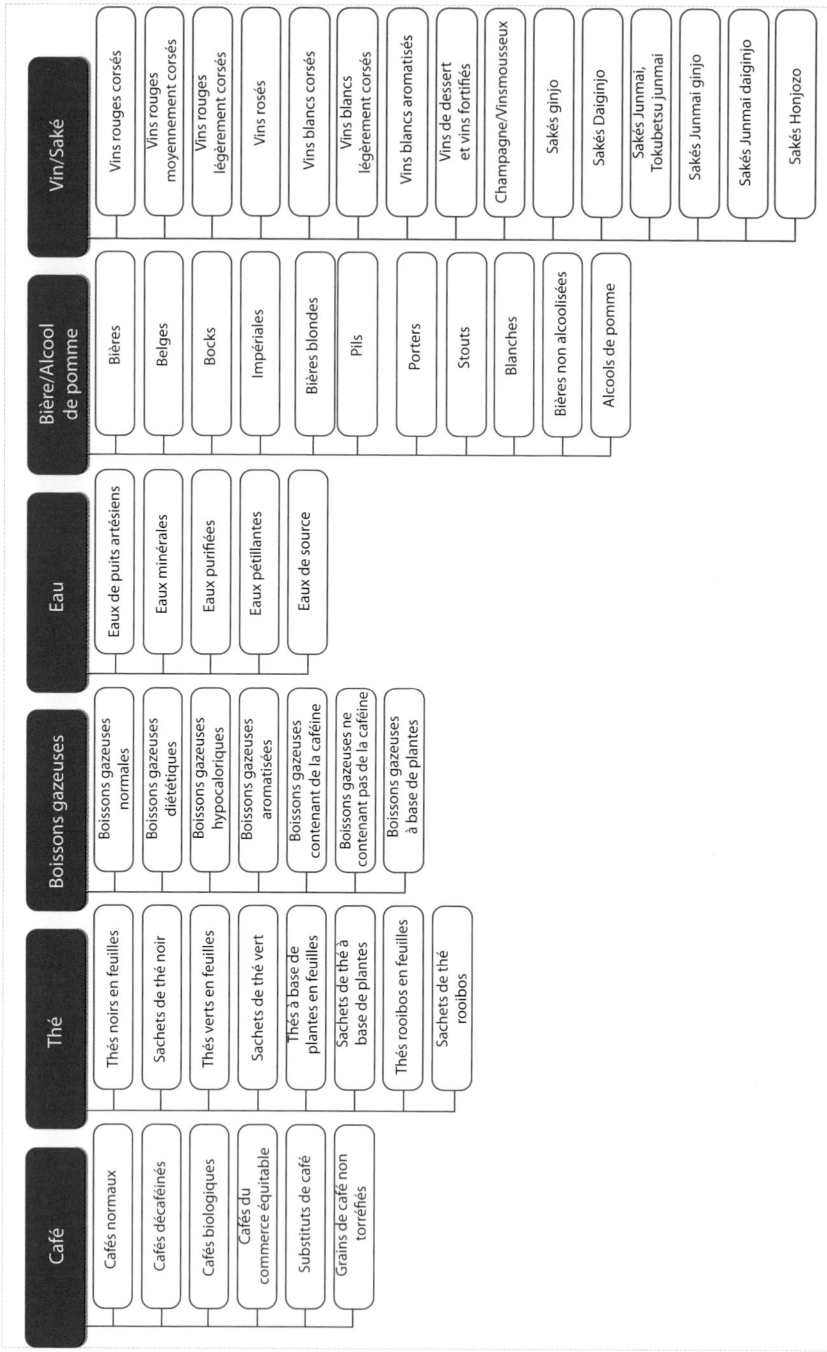

Fig. 7.2 Classes et types de boissons (concepts) de Classified Groceries Inc.

l'épicerie est davantage expliqué, fournissant un niveau plus détaillé des informations sur les produits d'épicerie qui se trouvent dans les différentes allées. À titre d'exemple, la ► Fig. 7.2 présente les informations fournies sur l'allée des « Boissons ». Notez que maintenant vous avez les six « classes », avec des détails supplémentaires sous ces classes. Elles représentent différents types (ou concepts) de produits de boisson qui partagent tous des propriétés similaires qui les regroupent en un seul groupe.

Compte tenu de l'information qui nous a été fournie, nous pourrions facilement gérer notre liste de courses. Si nous avions besoin de soda à base de plantes, nous serions assez rapidement en mesure de trouver l'allée où sont indiquées les « Boissons », l'emplacement marqué « Sodas », et nous pourrions confirmer que le soda à base de plantes a été trouvé là. De même, si nous voulions du thé vert en feuilles, nous regarderions à nouveau l'allée où sont indiquées les « Boissons », nous trouverions l'emplacement marqué « Thés », et ensuite verrions « Thé vert en feuilles ».

Le but de cette taxonomie de l'épicerie, à ce moment-là, est d'aider les consommateurs à repérer rapidement quel rayon du magasin contient les fournitures d'épicerie qu'ils veulent acheter. Sans cette information, les acheteurs devraient déambuler dans chaque rayon et essaieraient de saisir le sens du stockage des produits dans les différents rayons – en fonction de la taille du magasin, cela pourrait être une expérience très frustrante et source de confusion ! Ainsi, le plan fourni par le personnel du magasin offre une « carte conceptuelle », ou un guide pour les acheteurs afin de comprendre rapidement comment les produits d'épicerie ont été classés dans quels emplacements du magasin, avec l'objectif d'améliorer l'expérience des courses.

Maintenant, vous avez probablement une bonne idée de la difficulté de développer une taxonomie qui reflète les concepts qu'elle essaie de classifier de façon claire, concise et cohérente. En pensant à notre exemple d'épicerie, pouvez-vous imaginer différentes façons de regrouper les articles dans le magasin ?

Cet exemple d'une taxonomie d'épicerie n'atteint peut-être pas l'objectif visant à éviter les chevauchements entre les concepts et les classes de manière logique pour tous les acheteurs. Par exemple, le jus de tomate se trouve dans le domaine des *Légumes*(jus de légumes), mais *pas* dans le domaine des *Boissons*. Un groupe de personnes pourrait trouver cette catégorisation claire et logique, mais d'autres pourraient penser que toutes les boissons devraient être ensemble. Ce qui est important, c'est que la distinction entre les domaines soit bien définie, c'est-à-dire que tous les légumes et produits à base de légumes se trouvent dans le domaine des légumes, et que le domaine des boissons contienne des boissons qui ne sont pas à base de légumes. Le problème avec cette distinction peut être que nous pourrions soutenir que le vin et le cidre devraient alors être dans le rayon des fruits et que la bière et le saké devraient être dans le rayon des céréales !

Les taxonomies sont des travaux en cours : elles continuent à croître, évoluer et changer, de façon d'autant plus spectaculaire que la connaissance est développée dans le domaine de l'étude. Il y a souvent beaucoup de débat quant à savoir quelle est la meilleure structure pour catégoriser les phénomènes relatifs à différentes disciplines. Il existe de nombreuses façons de catégoriser les choses et, en vérité, il n'y a pas de « bonne méthode ». Le but est de trouver une manière logique et cohérente pour classer des choses semblables, tout en évitant les chevauchements entre les concepts et les classes. Pour les utilisateurs d'une taxonomie, l'objectif est de comprendre comment elle classifie des concepts similaires dans ses domaines et classes, afin d'identifier des concepts particuliers rapidement en cas de besoin.

7.2 Classification en soins infirmiers

Les professions développent une connaissance abstraite, formelle selon l'origine initiale de cette connaissance. Les professions organisent leurs connaissances formelles dans des dimensions cohérentes, logiques, conceptualisées afin qu'elles reflètent le domaine professionnel, et le rendent pertinent pour la pratique clinique. Pour les professionnels des soins de santé, la connaissance du diagnostic est une partie significative des connaissances professionnelles et est essentielle pour la pratique clinique. La connaissance des diagnostics infirmiers doit donc être organisée d'une manière qui légitimise la pratique professionnelle, et consolide la juridiction de la profession infirmière (Abbot, 1988).

Dans la Taxonomie des diagnostics infirmiers NANDA-I, nous utilisons un graphique hiérarchique pour montrer nos domaines et classes (▸ Fig. 7.3). Les diagnostics eux-mêmes ne sont pas réellement représentés dans ce graphique, mais ils pourraient l'être. La principale raison pour laquelle nous n'incluons pas les diagnostics est qu'il y en a 244, ce qui rendrait le graphique très grand – et très difficile à lire !

La classification est une façon de comprendre la réalité en nommant et en ordonnant les éléments, les objets et les phénomènes dans des catégories (von Krogh, 2011). Dans les soins de santé, les systèmes de classification désignent la connaissance disciplinaire, et démontrent comment un groupe spécifique de professionnels perçoit les domaines significatifs de la connaissance de la

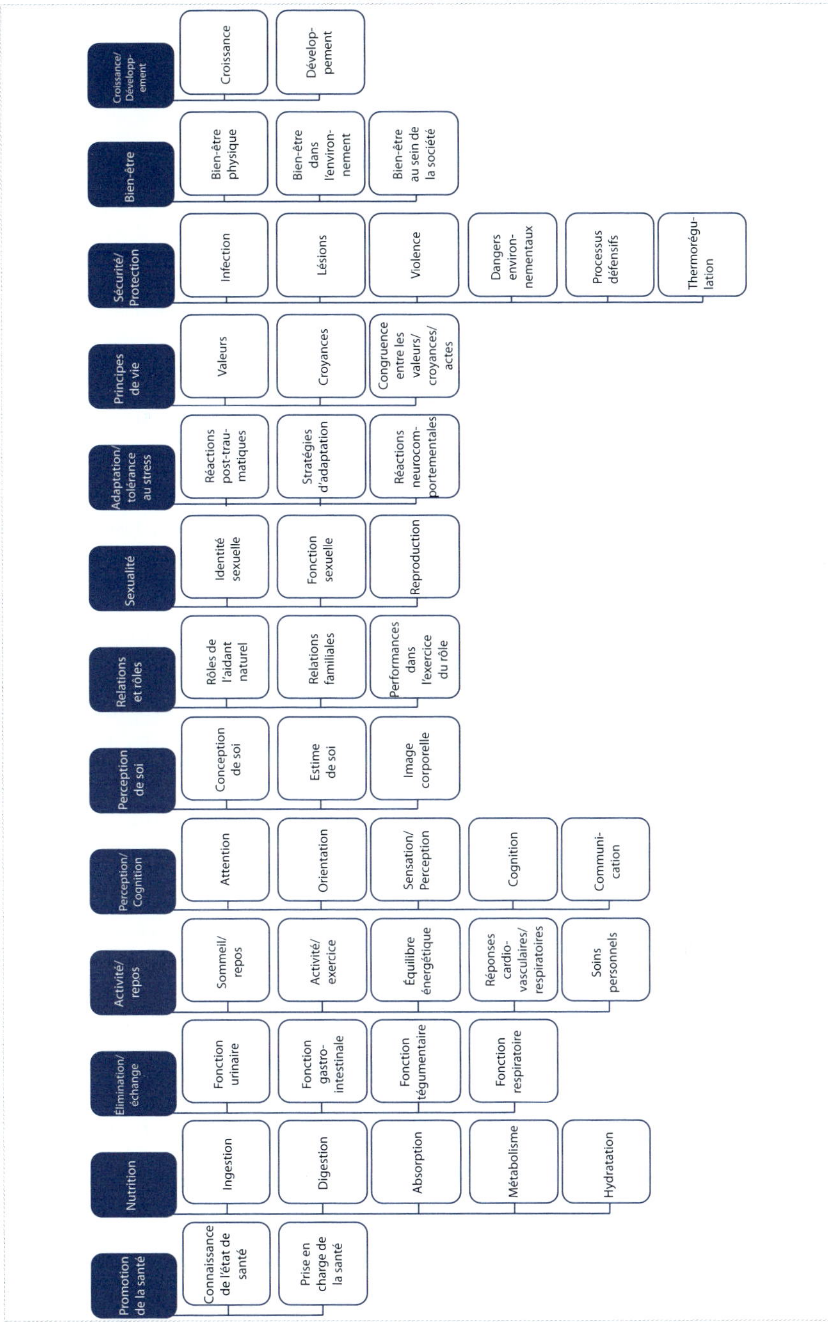

Fig. 7.3 Domaines et classes de la Taxonomie II de NANDA-I.

discipline. Par conséquent, un système de classification des soins de santé a des fonctions multiples, notamment :

- fournir une vue du domaine des connaissances et de la pratique d'une profession spécifique ;
- organiser les phénomènes d'une manière qui se réfère à des changements dans la santé, les processus et les mécanismes qui sont source de préoccupation pour le professionnel ;
- montrer le lien logique entre les facteurs qui peuvent être contrôlés ou traités par des professionnels de la discipline (von Krogh, 2011).

Pour les soins infirmiers, le plus important, c'est que les diagnostics soient classés d'une façon qui donne un sens clinique, de sorte que lorsqu'un(e) infirmier(e) cherche à identifier un diagnostic qu'il(elle) ne rencontre pas très souvent dans la pratique, il(elle) puisse logiquement utiliser la taxonomie pour trouver l'information appropriée à partir d'éventuels diagnostics associés. Bien que la Taxonomie II de NANDA-I (► Fig. 7.3) *ne soit pas* destinée à être utilisée comme trame d'évaluation infirmière, elle doit fournir une structure de classification des diagnostics infirmiers dans des domaines et des classes, dont chacun est clairement défini.

Pour donner un exemple de ce à quoi la représentation graphique de la taxonomie pourrait ressembler si nous y incluions les diagnostics infirmiers, la ► Fig. 7.4 montre juste un domaine avec ses classes et ses diagnostics infirmiers. Comme vous pouvez le voir, cela représente beaucoup d'informations à décrire sous forme graphique.

Le savoir infirmier comprend les réactions, les risques et les points forts de l'individu, de la famille, du groupe et de la collectivité. La Taxonomie de NANDA-I est conçue pour fonctionner de la façon suivante. Elle devrait :

- fournir un modèle, ou carte cognitive, des connaissances de la discipline infirmière ;
- communiquer ces connaissances, perspectives et théories ;
- fournir une structure et un agencement de ces connaissances ;
- servir comme un outil d'aide au raisonnement clinique ;
- fournir un moyen d'organiser les diagnostics infirmiers au sein d'un dossier de santé électronique (adapté de von Krogh, 2011).

7.3 Utilisation de la Taxonomie de NANDA-I

Bien que la taxonomie fournisse un moyen de classer les phénomènes de soins infirmiers, elle peut également servir à d'autres fonctions. Elle peut aider les

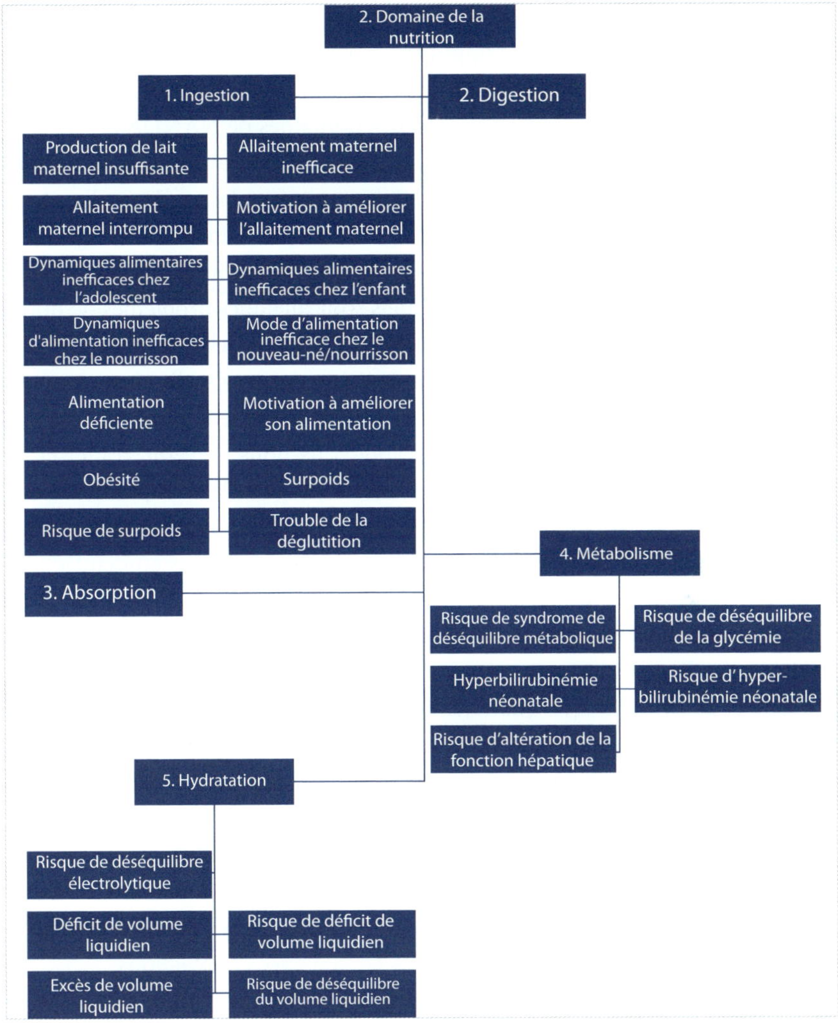

Fig. 7.4 Domaine 2 de NANDA-I, *Nutrition*, avec les classes et les diagnostics infirmiers.

enseignant(e)s à développer un programme de soins infirmiers, par exemple. Et elle peut aider un(e) infirmier(e) à identifier un diagnostic, peut-être celui qu'il(elle) ne peut pas utiliser fréquemment, mais dont il(elle) a besoin pour un patient particulier. Analysons ces deux situations.

7.4 Structure des programmes d'études en soins infirmiers

Bien que la Taxonomie de soins infirmiers NANDA-I ne soit pas destinée à être une trame d'évaluation des soins infirmiers, elle peut servir de support à l'organisation de l'enseignement de premier cycle. Par exemple, les programmes d'études peuvent être développés sur la base des domaines et des classes, permettant de fonder l'enseignement des cours sur les concepts centraux de la pratique infirmière, classés dans chacun des domaines de NANDA-I.

Un cours peut être construit sur la base du domaine de la Nutrition (▸ Fig. 7.4), avec les unités fondées sur chacune des classes. Dans l'unité 1, l'accent pourrait être mis sur l'ingestion et le concept d'alimentation équilibrée serait exploré en profondeur. Qu'est-ce que c'est ? Quel impact cela a-t-il sur la santé de l'individu et de la famille ? Quels sont quelques problèmes de nutrition courants que nos patients rencontrent ? Chez quels types de patients pourrions-nous probablement identifier ces situations ? Quelles sont les étiologies primaires ? Quelles sont les conséquences si ces situations ne sont pas diagnostiquées et/ou traitées ? Comment pouvons-nous prévenir, traiter et/ou améliorer ces situations ? Comment pouvons-nous gérer les symptômes ?

Construire un programme d'études en soins infirmiers autour de ces concepts clés des connaissances en soins infirmiers permet aux étudiant(e)s de vraiment comprendre et développer une expertise relative aux connaissances des sciences infirmières, tout en apprenant et en comprenant les diagnostics médicaux en lien et les situations qu'ils(elles) seront également susceptibles de rencontrer dans la pratique quotidienne.

Concevoir des cours de soins infirmiers de cette manière permet aux étudiant(e)s d'apprendre beaucoup de choses sur les savoirs disciplinaires de la profession infirmière. Les habitudes alimentaires, la dynamique alimentaire, l'allaitement maternel, l'alimentation équilibrée et la déglutition efficace sont quelques-uns des concepts clés du Domaine 2, Nutrition (▸ Fig. 7.4). Ce sont les « états neutres » que nous devons comprendre avant que nous puissions identifier les problèmes potentiels ou réels en lien avec ces réactions.

Comprendre l'*alimentation équilibrée* par exemple, en tant que concept de base de la pratique des soins infirmiers, nécessite une solide compréhension de l'anatomie, la physiologie et la physiopathologie (y compris les diagnostics médicaux associés), ainsi que les réactions dans les autres domaines qui pourraient coïncider avec des problèmes d'alimentation équilibrée. Une fois que vous comprenez vraiment le concept d'alimentation équilibrée (le « normal » ou état neutre), identifier l'état anormal est beaucoup plus facile parce que vous savez ce que vous devriez voir si l'alimentation était équilibrée, et si vous ne voyez pas ces données, vous commencez à soupçonner qu'il pourrait y avoir un problème (ou le risque qu'un problème se développe). Ainsi, l'élaboration de cours de soins infirmiers autour de ces concepts de base permet aux facultés des sciences infirmières de se concentrer sur la connaissance de la discipline infirmière, puis d'intégrer les diagnostics médicaux correspondants et/ou les préoccupations interdisciplinaires d'une manière qui permette aux infirmier(e)s de se concentrer d'abord sur les phénomènes de soins infirmiers, puis d'apporter leurs connaissances spécifiques dans une approche interdisciplinaire du patient pour améliorer les soins aux patients. De cette façon, on oriente le contenu sur des résultats du patient réalistes et sur des interventions fondées sur les données probantes que les infirmier(e)s utiliseront (interventions infirmières dépendantes et indépendantes) en vue de dispenser les meilleurs soins possibles au patient pour atteindre des résultats pour lesquels ils (elles) ont la responsabilité.

7.5 Identification d'un diagnostic infirmier en dehors de votre domaine d'expertise

Les infirmier(e)s construisent une expertise à propos des diagnostics infirmiers qu'ils(elles) voient le plus souvent dans leur pratique clinique. Si votre domaine d'intérêt est la pratique de soins infirmiers en cardiovasculaire, alors votre expertise peut inclure des concepts clés comme la *tolérance à l'activité*, le *mode de respiration* et le *débit cardiaque*, pour n'en nommer que quelques-uns ! Mais vous vous occuperez de patients qui, bien qu'étant l'objet de vos soins en raison d'un accident cardiaque, auront également d'autres problèmes qui requerront votre attention. La Taxonomie de NANDA-I peut vous aider à identifier les diagnostics potentiels pour ces patients, tandis que la terminologie de NANDA-I (les diagnostics eux-mêmes) peuvent soutenir vos compétences de raisonnement clinique en précisant quel(le)s données d'évaluation/indicateurs de diagnostic sont nécessaires pour rapidement, mais avec exactitude, formuler un diagnostic pour vos patients.

Quand vous réalisez l'admission d'une patiente de 45 ans pour une cure d'hernie inguinale, peut-être découvrez-vous qu'elle a une polyarthrite rhumatoïde (PA) importante et plusieurs facteurs de risque cardiaques. Votre patiente vous dit que sa douleur est normalement comprise entre 5 et 6 sur une échelle de 10, et elle la note à 6 aujourd'hui ; elle a des nodules rhumatoïdes évidents et de l'œdème dans ses mains et ses poignets. C'est une fumeuse, elle décrit son niveau d'activité physique comme minimal et son indice de masse corporelle (IMC) est de 27,6. Elle a des antécédents d'hypertension et d'arythmie, même si aujourd'hui sa pression sanguine semble bien contrôlée par son antihypertenseur, et vous ne détectez aucune arythmie.

Vous n'avez pas soigné beaucoup de patients atteints de PA, alors vous passez en revue les implications de la PA sur le risque cardiovasculaire, et trouvez cela inquiétant ; les patients atteints de PA ont une morbidité et une mortalité cardiovasculaires plus élevées que la population générale. En passant en revue la recherche, vous vous rendez compte que la charge inflammatoire et la cardiotoxicité liée aux médicaments antirhumatismaux sont des facteurs importants du risque vasculaire. Vous voulez réfléchir à son risque, mais vous n'êtes pas sûr(e) que le diagnostic infirmier est le plus précis pour cette patiente dans cette situation. En regardant la taxonomie, vous pouvez rapidement former une « carte cognitive » qui peut vous aider à trouver plus d'informations sur la pertinence du diagnostic de pour cette patiente (▶ Fig. 7.5).

Vous êtes préoccupé(e) par la réaction cardiovasculaire, et une revue rapide de la taxonomie vous conduit au Domaine 4 (activité/repos), classe 4 (réponses cardiovasculaires/pulmonaires). Vous voyez alors qu'il y a trois diagnostics spécifiquement liés aux réponses cardiovasculaires, et vous pouvez revoir les définitions, les étiologies et les indicateurs de diagnostic pour clarifier le diagnostic le plus approprié pour cette patiente. L'utilisation de la taxonomie de cette manière soutient le raisonnement clinique et vous aide à naviguer dans un volume important d'informations/de connaissances (244 diagnostics !) de manière efficace et efficiente. Une revue des facteurs de

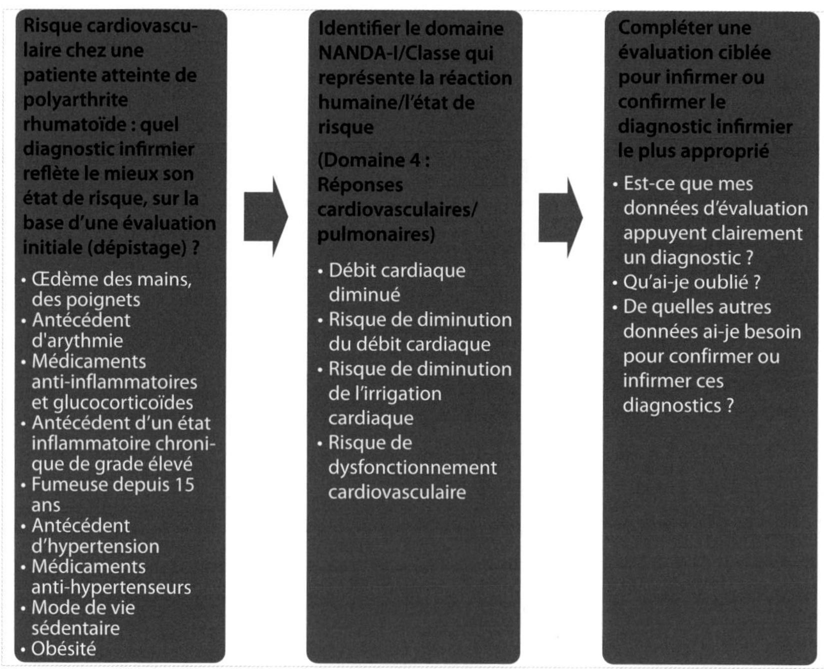

Fig. 7.5 Utilisation de la Taxonomie II de NANDA-I pour identifier et valider un diagnostic infirmier en dehors du domaine d'expertise de l'infirmier(e).

risque ou des facteurs favorisants et des caractéristiques de ces trois diagnostics peut : 1) vous fournir des données supplémentaires que vous devez obtenir afin de prendre une décision éclairée et/ou 2) vous permettre de comparer votre évaluation avec ces indicateurs de diagnostic pour identifier un diagnostic avec exactitude chez votre patiente.

Pensez à un patient récent : avez-vous peiné pour diagnostiquer sa réaction humaine ? Avez-vous pensé qu'il est difficile de savoir comment identifier le diagnostic possible ? Utiliser la taxonomie peut vous aider à identifier les diagnostics possibles en raison de la façon dont les diagnostics sont regroupés dans des classes et des domaines représentant les domaines spécifiques de la connaissance. N'oubliez pas, cependant, que ***regarder simplement l'intitulé diagnostique et « piocher un diagnostic » ne représente pas des soins sécuritaires !*** Vous devez revoir la définition et les indicateurs du diagnostic (caractéristiques, facteurs favorisants, ou facteurs de risque) pour chacun des diagnostics possibles que vous identifiez ; cela vous aidera à savoir quelles données supplémentaires vous devrez recueillir ou si vous avez suffisamment de données pour diagnostiquer avec exactitude la réaction humaine du patient.

Examinons l'étude de cas de M. S. qui permet de comprendre comment vous pourriez utiliser la taxonomie pour vous aider à identifier les diagnostics possibles.

Étude de cas : M. S.

Supposons que votre patient, M. S., un veuf de 87 ans, présente des plaintes d'une douleur sévère et fulgurante au niveau de la hanche droite. Il vit depuis 2 ans dans un centre d'aide à la vie autonome, depuis que sa femme est décédée, et les membres du personnel ont remarqué qu'il était très agité et qu'il présentait des signes de douleur intense chaque fois qu'ils essayaient de l'aider à marcher. Ils l'ont amené pour exclure toute fracture possible ou besoin de remplacement de la hanche. Ils notent qu'il a eu son autre hanche remplacée il y a 3 ans, en raison de l'ostéoporose. Visiblement, la chirurgie a très bien réussi.

M. S. n'a pas d'œdème ou d'ecchymose visible sur sa hanche droite, mais se plaint clairement d'une douleur lorsque vous palpez la zone. Les pulsations périphériques bilatérales de ses membres inférieurs sont normales et le temps de remplissage capillaire des membres inférieurs est de 4 secondes. Ses antécédents médicaux comprennent un accident vasculaire cérébral à l'âge de 80 ans. Selon son dossier médical, il avait une paralysie initiale du côté droit et avait perdu toute fonction de la parole. Il a reçu de l'altéplase IV r-tPA, un activateur tissulaire du plasminogène (TPA), et a retrouvé toute sa mobilité et son élocution. Il a été hospitalisé pendant 26 jours dans un centre de réadaptation, a suivi des séances de logopédie, de kinésithérapie et d'ergothérapie, et a pu se soigner lui-même de façon indépendante après son retour à la maison. Il a une maladie coronarienne modérée, mais sinon aucun antécédent médical significatif. Selon le membre du personnel qui l'accompagne, M. S. a été actif jusqu'il y a quelques semaines lorsqu'il a commencé à se plaindre de douleurs. Il aimait la danse de salon, s'exerçait régulièrement dans les installations de l'établissement et il était souvent vu en train de se promener dans le complexe pour parler aux gens ou faire des promenades en plein air sur les terrains du complexe quand il faisait beau. L'accompagnatrice indique également qu'il est devenu moins sociable récemment et n'a pas assisté à différentes activités dont il profite normalement. Elle indique que les membres du personnel ont attribué cela à son niveau d'inconfort.

Ce que vous remarquez le plus au sujet de M. S., cependant, c'est qu'il semble retiré, il parle à peine, et établit rarement un contact visuel. Il éprouve des difficultés à répondre à vos questions, et le membre du personnel intervient souvent pour fournir des réponses plutôt que de lui permettre de répondre par lui-même. Bien que son discours ne semble pas altéré, il semble avoir des difficultés à trouver des réponses à des questions élémentaires, telles que son âge ou l'année de la mort de sa femme.

Après avoir terminé votre évaluation infirmière et passé en revue ses antécédents, vous pensez que M. S. peut être confronté à un problème lié à la cognition, mais il s'agit d'un domaine dans lequel vous avez peu d'expérience ; vous avez besoin d'examiner les diagnostics possibles. Puisque vous envisagez un problème de cognition, vous regardez la taxonomie NANDA-I pour identifier l'emplacement logique de ces diagnostics. Vous identifiez que le Domaine 5, Perception/ cognition, traite du système humain de traitement de l'information qui comprend l'attention, l'orientation, la sensation, la perception, la cognition et la communication. Parce que vous envisagez des problèmes liés à la cognition, vous pensez que ce domaine contiendra des diagnostics pertinents pour M. S. Vous identifiez alors rapidement la Classe 4, Cognition. Une revue de cette classe conduit à l'identification de trois diagnostics possibles : confusion aiguë, confusion chronique et troubles de la mémoire.

Les questions que vous devriez vous poser sont : quelles autres réactions humaines devrais-je exclure ou envisager ? Quels autres signes/symptômes ou étiologies devrais-je chercher pour confirmer ce diagnostic ?

Une fois que vous avez passé en revue les définitions et les indicateurs de diagnostic (facteurs favorisants, caractéristiques déterminantes et facteurs de risque), vous choisissez pour M. S. le diagnostic de confusion chronique (00129).

Certaines questions finales devraient inclure : ai-je omis quelque chose ? Ai-je choisi le diagnostic sans preuve suffisante ? Si vous croyez que votre diagnostic est correct, vous devez encore vous poser les questions suivantes : quels résultats puis-je réellement espérer atteindre chez M. S. ? Quelles sont les interventions infirmières fondées sur des données probantes que je devrais envisager ? Comment pourrais-je évaluer si elles ont été efficaces ou pas ?

7.6 La Taxonomie des diagnostics infirmiers de NANDA-I : bref historique

En 1987, NANDA-I publiait la Taxonomie I, qui était structurée de manière à refléter les modèles théoriques en soins infirmiers d'Amérique du Nord. En 2002, la Taxonomie II a été adoptée, et celle-ci a été adaptée à partir du cadre d'évaluation des Modes fonctionnels de santé du Dr Marjory Gordon. Cette trame d'évaluation est probablement la trame d'évaluation infirmière la plus utilisée dans le monde. Au cours des trois dernières années, les membres et les utilisateurs de NANDA-I ont envisagé de remplacer la taxonomie II en recommandant une taxonomie III, développée par le Dr Gunn von Krogh (abordée en détail dans la précédente édition de ce livre). En 2016, cette taxonomie a été présentée aux membres de NANDA-I afin de déterminer si l'organisation devait maintenir la taxonomie II ou éventuellement passer à cette nouvelle vision et adopter la taxonomie III. Après réflexion, étude et discussion, la décision écrasante des membres a été de conserver la Taxonomie II. Le travail peut continuer sur la Taxonomie III, et les membres pourraient reconsidérer cette question à une date ultérieure.

Le ► Tableau 7.1 montre les domaines, les classes et les diagnostics infirmiers et comment ils sont placés actuellement dans la Taxonomie II de NANDA-I.

Tableau 7.1 Domaines, classes et diagnostics infirmiers dans la Taxonomie II de NANDA-I

Code	Diagnostic
Domaine 1. Promotion de la santé	**La connaissance de ce qu'est le bien-être ou le fonctionnement normal et les stratégies utilisées pour préserver et améliorer ce bien-être ou ce fonctionnement normal**
Classe 1. Connaissance de l'état de santé	**La reconnaissance du fonctionnement normal et de l'état de bien-être**
00097	Diminution de l'**implication dans des activités de loisirs**
00262	Motivation à améliorer la **littératie en santé**
00168	**Mode de vie** sédentaire

Tableau 7.1 *Suite*

Code	Diagnostic
Classe 2. Prise en charge de la santé	**L'identification, le contrôle, l'application et l'intégration d'activités pour préserver la santé et le bien-être**
00257	**Syndrome de fragilité chez la personne âgée**
00231	Risque de **syndrome de fragilité chez la personne âgée**
00215	**Santé** d'une collectivité déficiente
00188	**Comportement à risque pour la santé**
00099	**Maintien inefficace de l'état de santé**
00078	**Prise en charge inefficace de la santé**
00162	Motivation à améliorer la **prise en charge de la santé**
00080	**Prise en charge inefficace de la santé par la famille**
00043	**Mécanismes de protection** inefficaces
Domaine 2. Nutrition	**Les activités d'absorption, d'assimilation et d'utilisation des substances nutritives afin de maintenir ou réparer les tissus et de produire de l'énergie**
Classe 1. Ingestion	**L'action de prendre des aliments ou des substances nutritives dans l'organisme**
00002	**Alimentation** déficiente
00163	Motivation à améliorer son **alimentation**[a]
00216	**Production de lait maternel** insuffisante
00104	**Allaitement maternel** inefficace
00105	**Allaitement maternel** interrompu
00106	Motivation à améliorer l'**allaitement maternel**
00269	**Dynamiques alimentaires** inefficaces chez l'adolescent
00270	**Dynamiques alimentaires** inefficaces chez l'enfant
00271	**Dynamiques d'alimentation** inefficaces chez le nouveau-né/nourrisson
00107	**Mode d'alimentation** inefficace chez le nouveau-né/nourrisson
00232	**Obésité**
00233	**Surpoids**
00234	Risque de **surpoids**
00103	Trouble de la **déglutition**
Classe 2. Digestion	**Les activités physiques et chimiques qui transforment les aliments en substances absorbables et assimilables**
Aucun à l'heure actuelle	
Classe 3. Absorption	**L'action de faire passer les substances nutritives dans les tissus de l'organisme**
Aucun à l'heure actuelle	

Tableau 7.1 *Suite*

Code	Diagnostic
Classe 4. Métabolisme	**Les réactions chimiques et physiques qui s'accomplissent dans les cellules et les organismes vivants pour développer et utiliser le protoplasme, produire des déchets et de l'énergie, et libérer l'énergie nécessaire à tous les processus vitaux**
00179	Risque d'instabilité de la **glycémie**
00194	**Hyperbilirubinémie** néonatale
00230	Risque d'**hyperbilirubinémie** néonatale
00178	Risque d'altération de la **fonction hépatique**
00263	Risque de **syndrome de déséquilibre métabolique**
Classe 5. Hydratation	**L'action de prendre et d'absorber des liquides et des électrolytes**
00195	Risque de **déséquilibre électrolytique**
00025	Risque de **déséquilibre du volume liquidien**[b]
00027	Déficit de **volume liquidien**
00028	Risque de déficit de **volume liquidien**
00026	Excès de **volume liquidien**
Domaine 3. Élimination et échange	**La sécrétion et l'excrétion des déchets de l'organisme**
Classe 1. Fonction urinaire	**Les processus de sécrétion, de réabsorption et d'excrétion d'urine**
00016	**Élimination** urinaire altérée
00020	**Incontinence** urinaire fonctionnelle
00176	**Incontinence** urinaire par regorgement
00018	**Incontinence** urinaire réflexe
00017	**Incontinence** urinaire à l'effort
00019	**Incontinence** urinaire par besoin impérieux
00022	Risque d'**incontinence** urinaire par besoin impérieux.
00023	**Rétention** urinaire
Classe 2. Fonction gastro-intestinale	**L'excrétion et l'expulsion des déchets par l'intestin**
00011	**Constipation**
00015	Risque de **constipation**
00012	Pseudo-**constipation**
00235	**Constipation fonctionnelle** chronique
00236	Risque de **constipation fonctionnelle** chronique
00013	**Diarrhée**
00196	**Motilité gastro-intestinale** dysfonctionnelle

Tableau 7.1 *Suite*

Code	Diagnostic
00197	Risque de **motilité gastro-intestinale** dysfonctionnelle
00014	**Incontinence** fécale
Classe 3. Fonction tégumentaire	**Le processus de sécrétion et d'excrétion par la peau**
Aucun à l'heure actuelle	
Classe 4. Fonction respiratoire	**L'élimination des produits dérivés du métabolisme, des sécrétions et des corps étrangers par les poumons ou les bronches**
00030	**Échanges gazeux** perturbés
Domaine 4. Activité/repos	**La production, la conservation, l'utilisation ou l'équilibre des ressources énergétiques**
Classe 1. Sommeil/repos	**L'action de dormir paisiblement, de se reposer ou d'être inactif**
00095	**Insomnie**
00096	Privation de **sommeil**
00165	Motivation à améliorer son **sommeil**
00198	**Habitudes de sommeil** perturbées
Classe 2. Activité/exercice	**Le mouvement des parties du corps (mobilité), le travail ou l'exécution d'actions contre une résistance (souvent, mais pas toujours)**
00040	Risque de **syndrome d'immobilité**
00091	**Mobilité** réduite au lit
00085	**Mobilité** physique réduite
00089	**Mobilité** réduite en fauteuil roulant
00237	**Position assise** altérée
00238	**Position debout** altérée
00090	Difficulté lors d'un **transfert**
00088	Difficulté à la **marche**
Classe 3. Équilibre énergétique	**Un état dynamique d'harmonie entre l'apport et l'utilisation des ressources**
00273	**Champ énergétique** déséquilibré
00093	**Fatigue**
00154	**Errance**
Classe 4. Réponses cardiovasculaires/respiratoires	**Les mécanismes cardiorespiratoires qui soutiennent l'activité/repos**
00092	**Intolérance** à l'**activité**
00094	Risque d'**intolérance à l'activité**
00032	**Mode de respiration** inefficace

Tableau 7.1 *Suite*

Code	Diagnostic
00029	**Débit cardiaque** diminué
00240	Risque de diminution du **débit cardiaque**
00033	**Respiration spontanée** altérée
00267	Risque d'instabilité de la **pression artérielle**
00200	Risque de diminution de l'**irrigation cardiaque**
00201	Risque d'altération de l'**irrigation cérébrale**
00204	**Irrigation tissulaire** périphérique inefficace
00228	Risque d'**irrigation tissulaire** périphérique inefficace
00034	Intolérance au **sevrage de la ventilation assistée**
Classe 5. Soins personnels	**Capacité d'accomplir les activités de soins relatives à son corps et aux fonctions corporelles**
00098	**Entretien inefficace du domicile**
00108	Déficit de **soins personnels : se laver**
00109	Déficit de **soins personnels : se vêtir**
00102	Déficit de **soins personnels : s'alimenter**
00110	Déficit de **soins personnels : utiliser les toilettes**
00182	Motivation à améliorer ses **soins personnels**
00193	**Autonégligence**
Domaine 5. Perception/cognition	**Système humain de traitement de l'information qui comprend l'attention, l'orientation, la sensation, la perception, la cognition et la communication**
Classe 1. Attention	**Capacité mentale de remarquer ou d'observer**
00123	**Négligence de l'hémicorps**
Classe 2. Orientation	**Conscience du temps, du lieu et de la personne**
Aucun à l'heure actuelle	
Classe 3. Sensation/perception	**Réception de l'information par les sens (le toucher, le goût, l'odorat, la vision, l'audition), la kinesthésie et la compréhension du sens des données, ayant pour résultat l'appellation, l'association et/ou l'identification de modèle (pattern)**
Aucun à l'heure actuelle	
Classe 4. Cognition	**Utilisation de la mémoire, des facultés d'apprentissage, d'analyse, de résolution de problèmes, d'abstraction, de jugement, de discernement, de capacité intellectuelle, de calcul et de langage**
00128	**Confusion** aiguë
00173	Risque de **confusion aiguë**
00129	**Confusion** chronique

Tableau 7.1 *Suite*

Code	Diagnostic
00251	**Contrôle émotionnel** instable
00222	**Contrôle des impulsions** inefficace
00126	**Connaissances** insuffisantes
00161	Motivation à améliorer ses **connaissances**
00131	Troubles de la **mémoire**
Classe 5. Communication	**Émission et réception de l'information verbale et non verbale**
00157	Motivation à améliorer sa **communication**
00051	**Communication verbale** altérée
Domaine 6. Perception de soi	**Conscience de sa personne**
Classe 1. Conception de soi	**Ensemble des perceptions que la personne entretient au sujet d'elle-même**
00124	Perte d'**espoir**
00185	Motivation à accroître son **espoir**
00174	Risque d'atteinte à la **dignité humaine**
00121	**Identité personnelle** perturbée
00225	Risque de perturbation de l'**identité personnelle**
00167	Motivation à améliorer le **concept de soi**
Classe 2. Estime de soi	**Évaluation de sa propre valeur, de ses capacités, de son importance et de sa réussite**
00119	Diminution chronique de l'**estime de soi**
00224	Risque de diminution chronique de l'**estime de soi**
00120	Diminution situationnelle de l'**estime de soi**
00153	Risque de diminution situationnelle de l'**estime de soi**
Classe 3. Image corporelle	**Image mentale de son propre corps**
00118	**Image corporelle** perturbée
Domaine 7. Relations et rôles	**Les rapports et les associations positives ou négatives entre personnes ou groupes de personnes et les moyens utilisés pour exprimer ces relations ou ces liens**
Classe 1. Rôles de l'aidant naturel	**Comportements sociaux attendus des personnes qui dispensent des soins sans être des professionnels de santé**
00061	**Tension dans l'exercice du rôle** de l'aidant naturel
00062	Risque de **tension dans l'exercice du rôle** de l'aidant naturel
00056	**Exercice du rôle parental** perturbé
00057	Risque de perturbation dans l'**exercice du rôle parental**
00164	Motivation à améliorer l'**exercice du rôle parental**

Tableau 7.1 *Suite*

Code	Diagnostic
Classe 2. Relations familiales	**Association de personnes qui ont des liens biologiques ou des liens choisis**
00058	Risque de perturbation de l'**attachement**
00063	**Dynamiques familiales** dysfonctionnelles
00060	**Dynamiques familiales** perturbées
00159	Motivation à améliorer la **dynamique familiale**
Classe 3. Performances dans l'exercice du rôle	**Qualité de fonctionnement telle que manifestée dans les comportements socialement attendus**
00223	**Relation entre partenaires** infructueuse
00229	Risque de **relation entre partenaires** infructueuse
00207	Motivation à améliorer la **relation entre partenaires**
00064	**Conflit face au rôle** parental
00055	Exercice inefficace du **rôle**
00052	**Interactions sociales** perturbées
Domaine 8. Sexualité	**Identité sexuelle, fonction sexuelle et reproduction**
Classe 1. Identité sexuelle	**Expérience privée, sentiment profond et connaissance structurée d'être et d'appartenir à un sexe**
Aucun à l'heure actuelle	
Classe 2. Fonction sexuelle	**Capacité ou aptitude à avoir des relations sexuelles**
00059	**Dysfonctionnement sexuel**
00065	**Habitudes sexuelles** perturbées
Classe 3. Reproduction	**Tout processus par lequel de nouveaux individus (personnes) sont procréés**
00221	**Processus de la maternité** inefficace
00227	Risque de **processus de la maternité** inefficace
00208	Motivation à améliorer sa **maternité**
00209	Risque de perturbation du **lien mère-fœtus**
Domaine 9. Adaptation/tolérance au stress	**Faire face aux processus de la vie ou événements de la vie**
Classe 1. Réactions post-traumatiques	**Réactions se produisant après un traumatisme physique ou psychologique**
00260	Risque de **transition compliquée de l'immigration**
00141	**Syndrome post-traumatique**
00145	Risque de **syndrome post-traumatique**

Tableau 7.1 *Suite*

Code	Diagnostic
00142	**Syndrome du traumatisme de viol**
00114	**Syndrome d'inadaptation à un changement de milieu**
00149	Risque de**syndrome d'inadaptation à un changement de milieu**
Classe 2. Stratégies d'adaptation	Processus de contrôle du stress environnemental
00199	**Planification inefficace d'une activité**
00226	Risque de **planification inefficace d'une activité**
00146	**Anxiété**
00071	**Stratégies d'adaptation** défensives
00069	**Stratégies d'adaptation** inefficaces
00158	Motivation à améliorer ses **stratégies d'adaptation**
00077	**Stratégies d'adaptation** inefficaces d'une collectivité
00076	Motivation d'une collectivité à améliorer ses **stratégies d'adaptation**
00074	**Stratégies d'adaptation** familiales compromises
00073	**Stratégies d'adaptation** familiales compromises
00075	Motivation d'une famille à améliorer ses **stratégies d'adaptation**
00147	**Angoisse face à la mort**
00072	**Déni** non constructif
00148	**Peur**
00136	**Deuil**
00135	**Deuil** problématique
00172	Risque de **deuil** problématique
00241	**Régulation de l'humeur** perturbée
00125	Sentiment d'**impuissance**
00152	Risque de sentiment d'**impuissance**
00187	Motivation à améliorer son **pouvoir d'action**
00210	**Résilience** réduite
00211	Risque de **résilience** réduite
00212	Motivation à accroître sa **résilience**
00137	**Chagrin** chronique
00177	Excès de **stress**
Classe 3. Réactions neurocomportementales au stress	Comportement reflétant les fonctions cérébrales et nerveuses
00258	**Syndrome de sevrage aigu d'une substance addictive**

Tableau 7.1 *Suite*

Code	Diagnostic
00259	Risque de **syndrome d'un sevrage aigu d'une substance addictive**
00009	**Dysréflexie autonome**
00010	Risque de **dysréflexie autonome**
00049	**Capacité adaptative** intracrânienne diminuée
00264	**Syndrome d'abstinence néonatale**
00116	**Désorganisation comportementale** chez le nouveau-né/nourrisson
00115	Risque de **désorganisation comportementale** chez le nouveau-né/nourrisson
00117	Réceptivité du nouveau-né/nourrisson à progresser dans son **organisation comportementale**
Domaine 10. Principes de vie	**Principes qui guident la conduite, les pensées et les comportements en lien avec les actes, coutumes ou institutions qui sont considérés comme vrais ou ayant une valeur intrinsèque**
Classe 1. Valeurs	**L'identification et la valeur accordée aux modes de conduite privilégiés ou aux buts poursuivis**
Aucun à l'heure actuelle	
Classe 2. Croyances	**Attentes, opinions ou jugements au sujet des actes, coutumes ou institutions considérés comme vrais ou ayant une valeur intrinsèque**
00068	Motivation à améliorer son **bien-être spirituel**
Classe 3. Congruence entre les valeurs/croyances/actes	**Correspondance ou équilibre atteint entre les valeurs, les croyances et les actions**
00184	Motivation à améliorer sa **prise de décision**
00083	**Conflit décisionnel**
00242	**Prise de décision émancipée** perturbée
00244	Risque de perturbation d'une **prise de décision émancipée**
00243	Motivation à améliorer une **prise de décision émancipée**
00175	**Détresse morale**
00169	**Pratique religieuse** perturbée
00170	Risque de perturbation de la **pratique religieuse**
00171	Motivation à améliorer sa **pratique religieuse**
00066	**Détresse spirituelle**
00067	Risque de **détresse spirituelle**

Tableau 7.1 *Suite*

Code	Diagnostic
Domaine 11. Sécurité/protection	**Absence de danger, de blessure physique ou d'atteinte du système immunitaire ; prévention des pertes, et protection de la sûreté et de la sécurité**
Classe 1. Infection	**Réponses de l'hôte à la suite d'une invasion pathogène**
00004	Risque d'**infection**
00266	Risque d'**infection du site opératoire**
Classe 2. Lésions	**Atteinte corporelle ou blessure**
00031	**Dégagement inefficace des voies respiratoires**
00039	Risque de **fausse route (d'aspiration)**
00206	Risque d'**hémorragie**
00048	**Dentition** altérée
00219	Risque de **sécheresse de l'œil**
00261	Risque de **sécheresse buccale**
00155	Risque de **chutes**
00245	Risque de **blessure**[c] de la cornée
00035	Risque de **blessure**
00250	Risque de **blessure** des voies urinaires
00087	Risque de **blessure en péri-opératoire**[c]
00220	Risque de **brûlure thermique**[c]
00045	Atteinte à l'**intégrité de la muqueuse** buccale
00247	Risque d'atteinte à l'**intégrité de la muqueuse** buccale
00086	Risque de **dysfonctionnement neurovasculaire périphérique**
00038	Risque de **traumatisme physique**
00213	Risque de **traumatisme vasculaire**
00249	Risque d'**escarre**
00205	Risque de **choc**
00046	Atteinte à l'**intégrité de la peau**
00047	Risque d'atteinte à l'**intégrité de la peau**
00156	Risque de **mort subite du nourrisson**
00036	Risque de **suffocation**
00100	**Rétablissement postopératoire** retardé
00246	Risque de **rétablissement postopératoire** retardé
00044	Atteinte à l'**intégrité des tissus**
00248	Risque d'atteinte à l'**intégrité des tissus**
00268	Risque de **thrombo-embolie veineuse**

Tableau 7.1 *Suite*

Code	Diagnostic
Classe 3. Violence	**Usage d'une force ou d'un pouvoir excessif entraînant des blessures ou des mauvais traitements**
00272	Risque de **mutilation génitale féminine**
00138	Risque de **violence envers les autres**
00140	Risque de **violence envers soi**
00151	**Automutilation**
00139	Risque d'**automutilation**
00150	Risque de **suicide**
Classe 4. Dangers environnementaux	**Sources de dangers présentes dans le milieu**
00181	**Contamination**
00180	Risque de **contamination**
00265	Risque d'**accident professionnel**
00037	Risque d'**intoxication**
Classe 5. Processus défensifs	**Processus par lesquels l'individu se protège**
00218	Risque de **réaction indésirable à un produit de contraste iodé**
00217	Risque de **réaction allergique**
00041	**Réaction allergique au latex**
00042	Risque de **réaction allergique au latex**
Classe 6. Thermorégulation	**Processus physiologique de régulation de la chaleur et de l'énergie corporelles afin de protéger l'organisme**
00007	**Hyperthermie**
00006	**Hypothermie**
00253	Risque d'**hypothermie**
00254	Risque d'**hypothermie péri-opératoire**
00008	**Thermorégulation inefficace**
00274	Risque de **thermorégulation** inefficace
Domaine 12. Bien-être	**Sentiment agréable résultant de la satisfaction des besoins physiques, psychiques ou sociaux**
Classe 1. Bien-être physique	**Sentiment agréable ou de confort et/ou au soulagement de la douleur**
00214	**Bien-être** altéré
00183	Motivation à améliorer son **bien-être**
00134	**Nausée**
00132	**Douleur** aiguë
00133	**Douleur** chronique

Tableau 7.1 *Suite*

Code	Diagnostic
00255	**Syndrome de douleur chronique**[d]
00256	**Douleur lors de l'accouchement**[d]
Classe 2. Bien-être dans l'environnement	**Sentiment agréable ou de confort dans son environnement**
00214	**Bien-être** altéré
00183	Motivation à améliorer son **bien-être**
Classe 3. Bien-être au sein de la société	**Sentiment agréable ou de confort résultant de la situation sociale**
00214	**Bien-être** altéré
00183	Motivation à améliorer son **bien-être**
00054	Risque de **sentiment de solitude**
00053	**Isolement social**
Domaine 13. Croissance/ développement	**Adéquation entre l'âge et la croissance physique, le développement des organes et/ou l'atteinte des étapes importantes du développement**
Classe 1. Croissance	**Augmentation des dimensions physiques ou maturation des organes**
Aucun à l'heure actuelle	
Classe 2. Développement	**Accomplissement, manque d'accomplissement ou d'atteinte de certaines étapes importantes du développement**
00112	Risque de retard du **développement**

[a] Les auteurs reconnaissent que ces diagnostics ne sont pas classés par ordre alphabétique, mais ils ont décidé de maintenir le regroupement « nutrition » en une séquence.
[b] Les auteurs reconnaissent que ces diagnostics ne sont pas classés par ordre alphabétique, mais ils ont décidé de maintenir le regroupement « volume liquidien » en une séquence.
[c] Les auteurs reconnaissent que ces diagnostics ne sont pas classés par ordre alphabétique, mais ils ont décidé de maintenir le regroupement « blessures » en une séquence.
[d] Les auteurs reconnaissent que ces diagnostics ne sont pas classés par ordre alphabétique, mais ils ont décidé de maintenir le regroupement « douleur » en une séquence.

7.7 Références

Abbott A. The Systems of Professions. Chicago, IL: The University of Chicago Press; 1988

Quammen D. A passion for order. National Geographic Magazine. 2007. Disponible à l'adresse : ngm.nationalgeographic.com/print/2007/06/Linnaeus-name-giver/david-quammen-text (consulté le 1er novembre 2013)

Von Krogh G. Taxonomie III proposal. NANDA International Amérique latine Symposium. Sao Paulo, Brésil. Mai, 2011

8 Spécificités et définitions au sein de la Taxonomie des diagnostics infirmiers de NANDA International

T. Heather Herdman

8.1 Structure de la Taxinomie II

Une taxonomie est définie comme le « système de dénomination et d'organisation des choses [...] en groupes qui partagent des qualités similaires » (Cambridge Dictionary On-Line, 2017). Dans la taxonomie, les domaines sont « une zone d'intérêt ou une zone sur laquelle on a le contrôle » ; et les classes sont « un groupe [...] avec une structure similaire »(Cambridge Dictionary On-Line, 2017).

Il est possible d'adapter cette définition pour une taxonomie de diagnostics infirmiers ; spécifiquement, notre intérêt porte sur une classification ordonnée de diagnostics qui concerne les soins infirmiers, selon leurs relations présumées naturelles. La Taxonomie II comporte trois niveaux : les domaines, les classes et les diagnostics infirmiers. La ▸ Fig. 7.3 illustre les domaines et les classes de la Taxonomie II ; le ▸ Tableau 7.1 représente l'ensemble de la Taxonomie II avec ses 13 domaines, 47 classes et les 244 diagnostics infirmiers actuels.

La structure du code de la Taxonomie II est un nombre entier de 32 bits (si la base de données de l'utilisateur emploie une autre notation, la structure du code est de 5 chiffres). Cette structure prévoit la stabilité, la croissance ou le développement de la taxonomie, sans avoir à changer les codes lors de révisions, d'améliorations ou d'ajouts de nouveaux diagnostics. De nouveaux codes sont attribués aux nouveaux diagnostics infirmiers approuvés.

La Taxonomie II a une structure de code conforme aux recommandations de la National Library of Medicine (NLM) concernant les codes terminologiques des soins de santé. La NLM recommande que les codes ne contiennent pas d'information sur la classification du concept, comme le faisait la structure de code de la Taxonomie I, qui reprenait l'information sur l'emplacement et le niveau du diagnostic.

La terminologie de NANDA-I est un langage de soins infirmiers reconnu qui satisfait aux critères établis par le Committee for Nursing Practice Information Infrastructure (CNPII) de l'American Nurses Association (ANA) (Lunbderg et al., 2008). L'avantage d'un langage infirmier reconnu est que cela indique l'acceptation du système de classification comme soutien de la pratique grâce à une terminologie utile en clinique. La terminologie est aussi enregistrée auprès de Health Level Seven International (HL 7) conformément aux normes d'informatisation pour les soins de santé. Elle est répertoriée en tant que terminologie à utiliser pour l'identification des diagnostics infirmiers dans les messages électroniques entre les systèmes d'information cliniques (www.HL 7.org).

8.2 Un système multiaxial pour construire des concepts diagnostiques

Les diagnostics de NANDA-I sont des concepts construits au moyen d'un système multiaxial. Pour les besoins de la Taxonomie II de NANDA-I, la définition opérationnelle d'un axe est la suivante : un axe est une dimension de la réaction humaine considérée dans le processus diagnostique. Nous y retrouvons sept axes. Le *modèle de NANDA-I pour un diagnostic infirmier* montre les sept axes et les relations entre eux.

- Axe 1 : Cœur du diagnostic
- Axe 2 : Sujet du diagnostic (individu, famille, groupe, soignant, collectivité, etc.).
- Axe 3 : Jugement (altéré, inefficace, etc.).
- Axe 4 : Topologie (oral, périphérique, cérébral, etc.).
- Axe 5 : Âge (prématuré, nourrisson, enfant, adulte, etc.)
- Axe 6 : Temps (chronique, aigu, intermittent)
- Axe 7 : Type de diagnostic (focalisé sur le problème, de type risque, promotion de la santé)

Les axes sont représentés par leurs valeurs dans les titres des diagnostics infirmiers. Dans certains cas, ils sont nommés explicitement, comme dans les diagnostics *stratégies d'adaptation inefficaces d'une collectivité* et *dynamiques familiales dysfonctionnelles* dans lesquels le sujet du diagnostic (« collectivité » et « familiale ») est nommé, en utilisant ainsi deux valeurs empruntées à l'axe 2 (sujet du diagnostic), tandis que les deux valeurs « inefficaces » et « dysfonctionnelle » proviennent de l'axe 3 (jugement).

Dans certains cas, l'axe est implicite, comme pour le diagnostic *habitudes sexuelles perturbées* dans lequel l'individu est toujours le sujet du diagnostic (axe 2). Dans certains cas encore, un axe peut ne pas être pertinent et, ainsi, ne pas faire partie de l'intitulé du diagnostic. Par exemple, l'axe du temps ne s'applique pas nécessairement à chaque diagnostic. Dans le cas où le sujet du diagnostic n'est pas explicite, on doit se rappeler que NANDA-I définit le patient comme étant « un individu, une famille, un groupe ou une collectivité ».

L'axe 1 (le cœur du diagnostic) et l'axe 3 (jugement) sont les composantes essentielles du diagnostic infirmier. Cependant, dans certains cas, le cœur du diagnostic inclut le jugement (par exemple *peur*) ; dans ces cas, le jugement n'est pas explicitement séparé du cœur du diagnostic dans le titre du diagnostic. L'axe 2 (sujet du diagnostic) est aussi essentiel, mais, comme décrit précédemment, il peut être implicite et ainsi ne pas être inclus dans le titre. Le Comité de développement des diagnostics exige la présence de ces axes lors d'une soumission ; les autres axes peuvent être utilisés pour plus de clarté.

8.3 Définition des axes

8.3.1 Axe 1 : cœur du diagnostic

Le cœur du diagnostic constitue l'élément clé, la partie fondamentale et essentielle, la racine du concept diagnostique. Il décrit la « réaction humaine » qui est le noyau du diagnostic.

Le cœur du diagnostic peut comporter un ou plusieurs substantifs. Lorsque deux substantifs sont utilisés (par exemple *régulation de l'humeur*), chacun contribue à donner une signification unique au cœur du diagnostic comme si les deux substantifs n'en formaient qu'un seul ; le sens diffère alors de la signification de chaque substantif pris isolément. Souvent, un nom (*conflit*) peut être utilisé avec un adjectif (*décisionnel*) pour désigner le cœur du diagnostic : *conflit décisionnel*.

Dans certains cas, le cœur du diagnostic et le concept diagnostique sont identiques, comme dans le diagnostic *peur*. Cela se produit lorsque le diagnostic infirmier est précisé à son niveau clinique le plus utile et qu'une distinction du cœur du diagnostic n'ajoute pas un niveau d'abstraction supplémentaire. Il peut être très difficile de trouver exactement ce qui sera considéré comme cœur du diagnostic. Par exemple, la question se pose lors de l'utilisation des diagnostics *incontinence fécale* (00014) et *incontinence urinaire à l'effort* (00017). L'*incontinence* est-elle le cœur du diagnostic ou s'agit-il de deux cœurs de diagnostic différents – *incontinence fécale* et *incontinence urinaire* ? Dans ce cas, *incontinence* est le cœur et les termes de la topologie (axe 4), « *fécale* » et « *urinaire* », clarifient davantage le cœur du diagnostic. Par ailleurs, l'*incontinence* est en soi un jugement distinctif et, donc, celui-ci devient cœur du diagnostic quelle que soit la topologie.

Dans certains cas, cependant, séparer la topologie (axe 4) du cœur du diagnostic empêcherait celui-ci de donner un sens à la pratique infirmière. Par exemple, si nous examinons le cœur du diagnostic *risque d'altération de la fonction hépatique*, la *fonction hépatique* est-elle le cœur du diagnostic ou simplement la *fonction* ? Ou si nous examinons le diagnostic *identité personnelle perturbée*, le cœur est-il *identité* ou *identité personnelle* ? Les décisions sur ce qui constitue l'essence du cœur du diagnostic, ou son essence, sont alors prises en se fondant sur ce qui aide à identifier la portée de la pratique infirmière, et si le terme représente ou non une réaction humaine. La *fonction* peut vouloir signifier la fonction mécanique, ce qui n'est pas une réaction humaine. Il est donc important de nommer la *fonction hépatique* comme étant le concept diagnostique. De la même façon, l'*identité* peut ne signifier que le genre, la couleur des yeux, la taille, ou l'âge – ici encore, ce sont des caractéristiques mais non des réactions humaines. L'*identité personnelle*, en revanche, se réfère à la perception que la personne a d'elle-même, ce qui est une réaction humaine. Dans d'autres cas, les cœurs du diagnostic semblent similaires, mais sont en fait très différents : *violence* et *violence envers soi* sont deux réactions humaines différentes et ces termes doivent être identifiés séparément en tant que cœurs de diagnostics dans la Taxonomie II. Les cœurs de diagnostic de la Taxonomie de NANDA-I sont repris dans le ▸ Tableau 8.1.

Tableau 8.1 Les cœurs des diagnostics infirmiers de NANDA-I

- Accident professionnel
- Alimentation équilibrée
- Allaitement maternel
- Angoisse face à la mort
- Anxiété
- Attachement
- Automutilation
- Autonégligence
- Bien-être spirituel
- Bien-être
- Blessure en péri-opératoire
- Blessure
- Brûlure thermique
- Capacité adaptative
- Chagrin
- Champ énergétique équilibré
- Choc
- Chutes
- Communication verbale
- Communication
- Comportement de santé
- Conception de soi
- Conflit de rôles
- Conflit décisionnel
- Confusion
- Connaissances
- Constipation fonctionnelle
- Constipation
- Contamination
- Contrôle des impulsions
- Contrôle émotionnel
- Débit cardiaque
- Dégagement des voies respiratoires
- Déglutition
- Déni
- Dentition
- Détresse morale
- Détresse spirituelle
- Deuil
- Développement
- Diarrhée
- Dignité humaine
- Douleur lors de l'accouchement
- Douleur
- Dynamiques alimentaires
- Dynamiques familiales
- Dysréflexie autonome
- Échanges gazeux
- Élimination
- Entretien du domicile
- Errance
- Équilibre électrolytique
- Escarres de décubitus
- Espoir
- Estime de soi
- Exercice du rôle parental
- Fatigue
- Fausse route (aspiration)
- Fonction hépatique
- Fonction neurovasculaire
- Fonction sexuelle
- Glycémie
- Habitudes de sommeil
- Habitudes sexuelles
- Hyperbilirubinémie

- Hyperthermie
- Hypothermie périopératoire
- Hypothermie
- Hémorragie
- Identité personnelle
- Image corporelle
- Implication dans des activités de loisirs
- Incontinence
- Infection du site opératoire
- Infection
- Insomnie
- Interactions sociales
- Intégrité de la muqueuse
- Intégrité de la peau
- Intégrité des tissus
- Intoxication
- Isolement social
- Lien mère-fœtus
- Littératie en santé
- Maintien de l'état de santé
- Marche
- Mécanismes de protection
- Mémoire
- Mobilité
- Mode de respiration
- Mode de vie
- Mode d'alimentation
- Mort subite du nourrisson
- Motilité gastro-intestinale
- Mutilation génitale féminine
- Nausée
- Négligence de l'hémicorps
- Nutrition
- Obésité
- Organisation comportementale
- Performances dans l'exercice du rôle
- Perfusion tissulaire
- Peur
- Planification d'une activité
- Position assise
- Position debout
- Pouvoir d'action
- Pratique religieuse
- Pression artérielle stable
- Prise de décision émancipée
- Prise de décision
- Prise en charge de la santé
- Processus de la maternité
- Production de lait maternel
- Réaction allergique
- Réaction allergique au latex
- Réaction indésirable à un produit de contraste iodé
- Régulation de l'humeur
- Relation
- Résilience
- Respiration spontanée
- Rétablissement postopératoire
- Rétention
- Santé
- Sécheresse buccale
- Sécheresse de l'œil
- Sentiment de solitude
- Sevrage de la ventilation assistée
- Soins personnels
- Soins personnels : se laver
- Soins personnels : se vêtir
- Soins personnels : s'alimenter
- Soins personnels : utiliser les toilettes
- Sommeil
- Stratégies d'adaptation
- Stress
- Suffocation
- Suicide
- Surpoids
- Syndrome de douleur chronique
- Syndrome de déséquilibre métabolique
- Syndrome de fragilité chez la personne âgée
- Syndrome de sevrage aigu d'une substance addictive
- Syndrome du traumatisme de viol
- Syndrome d'abstinence néonatale
- Syndrome d'immobilité
- Syndrome d'inadaptation à un changement de milieu
- Syndrome post-traumatique
- Tension dans l'exercice du rôle
- Thermorégulation
- Thrombo-embolie veineuse
- Tolérance à l'activité
- Transfert
- Transition de l'immigration
- Traumatisme physique
- Violence envers les autres
- Violence envers les autres
- Volume liquidien équilibré
- Volume liquidien

8.3.2 Axe 2 : sujet du diagnostic

Le sujet du diagnostic désigne la population pour qui le diagnostic infirmier est élaboré. Les valeurs de l'axe 2 sont l'individu, l'aidant naturel, la famille, le groupe et la collectivité, ce qui correspond à la définition du terme « patient » repris par NANDA-I :

- *Individu* : un être humain distinct des autres, une personne.
- *Aidant naturel* : un membre de la famille ou un autre aidant qui s'occupe régulièrement d'un enfant, d'un malade, d'une personne âgée ou d'une personne handicapée.
- *Famille* : deux personnes ou plus ayant des liens continus et durables, conscientes de leurs obligations réciproques, percevant le sens des choses de la même façon et partageant certaines obligations envers les autres ; elles peuvent être apparentées par le sang ou liées par choix.
- *Groupe* : un nombre de personnes ayant des caractéristiques communes.
- *Collectivité* : un groupe de personnes vivant dans le même lieu sous la même administration. Les exemples incluent les quartiers et les villes.

L'individu devient par défaut le sujet du diagnostic lorsque celui-ci n'est pas spécifié. Par ailleurs, il est parfaitement approprié de considérer les autres sujets pour ces diagnostics. Le diagnostic *bien-être altéré* (00214) peut s'appliquer à une personne qui a un contrôle de la situation insuffisant, une intimité insuffisante et des ressources insuffisantes, ce qui est mis en évidence par son mécontentement face à la situation, l'incapacité de se détendre et l'altération des habitudes de sommeil. Il pourrait aussi convenir à une collectivité qui a été victime de stimuli environnementaux nocifs (par exemple catastrophe environnementale) et qui a un contrôle insuffisant sur son environnement et des ressources insuffisantes pour lutter contre le problème auquel elle est confrontée et dont les résidents éprouvent des symptômes pénibles, de la peur, de l'anxiété, etc.

8.3.3 Axe 3 : jugement

Le jugement est un descripteur qui permet de circonscrire ou de spécifier le sens du cœur du diagnostic. Le cœur du diagnostic associé au jugement de l'infirmier(e) forme le diagnostic infirmier. Toutes les définitions utilisées sont reprises du Oxford Dictionary On-Line (2017). Les valeurs de l'axe 3 sont reprises dans le ► Tableau 8.2

Tableau 8.2 Définitions des termes du jugement de l'axe 3 de la Taxonomie II de NANDA-I

Jugement	Définition
Amélioré	Renforcer, augmenter ou encore perfectionner la qualité, la valeur, ou l'étendue
Atteinte à	Affaibli ou détérioré (quelque chose, en particulier une faculté ou une fonction)
Bas	En dessous de la moyenne en quantité, en étendue ou en intensité ; petit
Compromis	Rendu vulnérable ou qui fonctionne moins efficacement
Défensif	Utilisé pour ou destiné à se protéger ou se défendre
Déficient/déficit	Manque d'une qualité ou d'un composant requis ; insuffisant ou inadéquat
Déséquilibré	Manque de proportion ou de concordance entre des choses qui devraient correspondre
Désorganisé	Qui n'est pas arrangé ou maîtrisé correctement ; dispersé ou inefficient
Diminué	Plus petit ou moins grand en taille, quantité, intensité ou degré
Disproportionné	Trop grand ou trop petit en comparaison de quelque chose d'autre (norme)
Dysfonctionnel	Qui ne fonctionne pas normalement ou correctement ; impossibilité de répondre de manière adéquate aux normes sociales
Échec	Action ou état de non-fonctionnement ; manque de succès
Efficace	Qui produit l'effet souhaité ou recherché
Émancipé	Libre de contraintes sociales, politiques ou légales ; libéré
Excès	Une quantité qui dépasse ce qui est nécessaire, autorisé, bénéfique
Fonctionnel	Relatif à la façon dont quelque chose fonctionne ou est opérationnel ; ayant une activité, un but ou une tâche spécifique
Fragile	Faible, délicat ; handicapé physiquement ou mentalement par la vieillesse
Inefficace	Qui ne produit pas l'effet souhaité ou recherché
Instable	Tendance à changer, à échouer ; pas fermement établi ; susceptible de s'écarter ; instable
Insuffisant	Pas assez, inadéquat ; incapable, inapte
Interrompu	Un arrêt dans la continuité des progrès (d'une activité ou d'un processus) ; rompre la continuité de quelque chose
Invalidant	Limité dans les mouvements, les sens ou les activités
Labile/instable	Susceptible de changer ; facilement altéré ; caractérisé par des émotions qui sont facilement excitées, librement exprimées, et qui ont tendance à changer rapidement et spontanément
Motivation à	Volonté de faire quelque chose ; être tout à fait prêt pour faire quelque chose ; réceptivité à dans le cas d'un bébé

Tableau 8.2 *Suite*

Jugement	Définition
Non-	Expression de négation ou d'absence
Organisé	Organisé ou structuré de manière systématique ; efficient
Perçu	Être au courant/informé ou conscient (de quelque chose) ; finir par comprendre
Perturbé	Ayant eu son mode de fonctionnement habituel ou une fonction perturbée
Privation	Manque ou déni de quelque chose considéré comme une nécessité
Problématique	Réunit plusieurs éléments en interaction ; complexe ; incluant beaucoup d'aspects qui sont différents et prêtent à confusion
Retardé	En retard, ralenti ou reporté
Risque de	Situation impliquant l'exposition à un danger ; possibilité, ou vulnérabilité d'être confronté à un événement désagréable ou indésirable
Sédentaire	(Un mode de vie) caractérisé par beaucoup de position assise et peu d'exercice physique
Situationnel	Lié à, ou dépendant d'un ensemble de circonstances ou d'un état de choses ; relatif à un emplacement et à l'environnement d'un lieu
Sujet à, enclin à (risque)	Probabilité de, ou susceptibilité de souffrir, faire ou expérimenter quelque chose de typiquement regrettable
Surcharge	Trop grand fardeau

8.3.4 Axe 4 : topologie

La topologie consiste à décrire les parties ou régions du corps et/ou leur fonction incluant les tissus, organes, sites anatomiques ou structures. Toutes les définitions trouvées sont issues du *Oxford English Living Dictionary On-Line* (2017). Les valeurs de l'axe 4 sont reprises dans le ► Tableau 8.3.

Tableau 8.3 Topologie et définitions de l'axe 4 de la Taxonomie II de NANDA-I

Terme	Définition
Auditif	En lien avec le sens de l'audition
Bouche	Ouverture et cavité dans la partie inférieure du visage humain, entourées par les lèvres, à travers lesquelles la nourriture est absorbée et le son de la voix est émis
Buccal	Relatif à la cavité de la bouche
Cardiaque	Relatif au cœur
Cardiopulmonaire	Relatif au cœur et aux poumons
Cardiovasculaire	Relatif au cœur et aux vaisseaux sanguins

Tableau 8.3 *Suite*

Terme	Définition
Cérébral	Au niveau du cerveau
Corps	Structure physique, incluant les os, la chair, et les organes d'une personne
Foie	Grand organe glandulaire à lobes situé dans l'abdomen, impliqué dans de nombreux processus métaboliques
Gastro-intestinal	Relatif à l'estomac et aux intestins
Génital	Relatif aux organes de reproduction humaine
Gustatif	Concerne le goût et le sens du goût
Intestin	Partie du tube digestif sous l'estomac
Intracrânien	Dans le crâne
Kinesthésique	Prise de conscience de la position et du mouvement des parties du corps au moyen d'organes sensoriels (propriocepteurs) dans les muscles et les articulations
Muqueuses	Tissus épithéliaux qui sécrètent du mucus et tapissent de nombreuses cavités corporelles et de nombreux organes tubulaires, y compris l'intestin et les voies respiratoires
Neurovasculaire	Contenant des structures neurales et vasculaires ; se rapportant aux systèmes nerveux et vasculaire, ou à leurs interactions
Œil	Un globe ou la paire de globes, organe de la vue de la tête d'un être humain
Olfactif	Relatif au sens de l'odorat
Peau	La fine couche de tissu formant la couverture extérieure naturelle du corps
Périphérique	Se rapportant à la surface ou à la partie extérieure d'un corps ou d'un organe ; externe
Rénal	Relatif aux reins
Sein	Tissu recouvrant les muscles thoraciques (pectoraux). Les seins des femmes sont faits de tissu spécialisé qui produit du lait (tissu glandulaire) ainsi que du tissu adipeux
Tactile	Du sens du toucher ou connecté avec celui-ci
Tissu	N'importe quelle catégorie distincte de matière dont sont faits les humains, composée de cellules spécialisées et de leurs produits
Tractus urinaire	Relatif à ou indiquant le système d'organes, de structures et de conduits par lesquels l'urine est produite et évacuée, comprenant les reins, les uretères, la vessie et l'urètre
Urinaire	Relatif à l'urine
Vasculaire	Relatif à, affectant ou comprenant un ou plusieurs vaisseaux, en particulier ceux qui transportent le sang
Vasculaire périphérique	Système de veines et d'artères qui ne sont pas dans le torse ou l'abdomen

Tableau 8.3 *Suite*

Terme	Définition
Veineux	Relatif à une veine ou des veines
Vessie	Sac membraneux musculaire dans l'abdomen qui reçoit l'urine des reins et la stocke pour l'élimination
Visuel	Relatif à ce qui est vu ou relatif à la vue

8.3.5 Axe 5 : âge

Cet axe fait référence à l'âge de la personne qui est le sujet du diagnostic (axe 2). Les valeurs de l'axe 5 sont reprises ci-dessous, avec leur définition, *excepté* la définition de la personne âgée tirée de l'Organisation mondiale de la santé (2013).

- *Fœtus* : un être humain à naître ayant plus de 8 semaines après la conception jusqu'à la naissance
- *Nouveau-né* : personne âgée de moins de 28 jours
- *Nourrisson* : personne de 28 jours à 1 an
- *Enfant* : personne âgée de 1 à 9 ans inclus
- *Adolescent* : personne de 10 à 19 ans inclus
- *Adulte* : personne âgée de plus de 19 ans, sauf si une législation nationale fixe l'âge adulte en dessous de 19 ans
- *Personne âgée* : personne de 65 ans ou plus

8.3.6 Axe 6 : temps

Le temps est la durée du diagnostic infirmier (axe 1). Les valeurs de l'axe 6 sont :

- *aigu* : moins de 3 mois ;
- *chronique* : supérieur ou égal à 3 mois ;
- *intermittent* : cesse ou revient par intervalles, périodique, cyclique ;
- *continu* : ininterrompu, incessant.

8.3.7 Axe 7 : type de diagnostic

Le type de diagnostic renvoie à l'actualité ou à la potentialité du problème ou du syndrome, ou à la catégorisation comme diagnostic de promotion de la santé. Les valeurs de l'axe 7 sont :

- *focalisé sur le problème* : une réaction humaine indésirable à un problème de santé ou un processus de vie qui existe au moment présent (y compris le diagnostic de syndrome) ;
- *promotion de la santé* : motivation et désir d'accroître son bien-être et d'actualiser son potentiel de santé du moment présent (Pender et al., 2006) ;

- *de type risque* : prédisposition à développer dans le futur une réaction humaine indésirable à un problème de santé ou un processus de vie (y compris les syndromes de type risque).

8.4 Construction et soumission d'un diagnostic infirmier

Un diagnostic infirmier se construit en combinant les valeurs de l'axe 1 (le cœur du diagnostic), de l'axe 2 (le sujet du diagnostic) et de l'axe 3 (le jugement). S'il est pertinent de clarifier le diagnostic, les valeurs des autres axes sont alors ajoutées. Des chercheurs et des infirmier(e)s professionnel(le)s intéressé(e)s devraient commencer par le cœur du diagnostic (axe 1) et y ajouter le jugement (axe 3). Il faut se rappeler que ces deux axes sont parfois combinés en un seul concept de diagnostic, comme on peut le voir avec le diagnostic infirmier *peur* (00148). Puis, vous spécifiez le sujet du diagnostic (axe 2). Si le sujet est un « individu », il n'est pas nécessaire de l'expliciter.Si cela est approprié, vous pouvez utiliser les axes restants pour ajouter plus de détails.

NANDA-I est en désaccord avec le fait de construire un concept diagnostique d'une manière *aléatoire*, en combinant des termes d'un axe avec un autre pour créer un titre de diagnostic qui représenterait les jugements fondés sur l'évaluation infirmière d'un patient. Les problèmes cliniques ou les aspects concernés par les soins infirmiers qui sont identifiés mais qui n'ont pas d'intitulé NANDA-I devraient être décrits soigneusement dans le dossier, afin d'assurer l'exactitude de l'interprétation des jugements cliniques par les autres infirmier(e)s ou les autres professionnels de la santé.

Créer un diagnostic qui sera utilisé dans la pratique et/ou la documentation clinique en combinant des termes de différents axes, alors que le développement de la définition et des autres parties composant le diagnostic (caractéristiques, facteurs favorisants ou facteurs de risque, conditions associées et population à risque, si approprié) qui devrait se fonder sur des données probantes est inexistant, rend invalide le but d'un langage standardisé, à savoir : une méthode qui représente, informe et oriente véritablement le jugement clinique et la pratique.

Cela pose de sérieuses questions quant à la sécurité du patient parce que le manque de connaissances inhérent aux parties composant le diagnostic fait en sorte qu'il est impossible d'assurer l'exactitude du diagnostic. Les termes de soins infirmiers créés arbitrairement sur le lieu des soins peuvent produire une interprétation erronée du problème clinique ou de l'aspect concerné par les soins infirmiers, et entraîner en conséquence la fixation de résultats et le choix d'interventions inappropriés. Il devient aussi impossible de rechercher avec exactitude l'incidence des diagnostics infirmiers ou de mener des études sur un résultat ou une intervention liés aux diagnostics, puisque, sans les parties clairement définies composant le diagnostic (caractéristiques, facteurs favorisants ou facteurs de risque), il est impossible de savoir si la réaction humaine à l'étude représente vraiment le même phénomène.

Ainsi, lorsqu'il est question de construction de concepts diagnostiques dans ce chapitre, l'intention est d'informer les clinicien(ne)s sur la façon dont les concepts diagnostiques sont développés et d'apporter un éclairage aux personnes qui sont en train de développer un diagnostic aux fins de soumission dans la Taxonomie de NANDA-I. **Cela *ne devrait pas* être interprété comme une suggestion que NANDA-I appuie la création de titres de diagnostics par des clinicien(ne)s sur le lieu des soins au patient.**

8.5 Développement ultérieur

NANDA International va se concentrer sur la révision des diagnostics qui sont actuellement inclus dans la terminologie, mais qui ont bénéficié de « droits acquis » après l'adoption des critères de niveau de preuve en 2002. Il y a plus de 50 diagnostics de ce type, qui seront supprimés de la terminologie au cours de la prochaine édition, si cette révision ne se produit pas. Par conséquent, *nous décourageons fortement le développement de nouveaux diagnostics à l'heure actuelle*, en mettant l'accent sur le fait de ramener les diagnostics à un niveau minimal de preuve 2.1, et en augmentant le niveau de preuve des autres diagnostics. L'autre objectif de l'organisation sera de renforcer l'utilité clinique des indicateurs de diagnostic (caractéristiques et facteurs favorisants/facteurs de risque). Notre volonté est de pouvoir identifier, par le biais de recherches cliniques et de méta-analyses/méta-synthèses, celles qui définissent les caractéristiques pour qu'un diagnostic soit posé (« caractéristiques essentielles ») et de supprimer celles qui ne sont pas cliniquement utiles. Cela renforcera notre capacité de fournir un soutien à la décision pour les infirmier(e)s au chevet du patient.

8.6 Lectures recommandées

Matos FGOA, Cruz DALM. Development of an instrument to evaluate diagnosis accuracy.. Rev Esc Enferm USP. 2009; 43(Spe):1087–1095

Paans W, Nieweg RMB, van der Schans CP, Sermeus W. What factors influence the prevalence and accuracy of nursing diagnoses documentation in clinical practice? A systematic literature review.. J Clin Nurs. 2011; 20(17–18):2386–2403

8.7 Références

Lundberg C, Warren J, Brokel J, et al. Selecting a standardized terminology for the electronic health record that reveals the impact of nursing on patient care. Online J Nurs Inform 2008; 12(2). Disponible à l'adresse : http://ojni.org/12_2/lundberg.pdf

Oxford University Press. Oxford English Living Dictionary On-Line. Oxford University Press; 2017. Disponible à l'adresse : https://en.oxforddictionaries.com

Pender NJ, Murdaugh CL, Parsons MA. Health Promotion in Nursing Practice. 5th ed. Upper Saddle River, NJ: Pearson Prentice-Hall; 2006

World Health Organization. Health topics: Infant, newborn. 2013. Disponible à l'adresse : http://www.who.int/topics/infant_newborn/en/

World Health Organization. Definition of key terms. 2013. Disponible à l'adresse : http://www.who.int/hiv/pub/guidelines/arv2013/intro/keyterms/en/

9 Questions fréquemment posées

9.1 Introduction

Nous recevons régulièrement des questions via notre site internet, par courriel et quand les membres du Conseil d'administration de NANDA-I ou la Directrice générale voyagent ou participent à diverses conférences. Nous avons décidé d'inclure dans cette partie certaines des questions les plus couramment posées, ainsi que leurs réponses, dans l'espoir que cela aidera d'autres personnes qui peuvent avoir les mêmes questions.

9.2 Quand avons-nous besoin de diagnostics infirmiers ?

Les infirmier(e)s travaillent souvent avec un patient qui a des problèmes médicaux. Toutefois, d'un point de vue légal, les médecins sont responsables du diagnostic et du traitement de ces problèmes médicaux. De même, les infirmier(e)s sont responsables du diagnostic et du traitement des problèmes de soins infirmiers. Le point important est que les problèmes de soins infirmiers sont différents des problèmes médicaux. Pour clarifier ce point, examinons comment la pratique infirmière existe à l'intérieur des soins de santé en utilisant une perspective plus large fondée sur le *Three Pillar Model of nursing practice* (ou « Les trois piliers du modèle de pratique des soins infirmiers », Kamitsuru, 2008). Ce modèle montre les trois parties principales de la pratique infirmière qui sont distincts mais interdépendants.

Dans la pratique clinique, les infirmières sont censées effectuer de nombreuses actions. Premièrement, nous avons des pratiques/interventions qui sont orientées par le diagnostic médical. Ces interventions infirmières sont liées aux traitements médicaux, à la surveillance et au suivi du patient ainsi qu'à la collaboration interdisciplinaire. Les infirmières prennent ces mesures en réponse aux diagnostics médicaux et elles utilisent des normes en matière de soins médicaux comme base de leurs interventions infirmières.

Deuxièmement, nous avons la pratique qui est orientée par les diagnostics infirmiers. Ces interventions infirmières autonomes ne nécessitent pas une approbation ou une autorisation médicale. Ces actions sont fondées sur des recommandations/normes de soins infirmiers.

Enfin, nous avons la pratique qui est orientée par des protocoles/procédures organisationnels. Il peut s'agir d'interventions liées aux soins de base, comme le changement de linge, l'hygiène et les soins quotidiens. Ces interventions ne sont pas spécifiquement liées aux diagnostics médicaux, mais elles sont fondées sur des normes/recommandations organisationnelles de soins.

Les trois actions combinées forment la pratique des soins infirmiers. Chacune a une base de connaissances différente et des responsabilités différentes. Ces trois piliers sont d'égale importance pour comprendre les soins infirmiers, mais seulement un d'entre eux se rapporte à notre savoir disciplinaire unique, et c'est le domaine que nous connaissons comme étant le diagnostic infirmier. Ce modèle montre également pourquoi nous n'avons pas besoin de renommer les diagnostics médicaux comme des diagnostics infirmiers. Les diagnostics médicaux existent déjà dans le domaine médical. Mais les diagnostics médicaux n'expliquent pas toujours toutes les choses que les infirmier(e)s comprennent à propos des patients, les jugements que nous effectuons sur leurs réactions humaines, et les interventions que nous mettons en place pour les patients. Ainsi, nous utilisons les diagnostics infirmiers pour expliquer les jugements cliniques autonomes que nous posons auprès de nos patients. Donc, les diagnostics infirmiers fournissent les bases des interventions infirmières autonomes.

9.3 Questions de base à propos des langages de soins infirmiers standardisés

Qu'est-ce qu'un langage de soins infirmiers standardisé ?

Un langage de soins infirmiers standardisé est un ensemble de termes, communément compris, utilisés pour décrire les jugements cliniques impliqués dans les évaluations infirmières (les diagnostics infirmiers), ainsi que les interventions et les résultats concernant la documentation des soins infirmiers. La standardisation demande des termes, des définitions et des indicateurs (soit le diagnostic, soit les indicateurs de résultat) qui doivent être cliniquement utiles.

Combien de langages de soins infirmiers standardisés existe-t-il ?

L'American Nurses Association reconnaît 12 langages de soins infirmiers standardisés. NANDA-I est le seul langage diagnostic qui utilise un système d'évaluation par les pairs pour l'inclure dans sa taxonomie. C'est aussi la seule terminologie qui fournit des indicateurs diagnostiques critiques (caractéristiques déterminantes, facteurs favorisants, facteurs de risque, conditions associées et populations à risque) comme support au raisonnement clinique infirmier au chevet du patient.

Quelles sont les différences entre les langages de soins infirmiers standardisés ?

Beaucoup de langages de soins infirmiers prétendent être standardisés ; certains sont tout simplement une liste de termes, d'autres fournissent des définitions de ces termes. NANDA-I maintient qu'un langage standardisé représentant n'importe quelle profession devrait fournir, au minimum, une définition fondée sur des données probantes, la liste des caractéristiques (signes/symptômes) et les facteurs favorisants (facteurs étiologiques) avec des données supplémentaires qui soutiennent le diagnostic telles que les populations à risque et les conditions associées. Les diagnostics de type risque devraient inclure une définition fondée sur des données probantes et une liste des facteurs de risque qui amènent une intervention infirmière autonome. Sans cela, n'importe qui peut définir n'importe quel terme à sa manière, ce qui bien évidemment est contraire à l'objectif de la standardisation. Cela interdit aussi d'utiliser tout outil décisionnel électronique en lien direct avec l'évaluation infirmière.

Je vois des gens utiliser des termes tels que « sélectionne un diagnostic », « choisit un diagnostic », « pioche les diagnostics ». Cela donne l'impression qu'il y a un moyen facile de savoir quel diagnostic utiliser. Est-ce exact ?

Lorsque nous parlons de la façon de poser un diagnostic, nous ne parlons vraiment pas de quelque chose d'aussi simpliste que de piocher un terme dans une liste, ou de choisir quelque chose qui « sonne juste » pour notre patient. Nous parlons du processus de prise de décision d'un diagnostic, dans lequel les infirmier(e)s posent un diagnostic. Donc, plutôt que d'utiliser ces termes simplistes (sélectionner, choisir, piocher), nous devrions vraiment décrire le processus de diagnostic. Plutôt que de dire « choisir un diagnostic », nous devrions dire « pose un diagnostic avec le patient/la famille » ; plutôt que de dire « piocher un diagnostic », nous pourrions utiliser l'expression « assurez-vous de l'exactitude de votre diagnostic », ou à nouveau, tout simplement, « pose un diagnostic avec le patient/la famille ». Les mots sont puissants ; alors, quand nous utilisons des propos comme choisir, piocher ou sélectionner, cela paraît vraiment simple, comme la lecture d'une liste et la pioche d'un terme au sein de celle-ci. Cependant, utiliser un raisonnement diagnostique est bien plus que cela ; *diagnostiquer* est ce que nous faisons, et c'est beaucoup plus que juste « piocher » quelque chose.

9.4 Questions de base à propos de NANDA-I

Qu'est-ce que NANDA International ?

La mise en œuvre de diagnostics infirmiers améliore tous les aspects de la pratique des soins infirmiers, de l'acquisition du respect professionnel à la garantie d'une documentation cohérente représentant le jugement clinique professionnel de l'infirmier(e), de même qu'une documentation précise pour permettre le remboursement. NANDA-I existe pour développer, affiner et promouvoir une terminologie qui reflète exactement les jugements cliniques des infirmier(e)s.

Pourquoi NANDA-I fait-elle payer un droit d'accès à ses diagnostics infirmiers ?

Dans n'importe quel domaine, le développement et l'entretien d'un corpus fondé sur la recherche nécessitent un investissement en temps et en expertise, et la diffusion de ce travail est une dépense supplémentaire. Comme organisme bénévole, nous parrainons les réunions du comité pour la révision des diagnostics soumis, pour s'assurer qu'ils rencontrent les critères des niveaux de preuve (N.P.). Nous fournissons également des formations en anglais, espagnol et portugais, et ce en raison de la forte demande pour ce contenu. Les membres du comité proviennent de partout à travers le monde, et le coût des vidéoconférences ainsi que les réunions occasionnelles en face-à-face occasionnent des dépenses – tout comme c'est le cas avec nos conférences et activités éducatives. Ces fonds financent ce travail sur la base d'un seuil de rentabilité, et sont relativement modestes par rapport aux frais exigés pour de nombreuses bases de données sur les soins de santé et licences électroniques disponibles.

Si nous achetons un livre et entrons le contenu dans un logiciel nous-mêmes, devons-nous payer malgré tout ?

NANDA International, Inc. dépend des fonds provenant de la vente de ses manuels et des licences électroniques pour maintenir et améliorer le niveau scientifique de la terminologie. La terminologie NANDA-I est une terminologie soumise à droits d'auteur ; dès lors, **aucune partie des publications de *NANDA-I : Diagnostics infirmiers. Définitions et classification* ne peut être reproduite, stockée dans un système d'extraction, ou transmise par tout moyen, électronique, mécanique, photocopie, enregistrement ou autre, sans l'autorisation préalable de l'auteur. Cela inclut les publications dans les blogs en ligne, les sites internet, etc.**

Cela reste vrai quelle que soit la langue dans laquelle vous avez l'intention d'utiliser le travail. Pour une utilisation autre que la lecture ou la consultation du livre, une licence provenant de Thieme Medical Publishers, Inc., ou de l'éditeur attitré du livre dans une autre langue est nécessaire. Les détenteurs officiels des droits de traduction de notre travail dans des langues autres que l'anglais peuvent être trouvés à l'adresse ci-dessous. L'utilisation de ce contenu nécessite que vous demandiez à l'éditeur le droit de reproduire notre travail dans n'importe quel format et receviez son autorisation. De plus amples informations sont disponibles sur notre site internet (www.nanda.org), ou bien vous pouvez contacter les éditions Thieme à l'adresse : nanda-i@thieme.com.

Est-ce que la structure de la Taxonomie II devrait être utilisée comme trame de l'évaluation infirmière ?

Le but de la taxonomie est de fournir une organisation des termes (diagnostics) au sein de NANDA-I. Celle-ci n'a jamais été destinée à servir de trame d'évaluation infirmière. Veuillez vous référer à l'énoncé de position sur l'utilisation de la Taxonomie de NANDA-I comme cadre d'évaluation infirmière (p. 77).

Qu'est-ce que le PES, comment a-t-il été développé et quelles sont ses origines ? NANDA-I nécessite-t-elle le format/schéma PES ?

« PES » est un acronyme qui signifie :**p**roblème, **é**tiologie (facteurs favorisants) et **s**ignes/symptômes (caractéristiques). Le format PES a d'abord été publié par le Dr Marjory Gordon, l'une des fondatrices et ancienne présidente de NANDA-I. Les éléments constitutifs des diagnostics NANDA-I sont désormais appelés *caractéristiques* et *facteurs favorisants*, et donc la formulation « format PES » n'est pas utilisée dans les livres actuels de NANDA-I. Elle est encore utilisée dans plusieurs pays et dans de nombreuses publications. Formuler un diagnostic précis repose sur l'évaluation infirmière et la documentation des facteurs favorisants et caractéristiques, et le format PES soutient cela, ce qui est essentiel pour l'exactitude des diagnostics infirmiers, un point sur lequel NANDA-I insiste beaucoup.

Cependant, NANDA-I n'exige pas le format PES, ou tout autre format particulier, pour rassembler des données pour les diagnostics infirmiers. Nous sommes conscients de la grande variété de systèmes de documentations électroniques utilisés et en développement dans le monde, et il semble y avoir autant de façons de fournir de la documentation en soins infirmiers qu'il existe de systèmes. De nombreux systèmes informatiques ne permettent pas l'utilisation de la fonction « lié à... mis en évidence par... ». Cependant, il est important que les infirmier(e)s soient en mesure de communiquer les données d'évaluation qui appuient le diagnostic qu'ils(elles) formulent, afin que les autres soignant(e)s sachent pourquoi un diagnostic a été sélectionné. Veuillez vous référer à l'énoncé de position 2 de NANDA-I : La structure de l'énoncé d'un diagnostic infirmier lorsqu'il est inclus dans un plan de soins (p. 53).

Le format PES reste une méthode éprouvée pour l'enseignement du raisonnement clinique et pour soutenir les étudiant(e)s et infirmier(e)s dans l'apprentissage de l'aptitude à diagnostiquer. Étant donné que les patients ont généralement plus d'un facteur favorisant et/ou plus d'une caractéristique, de nombreux sites remplacent la formulation « se manifestant par/mis en évidence par » et « lié à » par une liste de caractéristiques et facteurs favorisants qui suivent la formulation du diagnostic. Cette liste est fondée sur la situation individuelle du patient et peut utiliser les termes standardisés de NANDA-I.

Quelles que soient les exigences en matière de documentation, il est important de rappeler que, pour assurer la sécurité des soins aux patients dans les secteurs cliniques, il est crucial de surveiller ou d'évaluer les caractéristiques (manifestations de diagnostics) et facteurs favorisants (ou causes) des diagnostics infirmiers. Le choix des interventions efficaces est fondé sur les facteurs favorisants et les caractéristiques.

Comment puis-je écrire l'énoncé diagnostique pour les diagnostics de type risque, les diagnostics focalisés sur le problème et les diagnostics de promotion de la santé ?

Les systèmes de documentation diffèrent par organisation ; ainsi, dans certains cas, vous pouvez écrire (ou choisir parmi une liste informatisée) le titre du diagnostic qui correspond à la réaction humaine que vous avez diagnostiquée. Les données d'évaluation infirmière peuvent être trouvées dans une section différente du système informatique (ou « écran »), et vous pouvez sélectionner vos facteurs favorisants et caractéristiques, ou vos facteurs de risque, à cet endroit. Quelques exemples de formulations PES sont présentés ci-dessous.

Diagnostic focalisé sur un problème. Pour utiliser le format PES, commencez par le diagnostic lui-même, suivi des facteurs étiologiques (favorisants dans un diagnostic focalisé sur un problème). Enfin, identifiez les principaux signes/symptômes (caractéristiques).

Exercice du rôle parental perturbé lié aux connaissances insuffisantes des compétences parentales et au jeune âge des parents (facteurs favorisants) mis en évidence par **des relations parent-enfant déficientes, la perception de l'incapacité de remplir le rôle, et des capacités inappropriées pour prendre soin d'un enfant (caractéristiques).**

Diagnostic de type risque. Pour les diagnostics de type risque, il n'y a pas de facteurs favorisants (facteurs étiologiques), puisque vous identifiez une *vulnérabilité* chez un patient pour un problème potentiel ; le problème n'est pas encore présent. Différents experts recommandent diverses formulations (certains utilisent « lié à », d'autres utilisent « mis en évidence par » pour les diagnostics de type risque). Étant donné que le terme « lié à » est utilisé pour suggérer une étiologie dans le cas d'un diagnostic focalisé sur un problème et qu'il y a seulement une vulnérabilité à un problème quand un diagnostic de type risque est utilisé, NANDA-I a décidé de recommander l'utilisation de l'expression « mis en évidence par » pour se référer à la preuve qu'un risque existe, si la formulation PES est utilisée.

Risque de tension dans l'exercice du rôle de l'aidant naturel mis en évidence par la *trajectoire imprévisible de la maladie et la complexité des soins à donner* (facteurs de risque).

Diagnostic de promotion de la santé. Parce que les diagnostics de promotion de la santé ne nécessitent pas de facteur favorisant, il n'y a pas de « lié à » dans la formulation de ce diagnostic. Au lieu de cela, le(s) caractéristique(s) sont fournies en tant que preuve de la volonté du patient d'améliorer son état de santé actuel – ou la reconnaissance par l'infirmier(e) professionnel(le) qu'il existe une possibilité de promotion de la santé et des mesures à prendre pour promouvoir la santé d'un patient qui est incapable de le faire de lui-même.

Motivation à améliorer son sommeil mis en évidence par *exprime le désir d'améliorer son sommeil.*

NANDA-I fournit-elle une liste de ses diagnostics ?

Il n'y a aucune utilité réelle à simplement fournir une liste de termes ; le faire va à l'encontre de l'objectif d'un langage standardisé. À moins que la définition, les caractéristiques, les facteurs favorisants et/ou les facteurs de risque soient connus, le titre lui-même est vide de sens. Nous ne croyons pas, par conséquent, qu'il soit dans l'intérêt de la sécurité du patient de produire de simples listes de termes qui pourraient être mal comprises ou utilisées de manière inappropriée dans un contexte clinique.

Il est essentiel d'avoir la définition du diagnostic et, plus important encore, les indicateurs de diagnostic (données d'évaluation/historique du patient) requis pour effectuer le diagnostic ; par exemple les signes/symptômes que vous collectez dans votre évaluation (« caractéristiques ») et la cause du diagnostic (« facteurs favorisants ») ou ces choses qui placent un patient dans un risque important pour un diagnostic (« facteurs de risque »). Lorsque vous réalisez l'évaluation du patient, vous devez vous appuyer à la fois sur vos connaissances cliniques et théoriques pour voir des tendances dans les données, des indicateurs de diagnostic qui, regroupés ensemble, peuvent se rapporter à un diagnostic. Les questions à se poser pour identifier et valider le diagnostic correct sont les suivantes :

1. La majorité des caractéristiques/facteurs de risque sont-ils présents chez le patient ?
2. Existe-t-il des facteurs étiologiques (« facteurs favorisants ») pour le diagnostic mis en évidence pour votre patient ?
3. Avez-vous validé le diagnostic avec le patient/la famille ou avec un(e) autre collègue infirmier(e) (quand c'est possible) ?

9.5 Questions de base à propos des diagnostics infirmiers

Quels sont les différents types de diagnostics infirmiers dans la classification de NANDA-I ?

NANDA-I identifie trois catégories de diagnostic infirmier : focalisé sur le problème, promotion de la santé et de type risque. Dans les catégories focalisées sur le problème et les risques, vous pouvez également trouver l'utilisation des syndromes. Voir les définitions pour chacune de ces catégories, et les syndromes dans le glossaire des termes (p. 172).

Que sont les diagnostics infirmiers et pourquoi devrait-on les utiliser ?

Un diagnostic infirmier est un jugement clinique concernant une réaction humaine aux problèmes de santé/aux processus de vie, ou une prédisposition pour cette réaction d'un individu, d'une famille, d'un groupe ou d'une collectivité. Il faut une évaluation infirmière pour élaborer correctement le diagnostic de votre patient ; vous ne pouvez pas standardiser sans risque les diagnostics infirmiers en utilisant un diagnostic médical. Bien qu'il soit exact qu'il y ait des diagnostics infirmiers courants qui se produisent fréquemment chez les patients avec différents diagnostics médicaux, le fait est que vous ne saurez pas si le diagnostic infirmier est exact à moins que vous ne fassiez une évaluation infirmière pour définir les caractéristiques et établir que les facteurs favorisants clés existent.

Un diagnostic infirmier sert de base pour choisir des interventions de soins visant l'atteinte des résultats dont l'infirmier(e) a la responsabilité. Cela signifie que les diagnostics infirmiers sont utilisés pour déterminer le plan de soins approprié pour le patient, conduisant aux résultats du patient et aux interventions. Vous ne pouvez pas standardiser un diagnostic infirmier ; toutefois, il est possible de standardiser les interventions de soins infirmiers, une fois que vous avez sélectionné le résultat approprié pour le diagnostic infirmier, étant donné que les interventions devraient être fondées sur des données probantes chaque fois que possible !

Les diagnostics infirmiers fournissent également un langage standard pour une utilisation dans le dossier de santé électronique (DSE) permettant une communication claire entre les membres de l'équipe de soins et la collecte de données pour l'amélioration continue des soins aux patients. Utiliser une terminologie diagnostique qui fournit un support de décision clinique grâce à l'articulation d'indicateurs diagnostics (signes/symptômes/causes) peut permettre d'établir un lien avec les outils d'évaluation des soins infirmiers, améliorant ainsi l'exactitude diagnostique et les capacités de raisonnement clinique du personnel infirmier.

Quelle est la différence entre un diagnostic médical et un diagnostic infirmier ?

Un diagnostic médical traite une maladie ou un problème médical. Un diagnostic infirmier traite les réactions humaines réelles ou potentielles aux problèmes de santé et aux processus de la vie. Par exemple, un diagnostic médical d'*accident vasculaire cérébral* (AVC ou attaque) fournit des informations sur la pathologie du patient. Les diagnostics infirmiers de *communication verbale altérée, risque de chute, dynamique familiale perturbée, douleur chronique* et *sentiment d'impuissance* fournissent une compréhension plus globale de la répercussion de cet AVC sur ce patient en particulier et sa famille. Ils orientent aussi les interventions de soins infirmiers pour obtenir des résultats spécifiques au patient. Si les infirmier(e)s se concentrent uniquement sur l'AVC, ils (elles) pourraient manquer la *douleur chronique* dont le patient souffre, son *sentiment d'impuissance*, et même les *dynamiques familiales perturbées*. Tous ces problèmes auront un impact sur son retour potentiel à la maison, la capacité de gérer son nouveau programme thérapeutique et sa qualité de vie en général. Il est également important de se rappeler que, même si un diagnostic médical ne concerne qu'un patient, **les soins infirmiers traitent le patient *et* sa famille** ; donc, les diagnostics concernant la famille sont essentiels, car ils ont la possibilité d'influencer – positivement ou négativement – les résultats que vous essayez d'atteindre chez le patient.

Quelles sont les différentes parties qui composent un diagnostic et que signifient-elles pour les infirmier(e)s en pratique ?

Il y a plusieurs parties dans un diagnostic infirmier : le *titre du diagnostic*, la *définition* et les critères d'évaluation utilisés pour élaborer le diagnostic, les *caractéristiques* et *facteurs favorisants* ou *facteurs de risque*. Comme nous l'avons noté au chapitre 8, NANDA-I a de fortes inquiétudes quant à la sécurité d'utiliser des termes (titres du diagnostic) qui n'ont pas de signification standardisée et/ou pas de critères d'évaluation. Piocher un diagnostic dans une liste ou inventer un terme au chevet d'un patient est une pratique dangereuse pour deux bonnes raisons. Tout d'abord, la communication entre les membres de l'équipe de soins de santé doit être claire, concise et cohérente. Si chaque personne définit un « diagnostic » de façon différente, il n'y a plus de clarté. Ensuite, comment pouvons-nous évaluer la validité d'un diagnostic, ou la capacité de diagnostiquer pour un(e) infirmier(e), si nous n'avons pas de données pour appuyer le diagnostic ?

Il s'agit également de passer en revue les *populations à risque* et les *conditions associées* pour prendre en compte les diagnostics infirmiers qui pourraient être les plus fréquents dans certaines populations, par exemple.

Regardons l'exemple de Mme M. Cet exemple nous montre le problème lorsque l'on « pioche » un diagnostic dans une liste de termes, sans connaissance de la définition ou des données d'évaluation nécessaires pour diagnostiquer la réaction humaine.

Étude de cas

Mme M., âgée de 72 ans, a été admise pour une mastectomie due à un carcinome invasif. Elle est arrivée en unité préopératoire avec sa fille à 6 heures du matin comme prévu. Un accès veineux a été mis en place par le personnel de nuit et la prise de ses paramètres vitaux ainsi qu'une partie de ses examens d'admission ont été réalisés. Vous constatez que l'infirmier(e) ayant pris soin de Mme M. précédemment a documenté trois diagnostics infirmiers dans le diagramme : *anxiété* (00146), *image corporelle perturbée* (00118) et *connaissances insuffisantes* (00126). En vous fondant sur cette communication, vous établissez dans votre esprit une image de cette patiente ainsi que de la façon dont vous souhaiteriez l'aborder. L'*anxiété* vous informe qu'il est préférable d'aborder la patiente de manière calme et rassurante tandis que l'*image corporelle perturbée* vous fait penser à sa procédure chirurgicale imminente qui aura un impact sur une partie du corps associée à la sexualité féminine. Le diagnostic de *connaissances insuffisantes* vous préoccupe car vous devez être certain(e) qu'avant de la conduire en salle d'opération, elle comprenne bien le pourquoi de sa présence, le but de sa chirurgie du jour et les complications potentielles.

Un peu plus tard, vous finalisez votre évaluation et vous estimez avoir identifié quelques différences en comparaison de l'évaluation infirmière faite par votre collègue. Bien que vous compreniez ce que votre collègue ait pu sélectionner le diagnostic d'*anxiété*, vous savez que la *peur* (00148) est plus exact – bien que Mme M. affirme être anxieuse, elle vous dit qu'elle est préoccupée à propos du résultat de la chirurgie et qu'elle s'inquiète que le chirurgien n'arrive pas « à enlever la totalité du cancer ». Étant donné que la *peur* est une réaction à une menace reconnue consciemment comme un danger et que l'*anxiété* est reliée à une menace inconnue ou non spécifique, vous établissez un diagnostic avec un niveau d'exactitude plus élevé en sélectionnant la *peur*.

Votre évaluation ne confirme aucune des caractéristiques de *connaissances insuffisantes*, et vous ne pouvez identifier aucun facteur favorisant. En fait, vous apprenez que c'est la seconde mastectomie pour cette patiente (la précédente a été réalisée il y a 5 ans) ; elle est très bien informée du type de cancer et des différent traitements possibles qui peuvent faire suite à l'intervention selon le résultat de celle-ci. Elle est capable d'identifier sans problème pour vous le type de procédure qu'elle va subir, la durée probable ainsi que le risque le plus probable et les résultats négatifs auxquels elles peut s'attendre. Elle est une ancienne enseignante universitaire et vous la trouvez d'une grande intelligence, bien informée et motivée à prendre de bonnes décisions.

Finalement, elle ne montre aucun signe d'*image corporelle perturbée*. Elle a choisi de ne pas avoir de chirurgie reconstructive pour sa première mastectomie et vous indique qu'elle a fait le même choix pour cette chirurgie-ci. Elle est veuve et dit qu'elle ne se sent pas prête pour prendre ces risques supplémentaires. Elle paraît assez à l'aise avec son image corporelle et plaisante même sur le fait que la taille de ses seins était « déjà petite avant l'opération ». Il n'y a donc qu'une « petite différence perceptible ».

Vous remarquez que Mme M. semble adopter un comportement de sécurité quand elle se déplace et paraît être mal à l'aise. Quand vous la questionnez, vous apprenez qu'elle a une sténose spinale sévère et qu'habituellement elle utilise des « patchs antidouleur » qu'elle n'a pas pu utiliser ces 24 dernières heures à cause de l'intervention. Sur une échelle de 1 à 10, 10 étant la douleur la plus insupportable, elle place sa douleur à 6 voire 7. Elle indique également qu'elle est couchée sur la civière depuis plus de 2 heures et qu'elle a tendance à bouger un peu le matin pour s'assouplir car elle trouve que cela l'aide à supporter la douleur. Bien que vous ne soyez pas autorisé(e) à lui donner des médicaments car elle est sur le point de se faire opérer, vous l'aidez en la changeant de position et en appliquant de la chaleur dans la zone d'inconfort, ce qui, d'après Mme M., l'aide également quand elle en applique à la maison.

Vous révisez le dossier infirmier en indiquant deux diagnostics : *peur* et *douleur chronique* (00133).

Quand vous mentionnez le lendemain votre différence d'évaluation à votre collègue, elle vous répond : « Je pioche *connaissances insuffisantes* pour chaque patient car tout le monde peut apprendre quelque chose. Et comme elle va avoir une mastectomie, elle aura donc évidemment un problème avec son image corporelle ».

Clairement, il s'agit d'une façon erronée de penser et si votre collègue avait validé les diagnostics en revoyant les définitions, les caractéristiques et les facteurs favorisants et en parlant avec la patiente, il aurait été évident que ceux-ci n'étaient pas des diagnostics infirmiers pertinents.

Se fixer sur les « diagnostics typiques » de patiente mastectomisée émis par votre collègue, c'est–à-dire *connaissances insuffisantes* et *image corporelle perturbée*, n'était pas approprié pour Mme M. car elle a clairement compris sa maladie, les possibilités de traitement et les éventuelles conséquences. Par ailleurs, elle ne montre aucune préoccupation quant à son image corporelle et avait pris sa propre décision concernant la chirurgie reconstructive. Se concentrer sur ces diagnostics « standard » pour lesquels il n'y avait pas de support d'évaluation infirmière noté, c'est une perte de temps pour le personnel infirmier et cela peut mener à une offre de soins inutiles qui limite le temps passé sur les soins qui peuvent avoir un impact sur les résultats du patient. De même, votre collègue n'a pas effectué une évaluation complète qui aurait mené au diagnostic important de *douleur chronique*. Cette erreur de raisonnement clinique a retardé la mise en place d'interventions « non médicamenteuses » qui auraient rendu le temps de Mme M. plus agréable.

Comment rédiger un plan de soins incluant un diagnostic infirmier pour les patients ayant un diagnostic/problème médical spécifique, par exemple une insuffisance cardiaque congestive ou une arthroplastie du genou ?

Les diagnostics infirmiers sont des réactions individuelles (famille, groupe ou collectivité) aux problèmes de santé ou aux processus de vie. Cela signifie qu'on ne peut pas standardiser les diagnostics infirmiers en se fondant sur des diagnostics médicaux ou des procédures. Bien que de nombreux patients ayant, par exemple, une insuffisance cardiaque congestive puissent montrer des diagnostics infirmiers comme *intolérance à l'activité* (00092) ou *débit cardiaque diminué* (00029), d'autres peuvent ne pas avoir ces réactions ou peuvent seulement présenter un risque à ce stade dans l'avancée de la maladie. Les patients qui sont sur le point de subir un remplacement de genou peuvent souffrir de *douleur aiguë* (00132), de *douleur chronique* (00133), de *risque de chute* (00155) et/ou de *difficulté à la marche* (00088) ; d'autres peuvent répondre par l'*anxiété* (00146) ou la *fatigue* (00093). Sans une évaluation infirmière, il est tout simplement impossible de déterminer le diagnostic correct – et cela ne contribue pas à des soins sûrs et de qualité pour les patients.

Le plan de soins individualisé pour chaque patient est fondé sur des données d'évaluation. Les données d'évaluation et les préférences du patient guident l'infirmier(e) dans la priorité donnée aux diagnostics infirmiers et aux interventions ; le diagnostic médical est seulement un élément des données d'évaluation et, par conséquent, ne peut pas être utilisé comme le seul facteur déterminant pour le choix d'un diagnostic infirmier. Un outil de réflexion utilisé par nos collègues en médecine peut être utile au moment où vous déterminez vos diagnostics : l'acronyme SEA TOW (Rencic, 2011, ► Fig. 6.5).

C'est toujours une excellente idée de demander à un(e) collègue ou un(e) expert(e) une seconde opinion si vous n'êtes pas certain(e) du diagnostic. Est-ce que le diagnostic que vous envisagez est le résultat d'une découverte (« Eureka ») ? Reconnaissez-vous le schéma d'un diagnostic infirmier à l'intérieur des données de votre évaluation et de l'entretien avec le patient ? Pouvez-vous confirmer ce schéma en revoyant les indicateurs du diagnostic ? Avez-vous collecté des données qui semblent réfuter ce diagnostic ? Pouvez-vous justifier le diagnostic malgré ces données contraires, ou ces données vous indiquent-elles que vous devez approfondir ? Réfléchissez sur votre manière de penser : était-ce logique, raisonné, construit sur vos connaissances de la science infirmière et des réactions humaines que vous diagnostiquez ? Avez-vous besoin d'informations supplémentaires à propos de la réaction avant d'être prêt(e) à confirmer ce diagnostic ? Êtes-vous trop sûr(e) de vous ? Cela peut arriver lorsque vous êtes habitué(e) à des patients qui présentent des diagnostics particuliers, et qu'ainsi vous « sautez » sur un diagnostic, plutôt que de réellement appliquer le jugement clinique. Enfin, quelles autres données devriez-vous collecter ou réexaminer afin de valider, de confirmer ou d'éliminer une hypothèse de diagnostic infirmier ? Utiliser l'acronyme SEA TOW peut vous aider à valider votre processus de raisonnement clinique et à accroître la probabilité d'un diagnostic exact.

Combien de diagnostics devrait avoir mon patient ?

Les étudiant(e)s sont souvent encouragé(e)s à identifier chaque diagnostic que le patient a ; c'est une méthode d'apprentissage afin d'améliorer le raisonnement clinique et la maîtrise des sciences infirmières. Cependant, dans la pratique, il est important de déterminer la priorité des diagnostics infirmiers étant donné que ceux-ci devraient former la base des interventions de soins infirmiers. Vous devez considérer quels sont les diagnostics les plus importants – aussi bien du point de vue du patient que du point de vue infirmier – ainsi que les ressources et le temps disponibles pour le traitement. Les autres diagnostics peuvent nécessiter un aiguillage vers d'autres dispensateurs de soins de santé ou d'autres services tels que les soins à domicile, une autre unité de soins, des centres de soins spécialisés, etc. En pratique, avoir un diagnostic par domaine NANDA-I, ou un minimum de 5 ou 10 diagnostics, ne reflète en rien la réalité. Même s'il est important d'identifier tous les diagnostics (focalisés sur le problème, de type risque, de promotion de la santé), les infirmier(e)s doivent se focaliser d'abord sur les diagnostics de haute priorité et à haut risque ; les autres diagnostics peuvent être ajoutés plus tard (déplacés vers le haut sur la liste de priorité) pour remplacer ceux qui sont résolus, ou pour lesquels les interventions sont clairement efficaces. En outre, si l'état du patient se détériore ou si des données supplémentaires menant à un diagnostic plus urgent sont identifiées, la priorité donnée aux diagnostics doit être revue. La planification des soins pour les patients n'est pas « quelque chose de ponctuel » ; comme avec toutes les facettes de la démarche de soins infirmiers, elle doit être constamment réévaluée et ajustée pour répondre aux besoins du patient et de sa famille.

Puis-je changer le diagnostic infirmier après qu'il a été documenté dans le dossier du patient ?

Absolument ! Comme vous continuez à évaluer votre patient et à recueillir des données supplémentaires, vous pouvez remarquer que votre diagnostic initial n'était pas le plus crucial – ou bien l'état de votre patient peut s'être amélioré, ou de nouvelles données qui recentrent la priorité deviennent disponibles. Il est très important de continuer l'évaluation de votre patient pour déterminer si le diagnostic est toujours le plus exact, et ce à n'importe quel moment.

Puis-je documenter les diagnostics infirmiers des membres de la famille d'un patient dans le dossier du patient ?

Les règles de documentation varient selon l'organisation et les exigences particulières d'un État et d'un pays. Cependant, le concept de soins axés sur la famille est en train de devenir la norme, et bien entendu les diagnostics qui ont un impact sur le patient, et qui peuvent contribuer aux résultats de santé du patient, devraient être pris en considération par les infirmier(e)s. Par exemple, si un patient est admis pour l'exacerbation d'une maladie chronique, et que l'infirmier(e) reconnaît que le(la) conjoint(e) présente des signes/symptômes de *tension dans l'exercice du rôle d'aidant naturel* (00061), il est essentiel que l'infirmier(e) confirme ou infirme ce diagnostic. Profitant de l'hospitalisation du patient, l'infirmier(e) peut travailler avec le(la) conjoint(e) afin de mobiliser des ressources nécessaires pour les soins donnés à la maison, tels que l'identification des sources de soutien pour la gestion du stress, du répit, de préoccupations financières. Une révision du programme thérapeutique, ainsi que des recommandations pour simplifier ou organiser les soins peuvent être très utiles. Le diagnostic et le traitement de *tension dans l'exercice du rôle d'aidant naturel* du (de la) conjoint(e) ne toucheront pas seulement l'aidant naturel, mais auront aussi un impact significatif sur les résultats du(de la) patient(e) quand il(elle) retournera à la maison.

Tous les diagnostics infirmiers peuvent-ils être utilisés de façon sécuritaire et légalement dans chaque pays ?

La classification NANDA-I représente la pratique infirmière internationale ; dès lors, tous les diagnostics ne seront pas nécessairement appropriés pour chaque infirmier(e) dans le monde. Veuillez-vous référer à *Considérations internationales quant à l'utilisation de la Taxonomie des diagnostics infirmiers de NANDA-I* (p. 50).

9.6 Questions à propos des caractéristiques

Que sont les caractéristiques ?

Les caractéristiques sont des indices/inférences observables qui se regroupent comme manifestations d'un diagnostic focalisé sur un problème ou d'un diagnostic de promotion de la santé ou d'un syndrome. Cela ne se limite pas seulement à ces choses que l'infirmier(e) peut voir, mais concerne aussi les choses qui sont vues, entendues (par exemple ce que le patient/la famille nous dit), touchées ou senties.

Ce livre utilise les termes de « conditions associées » et de « populations à risque » avec beaucoup de diagnostics. Ce sont des conditions que nous, en tant qu'infirmier(e)s, ne pouvons pas influencer de manière indépendante. Comment pouvons-nous les utiliser dans l'évaluation ?

L'objectif de ces nouvelles catégories est de fournir des informations à l'infirmier(e) professionnel(le) pour appuyer son diagnostic et également pour identifier clairement les données d'évaluation qu'il(elle) peut ou ne peut pas influencer directement. En séparant ces indicateurs, cela permet à l'infirmier (e) de reconnaître plus vite les facteurs favorisants sur lesquels sont dirigées ses interventions, et les caractéristiques qui pourraient demander un contrôle des symptômes. Ces nouvelles catégories de données sont une autre manière d'aider les infirmier(e)s à la prise de décision au chevet du patient.

Les caractéristiques sont-elles classées dans le livre par ordre d'importance ?

Non. Les caractéristiques (et les facteurs favorisants/de risque) de la version sont classés par ordre alphabétique. En fin de compte, l'objectif est de valider les caractéristiques cruciales grâce à la recherche – celles qui doivent être présentes pour élaborer le diagnostic. Nous réorganiserons alors les indicateurs de diagnostic par ordre d'importance.

Combien de caractéristiques ai-je besoin d'identifier pour établir chez un patient un diagnostic infirmier particulier ?

C'est une question difficile, et cela dépend vraiment du diagnostic. Pour certains diagnostics, une caractéristique est tout ce qui est nécessaire ; par exemple, avec les diagnostics de promotion de la santé, un désir exprimé par un patient pour améliorer certains aspects particuliers d'une réaction humaine est tout ce qui est nécessaire. D'autres diagnostics nécessitent un ensemble de symptômes, probablement trois ou quatre, pour atteindre l'exactitude dans le diagnostic. Dans l'avenir, nous aimerions être en mesure de limiter le nombre d'indicateurs de diagnostic fournis dans NANDA-I, car de longues listes de signes/symptômes ne sont pas nécessairement d'une si grande utilité clinique. Comme plus de recherches sont menées sur les concepts de soins infirmiers, ce travail sera facilité.

9.7 Questions à propos des facteurs favorisants

Combien de facteurs favorisants ai-je besoin d'identifier pour établir chez un patient un diagnostic infirmier particulier ?

Comme pour les caractéristiques, cela dépend vraiment du diagnostic. Un seul facteur n'est probablement pas suffisant, et c'est particulièrement vrai si vous utilisez un diagnostic médical seul comme facteur favorisant. Comme nous l'avons vu plus haut dans le cas de Mme M., cela signifierait que chaque patiente admise pour une mastectomie est « étiquetée » d'une *image corporelle perturbée* (00118), ou bien que tout patient avec une intervention chirurgicale se voit « étiqueté » d'une *douleur aiguë* (00132). Cette pratique n'est pas une pratique de diagnostic ; c'est réellement apposer une étiquette au patient, en se fondant sur l'hypothèse que la réponse d'une personne sera exactement la même que pour tout autre individu. C'est au mieux une hypothèse erronée, et peut faire risquer d'émettre un mauvais diagnostic et conduire les infirmier(e)s à passer du temps sur des interventions inutiles. Dans le pire des cas, cela peut conduire à une erreur d'omission dans laquelle un diagnostic significatif passe inaperçu, ce qui entraîne des problèmes significatifs concernant la qualité des soins et les résultats pour les patients.

Les facteurs favorisants repris dans les diagnostics NANDA-I ne sont pas toujours des facteurs qu'un(e) infirmier(e) peut éliminer ou diminuer. Devrais-je les inclure dans la formulation du diagnostic ?

Après avoir séparé les facteurs favorisants de l'édition précédente de la terminologie dans les catégories populations à risque et conditions associées, il y a beaucoup de diagnostics avec peu ou pas de facteurs favorisants qui sont modifiables par l'infirmier(e). Par conséquent, durant ce prochain cycle, nous allons nous concentrer sur le développement de facteurs favorisants cliniquement plus utiles sur lesquels vous pouvez intervenir et pour lesquels l'intervention pourrait conduire à une diminution ou à la cessation de la réaction humaine défavorable que vous avez diagnostiquée.

9.8 Questions à propos des facteurs de risque

Combien de facteurs de risque ai-je besoin d'identifier pour établir chez un patient un diagnostic infirmier particulier de type risque ?

Comme avec les caractéristiques et les facteurs favorisants, cela dépend vraiment du diagnostic. Par exemple, dans le nouveau diagnostic *risque d'escarre*, avoir un score de Braden Q ≤ 16 chez un enfant, ou un score sur l'échelle de Braden ≤ 18 chez un adulte, ou un faible score sur l'échelle Risk Assessment Pressure Sore (RAPS) pourrait être tout ce qui est nécessaire pour diagnostiquer ce risque. C'est parce que ces outils standardisés ont été cliniquement validés comme prédicteurs du risque pour l'escarre. Pour les autres diagnostics qui n'ont pas encore ce niveau de validation des indicateurs de diagnostic, un regroupement des facteurs de risque est nécessaire, bien que probablement pas plus que trois ou quatre.

Existe-t-il une relation entre les facteurs favorisants et les facteurs de risque, comme avec les diagnostics focalisés sur le problème et/ou un diagnostic de promotion de la santé et un diagnostic de type risque ?

Oui. Vous devriez remarquer de fortes similitudes entre les facteurs favorisants pour un diagnostic focalisé sur un problème et les facteurs de risque d'un diagnostic de type risque liés à un même concept. En effet, les listes de facteurs pourraient être identiques. Le même état pour lequel vous présentez un risque de réaction indésirable s'avère être le plus souvent une étiologie de cette réaction si elle devait se produire. Par exemple, pour le diagnostic *risque de désorganisation comportementale chez le nouveau-né/nourrisson* (00115), la stimulation environnementale excessive est notée comme un facteur de risque. Dans le diagnostic *désorganisation du comportement du nouveau-né/nourrisson* (00116), focalisé sur le problème, la stimulation sensorielle excessive de l'environnement est notée comme un facteur favorisant. Dans les deux cas, de nombreuses interventions de soins infirmiers pouvant diminuer la réaction défavorable, ou modifier son risque de survenue sont disponibles.

9.9 Différencier des diagnostics infirmiers similaires

Comment puis-je décider entre des diagnostics qui sont très semblables – comment puis-je savoir quel est le diagnostic le plus exact ?

L'exactitude d'un diagnostic est cruciale. Évitez de parvenir à une conclusion trop rapide, et utilisez certains outils faciles pour réfléchir à votre processus de prise de décision. Une aide au diagnostic qui est utilisée en médecine pour la différenciation des diagnostics peut être facilement adaptée pour les soins infirmiers : SNAPPS (Rencic, 2011). Grâce à cet outil, vous résumez les données que vous avez recueillies dans votre entrevue et votre évaluation, ainsi que d'autres données pertinentes provenant du dossier du patient. Vous cherchez ensuite à réduire l'écart entre les diagnostics : éliminez les données communes aux deux diagnostics, de sorte qu'il ne vous reste que les données qui diffèrent. Analysez ces données : un modèle vous semble-t-il plus évident maintenant que vous cherchez un regroupement plus réduit de données ? Consultez un(e) collègue, un(e) professeur(e), ou un(e) expert(e) quand vous avez des doutes ou des questions sans réponse. Ne demandez pas la réponse ; demandez-leur de vous expliquer leur raisonnement pour vous aider à déterminer le diagnostic le plus approprié. Planifiez une stratégie de prise en charge, laquelle devrait inclure une réévaluation fréquente, surtout au début du plan, pour vous assurer que votre diagnostic était vraiment exact. Enfin, sélectionnez des questions liées à un cas pour des compléments d'investigation et d'étude. Trouvez un article, une étude de cas dans une revue, ou des informations à partir d'un texte récent qui peut approfondir votre compréhension de la réaction humaine que vous venez de diagnostiquer (► Fig. 9.1).

Puis-je ajouter « risque de » à un diagnostic focalisé sur le problème pour en faire un diagnostic de type risque ? Ou supprimer « risque de » d'un diagnostic de type risque pour en faire un diagnostic focalisé sur le problème ?

La réponse à cette question est « non ». En fait, « composer » aléatoirement un titre n'a pas de sens, et nous croyons que cela pourrait être dangereux.

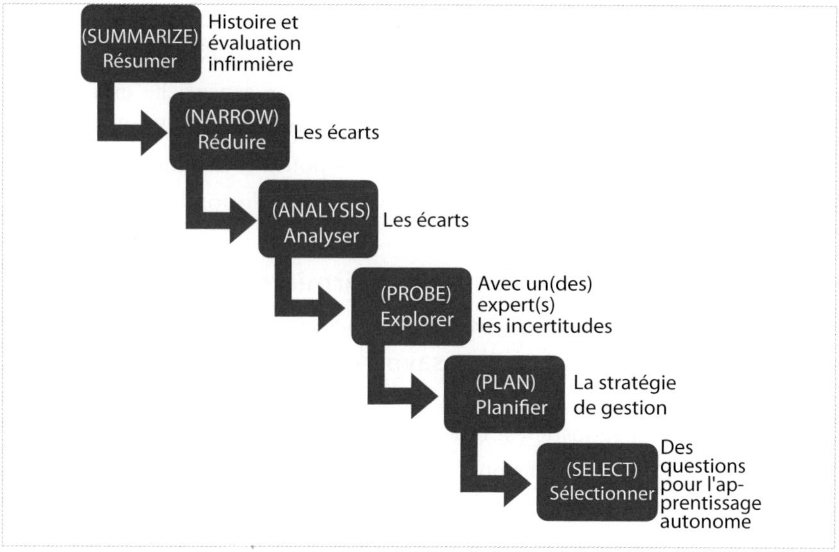

Fig. 9.1 L'outil d'aide au diagnostic de SNAPPS (Rencic, 2011).

Pourquoi ? Posez-vous ces questions : comment le diagnostic est-il défini ? Quels sont les facteurs de risque (pour les diagnostics de type risque) ou les caractéristiques/facteurs favorisants (pour les diagnostics focalisés sur un problème) qui devraient être identifiés lors de votre évaluation infirmière ? Comment les autres sauraient ce que vous voulez dire si le diagnostic n'est pas clairement défini et présenté dans un format ressource (texte, système informatique) pour revoir et permettre la validation du diagnostic ?

Si vous avez repéré un patient qui, d'après vous, peut présenter un risque pour quelque chose et pour lequel il n'y a pas de diagnostic infirmier, il est préférable de documenter très clairement ce que vous voyez chez votre patient ou pourquoi vous sentez qu'il présente un risque, afin que les autres puissent facilement suivre votre raisonnement clinique. C'est essentiel pour la sécurité des patients.

Si l'on considère vraiment qu'un diagnostic de type risque devrait être modifié pour créer un diagnostic réel, la question suivante doit être posée : « Est-ce que c'est déjà identifié comme un diagnostic médical ? » Si oui, il n'y a aucune raison de le renommer comme diagnostic infirmier, à moins que les soins infirmiers puissent apporter un point de vue différent de celui de la médecine à ce phénomène. Par exemple, « anxiété » est un diagnostic infirmier/médical/psychiatrique et toutes ces disciplines peuvent l'aborder différemment selon leurs perspectives disciplinaires. Par ailleurs, lorsque l'on considère un diagnostic tel que « pneumonie » (infection), quel point de vue pourrait apporter l'infirmier(e) qui serait différent de celui de la médecine ? À ce jour, nous n'avons pas identifié ou déterminé qu'il pourrait y avoir une différence de traitement parmi ces disciplines ; donc, c'est un diagnostic médical pour lequel les infirmier(e)s utilisent des interventions de soins infirmiers. C'est tout à fait acceptable !

Enfin, si vous avez identifié une réaction humaine que vous croyez devoir être considérée comme un diagnostic infirmier, consultez nos informations sur le développement d'un diagnostic, revoyez la littérature ou travaillez avec des experts pour le développer et le soumettre à NANDA-I. Ce sont généralement les infirmier(e)s praticien(ne)s qui identifient les diagnostics dont nous avons besoin, ce qui permet de faire croître ou d'affiner la terminologie, et ainsi de mieux refléter la réalité de la pratique.

9.10 Questions concernant le développement d'un plan de traitement

Où puis-je trouver les interventions que l'on utilise avec un diagnostic infirmier ?

Les interventions doivent être orientées vers les facteurs favorisants ou étiologiques chaque fois que possible. Parfois, cependant, cela n'est pas possible et, dès lors, les interventions sont choisies pour contrôler les symptômes (caractéristiques). Examinons deux situations différentes utilisant le même diagnostic :

- *Douleur aiguë* (*facteurs favorisants* : technique de manutention et position corporelle inappropriées ; *caractéristiques* : rapporte de vifs maux de dos, attitude de protection et position pour éviter la douleur)
- *Douleur aiguë* (*facteur favorisant* : intervention chirurgicale ; *caractéristiques* : exprime verbalement des douleurs vives au lieu d'incision, attitude de protection et position pour éviter la douleur)

Dans le premier exemple, l'infirmier(e) peut orienter les interventions vers les symptômes (en fournissant des interventions de soulagement de la douleur), mais aussi vers l'étiologie (en fournissant un enseignement sur les techniques appropriées de manutention, une mécanique corporelle appropriée, et des exercices pour renforcer les muscles du tronc et du dos).

Dans le deuxième exemple, l'infirmier(e) ne peut pas intervenir pour supprimer le facteur causal (l'intervention chirurgicale), de sorte que les interventions visent toutes la maîtrise des symptômes (en fournissant des interventions de soulagement de la douleur).

Choisir les interventions pour un patient spécifique est également influencé par la gravité et la durée du diagnostic infirmier, l'efficacité des interventions, les préférences des patients, les guides de bonnes pratique de l'institution, et la capacité d'effectuer l'intervention (par exemple, est-ce que l'intervention est réaliste ?).

Quand est-il nécessaire de revoir un plan de soins infirmiers ?

Il n'y a pas de norme claire concernant la fréquence de révision : cela dépend de l'état du patient, de la gravité et de la complexité des soins, ainsi que des normes organisationnelles. En général, une directive minimale devrait être une fois toutes les 24 heures, mais dans un environnement de soins intensifs ou chez un patient avec des problèmes complexes, cela se fait souvent une ou plusieurs fois par quart de travail.

Que veut dire « revoir » le plan de soins ? Cela nécessite une réévaluation des problèmes actuels du patient, d'identifier les réactions humaines qui requièrent une intervention de soins infirmiers, et d'examiner celles qui avaient été précédemment identifiées pour déterminer les aspects suivants :

- Les diagnostics infirmiers précédemment identifiés sont-ils toujours présents ?
- Ont-ils toujours une haute priorité ?
- S'améliorent-ils, restent-ils les mêmes, s'aggravent-ils ?
- Les interventions actuelles sont-elles efficaces ?
- *Et*, peut-être plus important encore, avez-vous identifié la réaction correcte à traiter (avez-vous formulé le diagnostic exact) ?

Ces questions exigent une réévaluation continue du patient. Lorsque l'intervention ne réussit pas à atteindre les résultats déterminés pour un patient, poursuivre la même intervention n'est peut-être pas la meilleure politique. Est-il possible qu'il y ait quelque chose d'autre qui se passe et qui n'ait pas été indiqué précédemment ? Quelles autres données auriez-vous besoin de recueillir pour identifier d'autres problèmes ? Le patient est-il d'accord avec vous quant à la priorité donnée aux soins ? Existe-t-il d'autres interventions qui pourraient être plus efficaces ? Tout cela participe à l'examen et à la révision du plan de soins.Rappelez-vous que le plan de soins infirmiers est une représentation informatisée (ou écrite) de votre jugement clinique. Ce n'est pas quelque chose que vous faites et puis que vous oubliez ; cela devrait orienter chaque temps de soins réalisés chez le patient – chaque question que vous posez, chaque diagnostic, résultat de test, chaque élément de données d'évaluation physique ajoute plus d'informations à prendre en considération quand on examine les réactions des patients. Ainsi, un bilan et une évaluation devraient se produire chaque fois que vous regardez, parlez avec, ou touchez un patient, et chaque fois que vous interagissez avec sa famille et avec les données du dossier du patient.

Le raisonnement clinique, le diagnostic et la planification appropriée du traitement exigent une pratique réflexive et consciente. Ce n'est pas une tâche à cocher de sorte qu'ensuite vous pouvez passer à autre chose – c'est l'élément clé d'une pratique de soins infirmiers professionnels.

9.11 Questions à propos de l'enseignement/l'apprentissage des diagnostics infirmiers

Je n'ai jamais appris ce qu'était le diagnostic infirmier pendant mes études. Quelle est la meilleure façon d'étudier le diagnostic infirmier ?

Vous avez trouvé un bon moyen de débuter en utilisant ce livre ! Mais d'abord, nous vous recommandons vraiment de passer un peu temps pour apprendre/revoir les concepts qui appuient les diagnostics. Pensez à ce que vous savez à propos de la ventilation, l'adaptation, la tolérance à l'activité, la mobilité, les modes d'alimentation, les habitudes de sommeil, la perfusion tissulaire, etc. Il est vraiment nécessaire de commencer avec une compréhension solide de ces phénomènes dits « neutres » ; qu'est-ce qui est *normal* ? Qu'attendez-vous de voir chez un patient en bonne santé ? Quels sont les facteurs physiologiques/psychologiques/sociologiques qui influencent ces modèles normaux ? Une fois que vous comprenez vraiment les concepts, vous pouvez aller vers les déviations de la norme : comment évalueriez-vous celles-ci ? Quels sont les autres domaines de la santé qui pourraient être affectés si un écart se produit ? Quel genre de choses pourrait provoquer chez quelqu'un le risque de développer une réaction indésirable ? Quelles sont les forces que les gens pourraient mobiliser pour améliorer ce domaine de leur santé ? Que disent les infirmier(e)s au sujet de ces phénomènes – quelle recherche a été réalisée ? Y a-t-il des guides cliniques pour la pratique ? Tous ces domaines de connaissances contribueront à votre compréhension du diagnostic infirmier – après tout, les diagnostics infirmiers nomment les connaissances de la discipline. Il ne suffit pas de prendre ce livre, ou tout autre, et de commencer à écrire des diagnostics qui « correspondraient bien » à votre patient, ou qui seraient liés à un diagnostic médical d'une façon quelque peu standardisée. Une fois que vous comprenez vraiment les concepts, que vous commencez à voir les schémas dans vos données d'évaluation qui vous indiquent les états de risque, les problèmes et les forces, vous pouvez commencer à aiguiser votre compréhension des diagnostics en revoyant les définitions et les indicateurs de diagnostic pour les diagnostics qui semblent représenter la majorité des réactions des patients que vous voyez dans votre pratique. Il y a des diagnostics fondamentaux dans tous les domaines de la pratique, et ce sont sur ceux-là que vous devrez vous focaliser afin de développer une expertise en commençant par eux.

Dois-je choisir un diagnostic de chacun des 13 domaines et combiner ceux-ci à la fin de l'évaluation ?

Même si nous savons que certains professeurs enseignent de cette façon, cela n'est pas vraiment une méthode que nous approuvons. Attribuer de manière arbitraire un certain nombre de diagnostics à envisager n'est ni pratique, ni nécessairement le reflet de la réalité du patient. En outre, comme indiqué précédemment, les domaines ne représentent pas une trame d'évaluation infirmière. Vous devez remplir une évaluation infirmière, et pendant que vous réalisez votre évaluation, vous allez commencer à émettre des hypothèses à propos de diagnostics possibles. Cela devrait vous permettre une évaluation plus ciblée pour infirmer ou confirmer ces hypothèses. Une évaluation est un processus fluide ; une donnée peut vous ramener aux données précédemment obtenues, ou elle peut exiger une évaluation en profondeur afin de recueillir des informations supplémentaires. Nous recommandons l'utilisation d'une évaluation fondée sur un modèle de soins infirmiers, tel que les Modes fonctionnels de santé de Gordon. Bien que la taxonomie soit actuellement inspirée de ces modes, la trame d'évaluation fournit un support aux infirmier(e)s pour les entrevues et évaluations du patient, permettant (et encourageant !) une attitude souple sur la façon dont les données et l'information obtenues à partir des autres modes interagissent pendant que l'évaluation se déroule.

Nos professeur(e)s ne nous permettent pas d'utiliser des diagnostics de risque, parce qu'ils(elles) disent que l'on doit se concentrer sur les diagnostics « réels ». Les risques des patients ne sont-ils pas « réels » ?

Absolument ! Les diagnostics de risque peuvent effectivement être les diagnostics qui ont la priorité la plus élevée chez un patient – un patient avec une grande vulnérabilité aux infections, chutes, escarres, ou à l'hémorragie peut n'avoir aucun autre diagnostic crucial que ce risque. L'utilisation précédente du terme diagnostic « réel » peut avoir mené vers cette confusion ; certaines personnes interprétaient celui-ci pour signifier que le diagnostic « réel » (focalisé sur le problème) était plus « réel/vrai » que le risque. Pensez à la jeune femme qui vient de donner naissance à un nouveau-né en bonne santé, mais qui a développé une coagulation intravasculaire disséminée pendant sa grossesse et a des antécédents d'hémorragie du post-partum. Elle n'a probablement pas de diagnostic infirmier d'une priorité plus haute que le *risque d'hémorragie* (00206). Elle peut avoir une *douleur aiguë* (00132) provenant de son épisiotomie, elle peut avoir de l'*anxiété* (00146), et elle peut avoir une *motivation à améliorer l'allaitement maternel* (00106) – mais toute sage-femme vous dira que la priorité numéro une sera le *risque d'hémorragie* !

Notre programme de soins infirmiers de base est déjà plein. Quand et qui devrait enseigner les diagnostics infirmiers ?

Les soins infirmiers, tout comme d'autres disciplines, luttent pour passer d'un système éducationnel au contenu chargé à un processus éducatif axé sur le raisonnement. Depuis plusieurs décennies au moins, le modèle dans la formation infirmière a été d'essayer d'inclure de plus en plus d'informations dans des cours, des lectures et des devoirs conduisant à un modèle de mémorisation et de restitution des connaissances (souvent suivi de l'oubli, peu de temps après, de la plupart des choses qui avaient été « apprises ») – cela ne fonctionne tout simplement pas ! La vitesse de développement des connaissances a augmenté de façon exponentielle ; nous ne pouvons pas continuer à enseigner chaque élément d'information nécessaire. Au lieu de cela, nous devons enseigner les concepts de base, enseigner aux étudiant(e)s comment raisonner, comment découvrir des connaissances, savoir si elles sont fiables et comment les appliquer. Nous devons leur donner les outils qui mènent vers un apprentissage tout au long de la vie, et le raisonnement clinique est probablement le plus crucial de ceux-ci. Mais le raisonnement critique nécessite un champ de connaissance – dans ce cas, les soins infirmiers – et ce dernier nécessite la maîtrise de nos connaissances disciplinaires, qui sont représentées par les diagnostics infirmiers.

Chaque enseignant(e) en soins infirmiers doit enseigner les diagnostics infirmiers – dans tous les cours, et comme base du cours. À travers l'étude des concepts, les étudiant(e)s apprendront les disciplines liées, leurs diagnostics et les traitements standard ; ils(elles) apprendront également les réactions humaines et comment elles diffèrent dans une variété de situations, ou du fait de l'âge, du sexe, de la culture, etc. Restructurer les programmes pour se concentrer vraiment sur les soins infirmiers peut paraître radical, mais c'est le seul moyen d'assurer de manière solide le contenu des soins infirmiers pour les infirmier(e)s des années à venir. Enseignez d'abord les diagnostics de base qui recouvrent tous les domaines de la pratique, puis, comme les étudiant(e)s acquièrent des connaissances, enseignez les diagnostics de base des spécialités. Les diagnostics restants – ceux qui n'apparaissent pas souvent ou qui n'apparaissent que pour des problèmes très particuliers – s'apprendront dès que les étudiant(e)s seront dans la pratique et rencontreront des patients qui présentent ces réactions.

9.12 Questions à propos de l'utilisation de NANDA-I dans les dossiers de santé électroniques

Existe-t-il une réglementation rendant obligatoire le fait de devoir utiliser la terminologie NANDA-I pour les problèmes du patient, les interventions et les résultats inclus dans un dossier de santé électronique ? Pourquoi devrions-nous utiliser les diagnostics infirmiers NANDA-I dans un système de santé électronique ?

Il n'y a pas de réglementation obligatoire. Cependant, les diagnostics infirmiers de NANDA International sont fortement suggérés par les organismes de standardisation pour les inclure dans le DSE. Plusieurs articles et études d'experts internationaux recommandent l'inclusion de la Taxonomie de NANDA-I dans le DSE, et ce pour plusieurs raisons :

- la sécurité des patients nécessite une documentation précise des problèmes de santé (par exemple les états de santé à risque, les diagnostics réels, les diagnostics de promotion de la santé) et NANDA-I est la seule classification ayant une large base documentaire (avec quelques diagnostics fondés sur des données probantes, y compris une structure de niveaux de preuve [N.P.]). Plus important encore, les diagnostics de NANDA-I sont des concepts globaux qui ont été définis, et qui incluent des facteurs favorisants et des caractéristiques. C'est la grande différence avec d'autres terminologies de soins infirmiers ;
- non seulement NANDA-I, NIC/CISI et NOC/CRSI (NNN) sont les classifications les plus fréquemment utilisées à l'échelle internationale, mais de plus des études ont montré qu'elles sont les classifications fondées sur des données probantes les plus complètes ;
- les diagnostics de NANDA-I sont continuellement en révision et en développement. La classification n'est pas le produit d'un auteur unique ; elle est fondée sur le travail d'infirmier(e)s professionnel(le)s à travers le monde, membres et non membres de NANDA International (Anderson et al., 2009 ; Bernhard-Just et al., 2009 ; Keenan et al., 2008 ; Lunney, 2006 ; Lunney et al., 2005 ; Müller-Staub, 2007 ; Müller-Staub, 2009 ; Müller-Staub et al., 2007).

9.13 Questions à propos du développement et de la révision des diagnostics

Qui développe et revoit les diagnostics de NANDA-I ?

Les nouveaux diagnostics et les diagnostics révisés sont soumis au Comité de développement des diagnostics de NANDA-I par les infirmier(e)s du monde entier. Ces infirmier(e)s proviennent principalement des domaines de la pratique et de l'éducation, même si nous avons des chercheur(e)s et théoricien(ne)s qui soumettent aussi parfois des diagnostics. Le Comité de développement des diagnostics élabore et mène les processus de révision des diagnostics proposés. Les fonctions du comité comprennent – mais ne sont pas limitées à – : la révision des nouveaux diagnostics ou des diagnostics révisés, ou les propositions de suppression de diagnostics infirmiers actuels ; la sollicitation et la diffusion des retours d'information des expert(e)s ; la mise en œuvre des processus de révision par les membres du comité ; et le vote par l'assemblée générale/membres du comité sur des questions liées au développement de diagnostics.

Pourquoi certains diagnostics sont-ils révisés ?

Les connaissances sont en constante évolution au sein de la pratique infirmière, et dès lors que la recherche clarifie et affine ces connaissances, il est important que la terminologie de NANDA-I reflète ces changements. Les infirmier(e)s praticien(ne)s, ainsi que les enseignant(e)s et chercheur(e)s soumettent des révisions en fonction de leur propre travail ou d'une revue de la littérature lors d'une recherche. Le but est d'affiner les diagnostics, en fournissant des renseignements qui permettent l'exactitude du diagnostic.

9.14 Questions à propos du livre de NANDA-I, Définitions et classification

Comment puis-je savoir quels diagnostics sont nouveaux ?

Tous les nouveaux diagnostics et diagnostics révisés sont mis en évidence dans la section de ce livre intitulée Modifications et révisions (p. 24).

Lorsque j'ai examiné les codes informatiques fournis dans le livre, j'ai remarqué qu'il y avait des codes manquants – est-ce que cela signifie qu'il y a des diagnostics manquants ?

Non, les codes manquants représentent des codes qui n'ont pas été attribués, ou des diagnostics qui ont été retirés ou supprimés de la taxonomie au fil du temps. Les codes ne sont pas réutilisés, mais sont, tout comme les diagnostics, retirés. De même, les codes non affectés ne sont jamais affectés plus tard, hors séquence, mais restent simplement en permanence non affectés.

Quand un diagnostic est révisé, comment savoir ce qui a été modifié ? J'ai constaté des modifications dans des diagnostics, mais ils ne sont pas repris dans la liste des révisions, pourquoi ?

La section *Modifications et révisions* (p. 24) fournit des informations détaillées sur les modifications apportées à cette édition. Cependant, la meilleure façon de voir chaque modification est de comparer l'édition actuelle avec la précédente. Nous n'avons pas énuméré toutes les modifications apportées étant donné que nous avons standardisé les termes pour les indicateurs de diagnostic ; toutefois, nous n'avons pas non plus considéré ces modifications comme des révisions, mais plutôt comme des modifications rédactionnelles. Durant les deux derniers cycles, l'accent a été mis sur la poursuite du travail précédent de perfectionnement et de standardisation des termes concernant les caractéristiques, les facteurs favorisants et les facteurs de risque. De plus, bon nombre d'indicateurs diagnostics ont été attribués aux populations à risques et aux conditions associés. C'est un travail en cours de réalisation, et il nécessite un travail lent et méticuleux pour s'assurer que ces changements n'affectent pas la signification voulue des termes.

Pourquoi tous les diagnostics ne montrent-ils pas un niveau de preuve (N.P.) ?

NANDA International n'a commencé à utiliser les critères de N.P. qu'en 2002 ; dès lors, les diagnostics qui ont été insérés dans la taxonomie avant cette date ne montrent pas un N.P. car aucun n'a été identifié quand les diagnostics ont été soumis. Tous les diagnostics qui existaient dans la taxonomie en 2002 ont bénéficié d'une clause d'antériorité et ont été ajoutés dans la taxonomie, avec l'intention, pour ceux qui ne répondaient clairement pas aux critères (par exemple aucun facteur favorisant identifié, diagnostics multiples concentrés dans le titre, etc.), de les réviser ou les supprimer dans les prochaines éditions. Les derniers de ces diagnostics ont été présentés pour leur suppression dans la prochaine édition. Nous encourageons fortement les travaux sur les diagnostics plus anciens pour les amener à un niveau minimal de preuve compatible avec le N.P. de 2.1 pour des raisons de maintien dans la terminologie, et d'emplacement dans la structure taxonomique.

Qu'est-il arrivé aux références ? Pourquoi NANDA-I n'imprime pas toutes les références utilisées pour tous les diagnostics ?

NANDA-I a commencé à publier les références en demandant aux auteurs d'identifier leurs trois références les plus importantes. Dans l'édition de 2009-2011, nous avons commencé à publier la liste complète des références en raison du grand nombre de demandes de personnes concernant la revue de littérature pour les différents diagnostics. Nous avons désormais appris que de nombreuses personnes préféreraient avoir accès aux références en ligne plutôt que dans le livre. Il y a également eu des préoccupations émises au sujet de l'impact environnemental d'un livre plus gros, et des recommandations pour publier des informations spécifiques aux chercheur(e)s et informaticien(ne) par voie électronique pour ceux (celles) qui veulent accéder à cette information. Après discussion, nous avons décidé que ce plan d'action serait le meilleur pour les objectifs de cet ouvrage. Par conséquent, toutes les références que nous avons pour tous les diagnostics seront placées sur le site internet compagnon de cet ouvrage (dans l'édition américaine, NdT), (www.thieme.com/nanda-i et http://MediaCenter.thieme.com) afin de faciliter la recherche et la récupération de l'information.

9.15 Références

Anderson CA, Keenan G, Jones J. Using bibliometrics to support your selection of a nursing terminology set.. Comput Inform Nurs. 2009; 27(2):82–90

Bernhart-Just A, Hillewerth K, Holzer-Pruss C, Paprotny M, Zimmermann Heinrich H. Die elektronische Anwendung der NANDA-, NOC- und NIC-Klassifikationen und Folgerungen für die Pflegepraxis.. Pflege. 2009; 22(6):443–454

Kamitsuru S. Kango shindan séminar shiryou [Nursing diagnosis seminar handout]. Kango Laboratory (japonais) ; 2008

Keenan GM, Tschannen D, Wesley ML. Standardized nursing terminologies can transform practice.. J Nurs Adm. 2008; 38(3):103–106

Lunney M. NANDA diagnoses, NIC interventions, and NOC outcomes used in an electronic health record with elementary school children.. J Sch Nurs. 2006; 22(2): 94–101

Lunney M. Critical need to address accuracy of nurses' diagnoses.. OJIN: Online J Issues Nurs. 2008; 13(1)

Lunney M, Delaney C, Duffy M, Moorhead S, Welton J. Advocating for standardized nursing languages in electronic health records.. J Nurs Adm. 2005; 35(1):1–3

Müller-Staub M. Evaluation of the Implementation of Nursing Diagnostics: A Study on the Use of Nursing Diagnoses, Interventions and Outcomes in Nursing Documentation. Wageningen: Ponsen & Looijen; 2007

Müller-Staub M. Preparing nurses to use standardized nursing language in the electronic health record. Studies in health technology and informatics.. Connecting Health Humans. 2009; 146:337–341

Müller-Staub M, Lavin MA, Needham I, van Achterberg T. Meeting the criteria of a nursing diagnosis classification: Evaluation of ICNP, ICF, NANDA and ZEFP.. Int J Nurs Stud. 2007; 44(5):702–713

Rencic J. (2011). Twelve tips for teaching expertise in clinical reasoning.. Medical Teach. 2011; 33(11): 887–892

10 Glossaire des termes

10.1 Diagnostic infirmier

Un diagnostic infirmier est un jugement clinique concernant une réaction humaine aux problèmes de santé/aux processus de vie, ou une vulnérabilité à cette réaction d'un individu, d'une famille ou d'une collectivité. Un diagnostic infirmier sert de base pour choisir les interventions de soins visant l'atteinte des résultats dont l'infirmier(e) a la responsabilité. (Définition approuvée lors de la neuvième conférence de NANDA ; amendée en 2009 et 2013.)

10.1.1 Diagnostic infirmier focalisé sur un problème

Le diagnostic infirmier focalisé sur un problème est un jugement clinique concernant une réaction humaine indésirable à des problèmes de santé ou des processus de vie qui est présente chez un individu, une famille, un groupe ou une collectivité.

Pour établir un diagnostic infirmier focalisé sur un problème, les éléments suivants doivent être présents : les caractéristiques (manifestations, signes et symptômes) qui sont regroupées dans les schémas d'indices ou d'inférences. Les facteurs favorisants (facteurs étiologiques) qui sont reliés à, contribuant à, ou antécédents au cœur du diagnostic, sont aussi requis.

10.1.2 Diagnostic infirmier de promotion de la santé

Un diagnostic infirmier de promotion de la santé est un jugement clinique concernant la motivation et le désir d'augmenter son bien-être et de réaliser son potentiel de santé.

Ces réactions sont exprimées par la motivation à adopter des conduites spécifiques favorables à la santé. Chez les personnes qui sont incapables d'exprimer leur motivation à adopter des conduites favorables à la santé, l'infirmière peut décider que, dans leur état, une promotion de la santé existe et agir au nom du client. Les réactions de promotion de la santé peuvent être présentes chez un individu, une famille, un groupe ou une collectivité.

10.1.3 Diagnostic infirmier de type risque

Le diagnostic infirmier de type risque est un jugement clinique concernant la prédisposition d'un individu, d'une famille, d'un groupe ou d'une collectivité à développer une réaction humaine indésirable à des problèmes de santé ou des processus de vie.

Pour établir un diagnostic infirmier de type risque, l'élément suivant doit être présent : appuyé par des facteurs de risque qui contribuent à augmenter cette prédisposition.

10.1.4 Syndrome

Un syndrome est un jugement clinique concernant un groupe spécifique de diagnostics infirmiers qui sont très souvent observés ensemble et qui se traitent mieux ensemble par des interventions similaires.

Pour utiliser un diagnostic de syndrome, l'élément suivant doit être présent : deux diagnostics infirmiers ou plus doivent être utilisés comme caractéristiques. Les facteurs favorisants doivent être présents.

10.2 Axes d'un diagnostic

10.2.1 Axes

La définition opérationnelle d'un axe est une dimension de la réaction humaine considérée dans le processus diagnostique. Pour un diagnostic infirmier, il y a sept axes correspondant au Modèle international de référence terminologique standardisée.

- Axe 1 : cœur du diagnostic
- Axe 2 : sujet du diagnostic (individu, famille, groupe, aidant naturel, collectivité, etc.)
- Axe 3 : jugement (altéré, inefficace, etc.)
- Axe 4 : topologie (vessie, auditive, cérébral, etc.)
- Axe 5 : âge (prématuré, nourrisson, enfant, adulte, etc.)
- Axe 6 : temps (chronique, aigu, intermittent)
- Axe 7 : type de diagnostic (focalisé sur le problème, de type risque, promotion de la santé)

Les axes sont représentés par leurs valeurs dans les intitulés des diagnostics infirmiers. Dans certains cas, ils sont nommés explicitement : *stratégies d'adaptation inefficaces d'une collectivité* et *stratégies d'adaptation familiale compromises*, dans lesquels le sujet du diagnostic (« collectivité » et « famille ») est nommé, en utilisant ainsi deux valeurs empruntées à l'axe 2 (sujet du diagnostic), tandis que les deux valeurs « inefficaces » et « compromises » proviennent de l'axe 3 (jugement).

Dans certains cas, l'axe est implicite, comme pour le diagnostic *intolérance à l'activité*, dans lequel l'individu est toujours le sujet du diagnostic (axe 2). Dans certains cas encore, un axe peut ne pas être pertinent et, ainsi, ne pas faire partie de l'intitulé diagnostique. Par exemple, l'axe du temps ne s'applique pas nécessairement à chaque diagnostic. Dans le cas où le sujet du diagnostic n'est pas explicite, on doit se rappeler que NANDA-I définit le patient comme étant « un individu, une famille, un groupe ou une collectivité ».

L'axe 1 (le cœur du diagnostic) et l'axe 3 (jugement) sont les composantes essentielles du diagnostic infirmier. Cependant, dans certains cas, le cœur du diagnostic inclut le jugement (par exemple nausée) ; dans ces cas, le jugement n'est pas explicitement séparé de l'intitulé. L'axe 2 (sujet du diagnostic) est aussi essentiel, mais, comme décrit plus haut, il peut être implicite et ainsi ne pas être inclus dans l'intitulé. Le Comité de développement des diagnostics exige la présence de ces axes lors d'une soumission ; les autres axes peuvent être utilisés pour plus de clarté.

10.2.2 Définition des axes

Axe 1 : cœur du diagnostic

Le cœur du diagnostic constitue l'élément clé, la partie fondamentale et essentielle, la racine du concept diagnostique. Il décrit la « réaction humaine » qui est le noyau du diagnostic.

Le cœur du diagnostic peut comporter un ou plusieurs substantifs. Lorsque deux substantifs sont utilisés (par exemple intolérance à l'activité), chacun contribue à donner une signification unique au cœur du diagnostic, comme si les deux substantifs n'en formaient qu'un seul ; le sens diffère alors de la signification de chaque substantif pris isolément. Souvent, un adjectif (spirituelle) peut être utilisé avec un nom (détresse) pour indiquer le cœur du diagnostic *détresse spirituelle* (voir ► Tableau 8.1).

Axe 2 : sujet du diagnostic

Le sujet du diagnostic désigne la population à qui s'applique le diagnostic infirmier. Les valeurs de l'axe 2 représentent la définition du « patient » pour NANDA-I.

- *Individu* : un être humain distinct des autres, une personne.
- *Aidant naturel* : un membre de la famille ou un aidant qui s'occupe régulièrement d'un enfant ou d'une personne malade, âgée ou handicapée.
- *Famille* : deux personnes ou plus ayant des liens continus et durables, conscientes de leurs obligations réciproques, percevant le sens des choses de la même façon et partageant certaines obligations envers les autres ; elles peuvent être apparentées par le sang ou liées par choix.
- *Groupe* : un nombre de personnes qui ont des caractéristiques communes.
- *Collectivité* : un groupe de personnes vivant dans la même localité sous la même administration et comprenant, entre autres, des voisinages et des villes.

Axe 3 : jugement

Le jugement est un descripteur qui permet de circonscrire ou de spécifier le sens du cœur du diagnostic. Le cœur du diagnostic associé au jugement de l'infirmier(e) forme le diagnostic infirmier. Les valeurs de l'axe 3 sont reprises dans le ► Tableau 8.2.

Axe 4 : topologie

La topologie décrit les parties ou régions du corps ou leur fonction – tissus, organes, sites anatomiques ou structures. Pour la topologie de l'axe 4 consultez le ► Tableau 8.3.

Axe 5 : âge

L'âge fait référence à celui de la personne qui est le sujet du diagnostic (axe 2). Les valeurs de l'axe 5 ainsi que leur définition figurent ci-dessous. La définition de la personne âgée est celle de l'Organisation mondiale de la santé (2013).

- *Fœtus* : un être humain à naître ayant plus de 8 semaines après la conception jusqu'à la naissance
- *Nouveau-né* : personne âgée de moins de 28 jours
- *Nourrisson* : personne âgée de plus de 28 jours et de moins de 1 an
- *Enfant* : personne âgée de 1 à 9 ans inclus
- *Adolescent* : personne de 10 à 19 ans inclus
- *Adulte* : personne âgée de plus de 19 ans, sauf si une législation nationale fixe l'âge adulte en dessous de 19 ans
- *Personne âgée* : personne de 65 ans ou plus

Axe 6 : temps

Le temps est la durée de l'épisode du diagnostic infirmier (axe 1). Les valeurs de l'axe 6 sont :

- *Aigu* : durée < 3 mois
- *chronique* : durée > 3 mois
- *Intermittent* : cesse ou revient par intervalles, périodique, cyclique
- *continu* : ininterrompu, incessant.

Axe 7 : type de diagnostic

Le type de diagnostic se réfère à l'actualité ou à la potentialité du problème ou du syndrome, ou à la catégorisation comme diagnostic de promotion de la santé. Les valeurs de l'axe 7 sont : focalisé sur le problème, promotion de la santé et risque.

10.3 Composantes d'un diagnostic

10.3.1 Titre du diagnostic

Le titre donne un nom au diagnostic. Il inclut au minimum le cœur du diagnostic (de l'axe 1) et le jugement infirmier (de l'axe 3). C'est une phrase ou un terme concis qui représente un ensemble d'indices en lien les uns avec les autres. Les titres des diagnostics peuvent être accompagnés de descripteurs.

10.3.2 Définition

La définition donne une description claire et précise du diagnostic ; elle précise la signification et aide à différencier ce diagnostic d'autres diagnostics semblables.

10.3.3 Caractéristiques

Ce sont les indices observables ou les inférences regroupés constituant les manifestations d'un diagnostic infirmier focalisé sur le problème ou de promotion de la santé ou d'un syndrome. Cela ne concerne pas seulement les choses que l'infirmier(e) peut voir, mais aussi celles qui sont vues, entendues (par exemple le patient, la famille nous dit), touchées ou senties.

10.3.4 Facteurs de risque

Les facteurs de risque sont des facteurs environnementaux et des éléments physiologiques, psychologiques, génétiques ou chimiques qui augmentent la vulnérabilité d'un individu, d'une famille, d'un groupe ou d'une collectivité à un événement nuisible pour la santé. Seuls les diagnostics de type risque ont des facteurs de risque.

10.3.5 Facteurs favorisants

Des facteurs qui semblent montrer un certain type de relation avec le diagnostic infirmier. De tels facteurs peuvent être décrits comme antécédent à, associé à, relié à, contributif de ou déterminant. Seuls les diagnostics focalisés sur le problème ou les syndromes doivent avoir des facteurs favorisants ; les diagnostics de promotion de la santé peuvent avoir des facteurs favorisants s'ils contribuent à clarifier le diagnostic.

10.3.6 Populations à risque

Les populations à risque sont des groupes de personnes qui partagent une caractéristique, qui entraîne chez chacune d'entre elles une prédisposition à une réaction humaine particulière. Ces caractéristiques ne peuvent pas être modifiées par l'infirmier(e) de façon autonome.

10.3.7 Conditions associées

Les conditions associées sont des diagnostics médicaux, des lésions, des procédures, des dispositifs médicaux ou des médicaments. Ces conditions ne peuvent pas être modifiés par l'infirmier(e) de façon autonome.

10.4 Définitions pour la Classification des diagnostics infirmiers

10.4.1 Classification

L'agencement de phénomènes dans des groupes taxonomiques en fonction de leurs similitudes observées ; une catégorie dans laquelle quelque chose est placé (English Oxford Living Dictionary On-Line 2017).

10.4.2 Niveau d'abstraction

Il s'agit des aspects concrets et/ou abstraits d'un concept.

- Les concepts très abstraits sont théoriques et ne peuvent pas être mesurés de façon directe. Ils sont définis par des concepts concrets dissociés de tout exemple spécifique et indépendants du temps et de l'espace, ayant des descripteurs plus généraux. Ils ne sont pas très utiles dans les milieux cliniques pour planifier les soins.
- Les concepts concrets sont observables et mesurables, limités dans le temps et l'espace. Ils constituent une catégorie spécifique, sont plus exclusifs, nomment une chose ou une classe de choses réelles, et sont par définition restreints. Ils peuvent être utiles pour planifier un traitement.

10.4.3 Nomenclature

Élaboration ou choix de noms pour des choses, spécialement en science ou dans une autre discipline. (English Oxford Living Dictionary On-Line 2017).

10.4.4 Taxonomie

Branche de la science traitant de classification, spécialement des organismes ; systématique (English Oxford Living Dictionary On-Line 2017).

10.5 Références

Oxford University Press. English Oxford Living Dictionary On-Line, British and World Version; 2017. Disponible à l'adresse : https://en.oxforddictionaries.com

Pender NJ, Murdaugh CL, Parsons MA. Health Promotion in Nursing Practice. 5th ed. Upper Saddle River, NJ: Pearson Prentice-Hall; 2006

World Health Organization. Health topics: infant, newborn; 2013. Disponible à l'adresse :http://www.who.int/topics/infant_newborn/en/

World Health Organization. Definition of key terms; 2013. Disponible à l'adresse : http://www.who.int/hiv/pub/guidelines/arv2013/intro/keyterms/en/

Partie 3
Diagnostics infirmiers de NANDA International

NANDA International, Inc. Nursing Diagnoses: Definitions and Classification 2018–2020, 11th Edition.
Edited by T. Heather Herdman and Shigemi Kamitsuru.

Companion website: www.thieme.com/nanda-i.

Domaine 1. Promotion de la santé

La connaissance de ce qu'est le bien-être ou le fonctionnement normal et les stratégies utilisées pour préserver et améliorer ce bien-être ou ce fonctionnement normal

Classe 1. Connaissance de l'état de santé

La reconnaissance du fonctionnement normal et de l'état de bien-être

Code	Diagnostic	Page
00097	Diminution de l'implication dans des activités de loisirs	182
00262	Motivation à améliorer la littératie en santé	183
00168	Mode de vie sédentaire	184

Classe 2. Prise en charge de la santé

L'identification, le contrôle, l'application et l'intégration d'activités pour préserver la santé et le bien-être

Code	Diagnostic	Page
00188	Comportement à risque pour la santé	185
00099	Maintien inefficace de l'état de santé	186
00043	Mécanismes de protection inefficaces	187
00162	Motivation à améliorer la prise en charge de la santé	188
00078	Prise en charge inefficace de la santé	189
00080	Prise en charge inefficace de la santé par la famille	190
00215	Santé d'une collectivité déficiente	191
00257	Syndrome de fragilité chez la personne âgée	194
00231	Risque de syndrome de fragilité chez la personne âgée	192

NANDA International, Inc. Nursing Diagnoses: Definitions and Classification 2018–2020, 11th Edition.
Edited by T. Heather Herdman and Shigemi Kamitsuru.

Companion website: www.thieme.com/nanda-i.

Domaine 1 • Classe 1 • Concept : implication dans des activités de loisirs

Diminution de l'implication dans des activités de loisirs

Code du diagnostic 00097
Approuvé en 1980 • Révisé en 2017 • Niveau de preuve 2.1

Définition
Baisse de dynamisme, d'intérêt ou de participation aux activités récréatives ou de loisirs.

Caractéristiques

- Affect plat
- Déconditionnement physique
- Ennui
- Mécontentement dans la situation
- Modification de l'humeur
- Siestes fréquentes

Facteurs favorisants

- Activités de loisirs insuffisantes
- Contexte actuel ne permettant pas l'implication dans une activité
- Détresse psychologique
- Inconfort physique
- Manque d'énergie
- Mobilité réduite
- Motivation insuffisante
- Obstacle environnemental

Population à risque

- Extrêmes d'âge
- Hospitalisation prolongée
- Institutionnalisation prolongée

Condition associée

- Immobilité prescrite
- Isolement thérapeutique

Références disponibles sur www.em-consulte.com/e-complement/476249.

Domaine 1 • Classe 1 • Concept : littératie en santé

Motivation à améliorer la littératie en santé

Code du diagnostic 00262
Approuvé en 2016 • Niveau de preuve 2.1

Définition
Habitudes d'utilisation et de développement d'un ensemble d'aptitudes et de compétences (littératie, connaissances, motivation, culture et langage) pour trouver, comprendre, évaluer et utiliser des informations et des concepts sur la santé pour prendre des décisions de santé quotidiennes pour promouvoir et maintenir la santé, réduire les risques pour la santé et améliorer la qualité de vie en général, qui peuvent être renforcées.

Caractéristiques

- Exprime le désir d'accroître la communication en santé avec les prestataires de soins de santé
- Exprime le désir d'accroître la sensibilisation aux processus civiques et/ou gouvernementaux qui ont une incidence sur la santé publique
- Exprime le désir d'améliorer la capacité de lire, d'écrire, de parler et d'interpréter des nombres pour les besoins de santé quotidiens
- Exprime le désir d'améliorer la compréhension de l'information sur la santé afin de faire des choix en matière de santé
- Exprime le désir d'améliorer la compréhension des coutumes et des croyances pour prendre des décisions en matière de soins de santé
- Exprime le désir d'améliorer la connaissance des déterminants actuels de la santé sur les environnements sociaux et physiques
- Exprime le désir d'améliorer la prise de décision en matière de soins de santé
- Exprime le désir d'améliorer le soutien social pour la santé
- Exprime le désir d'obtenir suffisamment d'informations pour naviguer dans le système de soins de santé

Références disponibles sur www.em-consulte.com/e-complement/476249.

Domaine 1 • Classe 1 • Concept : mode de vie

Mode de vie sédentaire

Code du diagnostic 00168
Approuvé en 2004 • Niveau de preuve 2.1

Définition
Habitudes de vie d'une personne caractérisées par un niveau d'activité physique faible.

Caractéristiques

- Activité physique quotidienne moyenne inférieure aux recommandations pour le sexe et l'âge
- Déconditionnement physique
- Préférence pour des activités nécessitant peu d'effort physique

Facteurs favorisants

- Connaissances insuffisantes des bénéfices de l'exercice physique sur la santé
- Entraînement insuffisant pour accomplir de l'exercice physique
- Manque d'intérêt pour l'activité physique
- Motivation insuffisante pour l'activité physique
- Ressources insuffisantes pour une activité physique

Références disponibles sur www.em-consulte.com/e-complement/476249.

Domaine 1 • Classe 2 • Concept : comportement de santé

Comportement à risque pour la santé

Code du diagnostic 00188
Approuvé en 1986 • Révisé en 1998, 2006, 2008, 2017 • Niveau de preuve 2.1

Définition
Incapacité de modifier ses habitudes de vie et/ou ses actions de manière à pouvoir améliorer son niveau de bien-être.

Caractéristiques

- Incapacité d'acquérir un sentiment de maîtrise optimal sur la situation
- Incapacité d'agir de manière à prévenir d'autres problèmes de santé
- Minimise le changement de l'état de santé
- Refus d'accepter les changements dans l'état de santé
- Tabagisme
- Toxicomanie

Facteurs favorisants

- Anxiété sociale
- Baisse de son efficacité
- Défaut de compréhension
- Facteurs de stress
- Perception négative des stratégies de soins de santé recommandées
- Perception négative du dispensateur de soins de santé
- Soutien social insuffisant

Population à risque

- Antécédents familiaux d'alcoolisme
- Classe socio-économique défavorisée

Références disponibles sur www.em-consulte.com/e-complement/476249.

Domaine 1 • Classe 2 • Concept : maintien de l'état de santé

Maintien inefficace de l'état de santé

Code du diagnostic 00099
Approuvé en 1982 • Révisé en 2017

Définition
Incapacité de identifier, de gérer et/ou de chercher de l'aide pour maintenir son bien-être.

Caractéristiques

- Absence d'adaptation face aux changements environnementaux
- Absence d'intérêt pour l'amélioration des comportements de santé
- Connaissances insuffisantes sur les pratiques sanitaires de base
- Incapacité d'assumer la responsabilité des pratiques sanitaires de base
- Mode de vie présentant un manque de comportements propices à la santé
- Soutien social insuffisant

Facteurs favorisants

- Aptitude à communiquer inefficace
- Détresse spirituelle
- Deuil problématique
- Prise de décisions perturbée
- Ressources insuffisantes
- Stratégies d'adaptation inefficaces

Population à risque

- Retard dans le développement

Condition associée

- Altération des fonctions cognitives
- Diminution de capacité motrice globale
- Diminution de la capacité motrice fine
- Troubles de la perception

Ce diagnostic sera retiré de la taxonomie 2021-2023 à moins qu'un travail supplémentaire ne soit accompli pour l'amener à un niveau de preuve de 2.1 ou plus.

Domaine 1 • Classe 2 • Concept : mécanismes de protection

Mécanismes de protection inefficaces

Code du diagnostic 00043
Approuvé en 1990 • Révisé en 2017

Définition
Baisse de l'aptitude à se protéger des menaces internes ou externes telles que la maladie ou les accidents.

Caractéristiques

- Altération plaquettaire
- Altérations neurosensorielles
- Anorexie
- Démangeaisons
- Désorientation
- Dyspnée
- Escarres de décubitus
- Faiblesse
- Fatigue
- Fébrilité
- Frissons
- Immobilité (physiologiquement évitable)
- Immunodéficience
- Insomnie
- Modification de la transpiration
- Réaction inadaptée au stress
- Toux

Facteurs favorisants

- Alimentation inadéquate
- Toxicomanie

Population à risque

- Extrêmes d'âge

Condition associée

- Affection immunitaire
- Cancer
- Hémogramme anormal
- Médicament
- Programme thérapeutique

Ce diagnostic sera retiré de la taxonomie 2021-2023 à moins qu'un travail supplémentaire ne soit accompli pour l'amener à un niveau de preuve de 2.1 ou plus.

Domaine 1 • Classe 2 • Concept : prise en charge de la santé

Motivation à améliorer la prise en charge de la santé

Code du diagnostic 00162
Approuvé en 2002 • Révisé en 2010, 2013 • Niveau de preuve 2.1

Définition
Façon d'organiser et d'intégrer dans la vie quotidienne le programme thérapeutique d'une maladie et de ses séquelles, qui peut être renforcée.

Caractéristiques

- Exprime le désir d'améliorer la gestion de sa maladie
- Exprime le désir d'améliorer la gestion des facteurs de risque
- Exprime le désir d'améliorer la gestion des symptômes
- Exprime le désir d'améliorer la gestion du traitement prescrit
- Exprime le désir d'améliorer le choix d'activités quotidiennes permettant d'atteindre les buts
- Exprime le désir d'améliorer son immunisation/vaccination

Références disponibles sur www.em-consulte.com/e-complement/476249.

Domaine 1 • Classe 2 • Concept : prise en charge de la santé

Prise en charge inefficace de la santé

Code du diagnostic 00078
Approuvé en 1994 • Révisé en 2008, 2017 • Niveau de preuve 2.1

Définition
Façon d'organiser les modalités du traitement d'une maladie ou de ses séquelles et de l'intégrer à la vie quotidienne ne permettant pas d'atteindre certains objectifs de santé.

Caractéristiques

- Choix inefficaces dans la vie quotidienne pour atteindre les objectifs de santé
- Difficultés relatives au traitement prescrit
- Échec des mesures prises pour diminuer les facteurs de risque
- Échec pour intégrer le programme thérapeutique aux habitudes quotidiennes

Facteurs favorisants

- Conflit décisionnel
- Conflit familial
- Connaissances insuffisantes du programme thérapeutique
- Difficultés à gérer un programme thérapeutique complexe
- Difficultés à naviguer dans un système de soins de santé complexe
- Fardeau trop lourd
- Habitudes familiales concernant la santé
- Perception de la gravité de la situation
- Perception de la vulnérabilité
- Perception des bénéfices
- Perception des obstacles
- Points de repère inadéquats
- Sentiment d'impuissance
- Soutien social insuffisant

Population à risque

- Classe socio-économique défavorisée

Références disponibles sur www.em-consulte.com/e-complement/476249.

Domaine 1 • Classe 2 • Concept : prise en charge de la santé

Prise en charge inefficace de la santé par la famille

Code du diagnostic 00080
Approuvé en 1992 • Révisé en 2013, 2017

Définition
Façon d'organiser les modalités du traitement d'une maladie ou de ses séquelles et de l'intégrer dans les habitudes familiales ne permettant pas d'atteindre certains objectifs de santé.

Caractéristiques

- Activités familiales inappropriées pour atteindre les objectifs de santé
- Difficultés relatives au traitement prescrit
- Diminution de la vigilance face à la maladie
- Échec des mesures prises pour diminuer les facteurs de risque
- Exacerbation des symptômes de la maladie d'un membre de la famille

Facteurs favorisants

- Conflit décisionnel
- Conflit familial
- Difficultés à gérer un programme thérapeutique complexe
- Difficultés à naviguer dans un système de soins de santé complexe

Population à risque

- Classe socio-économique défavorisée

Ce diagnostic sera retiré de la taxonomie 2021-2023 à moins qu'un travail supplémentaire ne soit accompli pour l'amener à un niveau de preuve de 2.1 ou plus.

Domaine 1 • Classe 2 • Concept : santé

Santé d'une collectivité déficiente

Code du diagnostic 00215
Approuvé en 2010 • Niveau de preuve 2.1

Définition
Présence d'un ou de plusieurs problèmes de santé ou de facteurs qui empêchent le bien-être ou qui augmentent le risque, pour un groupe, de rencontrer des problèmes de santé.

Caractéristiques

- Problèmes de santé rencontrés par des groupes ou des populations
- Programme visant l'augmentation du bien-être des groupes ou des populations non disponible
- Programme visant l'élimination d'un ou de plusieurs problèmes de santé des groupes ou des populations non disponible
- Programme visant la diminution d'un ou de plusieurs problèmes de santé des groupes ou des populations non disponible
- Programme visant la prévention d'un ou de plusieurs problèmes de santé des groupes ou des populations non disponible
- Risques relatifs à l'état de santé rencontrés par des groupes ou des populations
- Risques relatifs à l'état psychologique rencontrés par des groupes ou des populations
- Risques relatifs aux hospitalisations rencontrés par des groupes ou des populations

Facteurs favorisants

- Accès au dispensateur de soins de santé insuffisant
- Budget inadéquat pour le programme
- Données concernant les résultats du programme inadéquates
- Manque de satisfaction du consommateur vis-à-vis du programme
- Nombre de spécialistes en santé communautaire insuffisant
- Plan d'évaluation de programme inadéquat
- Programme abordant les problèmes de santé de façon incomplète
- Ressources insuffisantes
- Soutien social pour le programme inadéquat

Références disponibles sur www.em-consulte.com/e-complement/476249.

Domaine 1 • Classe 2 • Concept : syndrome de fragilité chez la personne âgée

Risque de syndrome de fragilité chez la personne âgée

Code du diagnostic 00231
Approuvé en 2013 • Révisé en 2017 • Niveau de preuve 2.1

Définition
Prédisposition à un état dynamique de déséquilibre qui affecte la personne âgée présentant une détérioration dans un ou plusieurs domaines de la santé (physique, fonctionnel, psychologique ou social) et qui prédispose à des effets néfastes pour la santé, lors d'une déficience quelconque.

Facteurs de risque

- Activité physique quotidienne moyenne inférieure aux recommandations pour le sexe et l'âge
- Anxiété
- Connaissances insuffisantes des facteurs modifiables
- Dépression
- Diminution de l'énergie
- Diminution de la force musculaire
- Épuisement
- Faiblesse musculaire
- Immobilité (physiologiquement évitable)
- Intolérance à l'activité
- Isolement social
- Malnutrition
- Mobilité réduite
- Mode de vie sédentaire
- Obésité
- Peur de chuter
- Soutien social insuffisant
- Tristesse
- Troubles de l'équilibre

Population à risque

- Âge > 70 ans
- Antécédents de chutes
- Classe socio-économique défavorisée
- Espace de vie restreint
- Hospitalisation prolongée
- Niveau d'éducation peu élevé
- Origine ethnique autre que caucasienne
- Personne vivant seule
- Sexe féminin
- Vulnérabilité sociale

Condition associée

- Altération des fonctions cognitives
- Altération du processus de coagulation
- Anorexie
- Déficit sensoriel
- Diminution de la concentration sérique de 25-hydroxyvitamine D
- Maladie chronique

- Obésité sarcopénique
- Perte de poids involontaire de plus de 25 % sur un an
- Perte de poids involontaire de plus de 4,5 kg en un an
- Problème psychiatrique
- Réaction inflammatoire supprimée
- Régulation endocrine dysfonctionnelle
- Sarcopénie
- Temps requis pour marcher 4 mètres > 5 secondes

Références disponibles sur www.em-consulte.com/e-complement/476249.

Domaine 1 • Classe 2 • Concept : syndrome de fragilité chez la personne âgée

Syndrome de fragilité chez la personne âgée

Code du diagnostic 00257
Approuvé en 2013 • Révisé en 2017 • Niveau de preuve 2.1

Définition
État dynamique d'un déséquilibre qui affecte la personne âgée présentant une détérioration dans un ou plusieurs domaines de la santé (physique, fonctionnel, psychologique ou social) et qui prédispose à des effets néfastes pour la santé, lors d'une déficience quelconque.

Caractéristiques

- Alimentation déficiente (00002)
- Débit cardiaque diminué (00029)
- Déficit de soins personnels : s'alimenter (00102)
- Déficit de soins personnels : se laver (00108)
- Déficit de soins personnels : utiliser les toilettes (00110)
- Déficit des soins personnels : se vêtir (00109)
- Difficulté à la marche (00088)
- Fatigue (00093)
- Intolérance à l'activité (00092)
- Isolement social (00053)
- Mobilité physique réduite (00085)
- Perte d'espoir (00124)
- Troubles de la mémoire (00131)

Facteurs favorisants

- Activité physique quotidienne moyenne inférieure aux recommandations pour le sexe et l'âge
- Anxiété
- Connaissances insuffisantes des facteurs modifiables
- Dépression
- Diminution de l'énergie
- Diminution de la force musculaire
- Épuisement
- Faiblesse musculaire
- Immobilité (physiologiquement évitable)
- Intolérance à l'activité
- Isolement social
- Malnutrition
- Mobilité réduite
- Mode de vie sédentaire
- Obésité
- Peur de chuter
- Soutien social insuffisant
- Tristesse
- Troubles de l'équilibre

Population à risque

- Âge > 70 ans
- Antécédents de chutes

- Classe socio-économique défavorisée
- Espace de vie restreint
- Hospitalisation prolongée
- Niveau d'éducation peu élevé
- Origine ethnique autre que caucasienne
- Personne vivant seule
- Sexe féminin
- Vulnérabilité sociale

Condition associée

- Altération des fonctions cognitives
- Altération du processus de coagulation
- Anorexie
- Déficit sensoriel
- Diminution de la concentration sérique de 25-hydroxyvitamine D
- Maladie chronique
- Obésité sarcopénique
- Perte de poids involontaire de plus de 25 % sur un an
- Perte de poids involontaire de plus de 4,5 kg en un an
- Problème psychiatrique
- Réaction inflammatoire supprimée
- Régulation endocrine dysfonctionnelle
- Sarcopénie
- Temps requis pour marcher 4 mètres > 5 secondes

Références disponibles sur www.em-consulte.com/e-complement/476249.

Domaine 2. Nutrition

Les activités d'absorption, d'assimilation et d'utilisation des substances nutritives afin de maintenir ou réparer les tissus et de produire de l'énergie

Classe 1. Ingestion

L'action de prendre des aliments ou des substances nutritives dans l'organisme

Classe 2. Digestion

Les activités physiques et chimiques qui transforment les aliments en substances absorbables et assimilables

Classe 3. Absorption

L'action de faire passer les substances nutritives dans les tissus de l'organisme

Code	Diagnostic	Page
	Cette classe ne contient actuellement aucun diagnostic.	222

Classe 4. Métabolisme

Les réactions chimiques et physiques qui s'accomplissent dans les cellules et les organismes vivants pour développer et utiliser le protoplasme, produire des déchets et de l'énergie, et libérer l'énergie nécessaire à tous les processus vitaux

Code	Diagnostic	Page
00178	Risque d'altération de la fonction hépatique	223
00179	Risque d'instabilité de la glycémie	224
00194	Hyperbilirubinémie néonatale	225
00230	Risque d'hyperbilirubinémie néonatale	226
00263	Risque de syndrome de déséquilibre métabolique	227

Classe 5. Hydratation

L'action de prendre et d'absorber des liquides et des électrolytes

Code	Diagnostic	Page
00195	Risque de déséquilibre électrolytique	228
00027	Déficit de volume liquidien	229
00028	Risque de déficit de volume liquidien	231
00025	Risque de déséquilibre du volume liquidien	232
00026	Excès de volume liquidien	233

NANDA International, Inc. Nursing Diagnoses: Definitions and Classification 2018–2020, 11th Edition.
Edited by T. Heather Herdman and Shigemi Kamitsuru.

Companion website: www.thieme.com/nanda-i.

Domaine 2 • Classe 1 • Concept : alimentation équilibrée

Alimentation déficiente

Code du diagnostic 00002
Approuvé en 1975 • Révisé en 2000, 2017

Définition
Apport nutritionnel inférieur aux besoins métaboliques.

Caractéristiques

- Aversion face à la nourriture
- Bruits intestinaux fréquents
- Crampes abdominales
- Diarrhée
- Diminution du sens du goût
- Douleur abdominale
- Faiblesse des muscles intervenant dans la déglutition
- Faiblesse des muscles intervenant dans la mastication
- Fragilité capillaire
- Impression d'incapacité d'ingérer de la nourriture
- Information erronée
- Information insuffisante
- Manque d'intérêt pour la nourriture
- Manque de tonus musculaire
- Pâleur des muqueuses
- Perceptions erronées
- Perte de poids malgré une ration alimentaire adéquate
- Perte excessive de cheveux
- Plaie à la cavité buccale
- Poids corporel inférieur de 20 % ou plus au poids idéal
- Ration alimentaire inférieure aux apports quotidiens recommandés
- Satiété immédiate après l'ingestion de nourriture

Facteurs favorisants

- Apport alimentaire insuffisant

Population à risque

- Classe socio-économique défavorisée
- Facteurs biologiques

Condition associée

- Incapacité d'assimiler la nourriture
- Incapacité d'ingérer la nourriture
- Incapacité de digérer la nourriture
- Problème psychologique

Ce diagnostic sera retiré de la taxonomie 2021-2023 à moins qu'un travail supplémentaire ne soit accompli pour l'amener à un niveau de preuve de 2.1 ou plus.

Domaine 2 • Classe 1 • Concept : alimentation

Motivation à améliorer son alimentation

Code du diagnostic 00163
Approuvé en 2002 • Révisé en 2013 • Niveau de preuve 2.1

Définition
Habitudes alimentaires qui peuvent être renforcées.

Caractéristiques

- Exprime le désir d'améliorer son alimentation

Domaine 2 • Classe 1 • Concept : allaitement maternel

Allaitement maternel inefficace

Code du diagnostic 00104
Approuvé en 1988 • Révisé en 2010, 2013, 2017 • Niveau de preuve 3.1

Définition
Difficulté d'allaiter un bébé ou un enfant qui peut compromettre son état nutritionnel.

Caractéristiques

- Allaitement non continu
- Échec des autres mesures pour le consoler
- Incapacité pour le bébé de saisir correctement le sein
- Irritabilité du bébé dans l'heure qui suit la tétée
- Perception d'un apport lacté inadéquat
- Perte de poids soutenue chez le bébé
- Plaie au mamelon persistant après la première semaine d'allaitement
- Pleurs du bébé dans l'heure qui suit la tétée
- Pleurs lors de l'allaitement
- Prise de poids insuffisante
- Raidissement du bébé lors de l'allaitement
- Refus de saisir le sein
- Selles du bébé anormales
- Signes de libération d'ocytocine insuffisants
- Vidage insuffisant de chaque sein après l'allaitement

Facteurs favorisants

- Alimentation d'appoint au biberon
- Allaitement interrompu
- Ambivalence de la mère
- Anomalie mammaire
- Anxiété de la mère
- Apport lacté inadéquat
- Connaissances parentales sur l'importance de l'allaitement insuffisantes
- Connaissances parentales sur les techniques d'allaitement insuffisantes
- Douleur de la mère
- Fatigue de la mère
- Lactogenèse de stade II retardée
- Obésité maternelle
- Occasions insuffisantes pour téter
- Réflexe de succion faible
- Soutien de la famille insuffisant
- Utilisation de tétine

Population à risque

- Chirurgie mammaire antérieure
- Congé de maternité de courte durée
- Échec antérieur de l'allaitement au sein
- Enfant prématuré

Condition associée

- Malformation oropharyngée

Références disponibles sur www.em-consulte.com/e-complement/476249.

Domaine 2 • Classe 1 • Concept : allaitement maternel

Allaitement maternel interrompu

Code du diagnostic 00105
Approuvé en 1992 • Révisé en 2013, 2017 • Niveau de preuve 2.2

Définition
Suspension de l'allaitement maternel à un bébé ou un enfant qui peut compromettre son état nutritionnel ou le succès de l'allaitement.

Caractéristiques

- Allaitement maternel non exclusif

Facteurs favorisants

- Nécessité de sevrer brusquement le bébé
- Séparation mère-enfant

Population à risque

- Enfant prématuré
- Hospitalisation de l'enfant
- Retour de la mère au travail

Condition associée

- Contre-indications à l'allaitement maternel
- Maladie de la mère
- Maladie du bébé

Références disponibles sur www.em-consulte.com/e-complement/476249.

Domaine 2 • Classe 1 • Concept : allaitement maternel

Motivation à améliorer l'allaitement maternel

Code du diagnostic 00106
Approuvé en 1990 • Révisé en 2010, 2013, 2017 • Niveau de preuve 2.2

Définition
Processus d'allaitement maternel à un bébé ou un enfant qui peut être renforcé.

Caractéristiques

- La mère exprime le désir d'améliorer l'allaitement maternel pour répondre aux besoins nutritionnels de l'enfant
- La mère exprime le désir de se consacrer exclusivement à l'allaitement maternel

Références disponibles sur www.em-consulte.com/e-complement/476249.

Domaine 2 • Classe 1 • Concept : déglutition

Trouble de la déglutition

Code du diagnostic 00103
Approuvé en 1986 • Révisé en 1998, 2017

Définition
Dysfonctionnement du mécanisme de déglutition associé à un déficit structurel ou fonctionnel de la bouche, du pharynx ou de l'œsophage.

Caractéristiques

Première étape : phase orale

- Absence de mouvement de la langue pour former le bol alimentaire
- Accumulation d'aliments dans les replis latéraux de la muqueuse buccale
- Bave
- Consommation insuffisante malgré la durée prolongée du repas
- Déglutition fragmentée
- Expulsion des aliments hors de la bouche
- Fermeture incomplète des lèvres
- Formation prolongée du bol alimentaire
- Haut-le-cœur avant d'avaler
- Incapacité de vider la cavité buccale
- Les aliments sortent de la bouche
- Mamelon rentrant
- Mastication insuffisante
- Progression prématurée du bol alimentaire
- Reflux nasal
- Succion insuffisante
- Suffocation avant d'avaler
- Test de déglutition démontrant une anomalie de la phase buccale
- Toux avant d'avaler

Deuxième étape : phase pharyngée

- Changement de position de la tête
- Déglutition retardée
- Efforts répétés de déglutition
- Élévation inadéquate du larynx
- Fièvres d'origine inconnue
- Gargouillements vocaux
- Haut-le-cœur
- Infections pulmonaires récurrentes
- Reflux nasal
- Refus de nourriture
- Suffocation
- Test de déglutition démontrant une anomalie de la phase pharyngée
- Toux

Troisième étape : phase œsophagienne

- Brûlures épigastriques
- Bruxisme
- Difficulté à avaler
- Douleur épigastrique
- Efforts répétés de déglutition
- Haleine acide

- Hématémèse
- Hyperextension de la tête
- Irritabilité inexpliquée lors des repas
- Odynophagie
- Quantité limitée
- Refus de nourriture
- Régurgitation
- Réveil nocturne
- Signale : « quelque chose reste bloqué »
- Test de déglutition démontrant une anomalie de la phase œsophagienne
- Toux nocturne
- Vomissements
- Vomissements sur oreiller

Facteurs favorisants

- Comportement autodestructeur
- Problèmes d'alimentation d'origine comportementale

Population à risque

- Antécédents d'alimentation entérale
- Perte d'élan vital
- Prématurité
- Retard dans le développement

Condition associée

- Achalasie
- Anomalie des voies respiratoires supérieures
- Anomalie laryngée
- Anomalie oropharyngée
- Atteinte des nerfs crâniens
- Cardiopathie congénitale
- Infirmité motrice cérébrale
- Lésion cérébrale
- Maladie respiratoire
- Malformation de la cavité nasopharyngienne
- Malformation laryngée
- Malformation nasale
- Malformation trachéale
- Malformations anatomiques acquises
- Obstruction mécanique
- Pathologies caractérisées par une hypotonie importante
- Problèmes neurologiques
- Reflux gastro-œsophagien
- Sous-alimentation protéinée
- Traumatisme
- Trouble neuromusculaire

Ce diagnostic sera retiré de la taxonomie 2021-2023 à moins qu'un travail supplémentaire ne soit accompli pour l'amener à un niveau de preuve de 2.1 ou plus.

Domaine 2 • Classe 1 • Concept : dynamiques alimentaires

Dynamiques alimentaires inefficaces chez l'adolescent

Code du diagnostic 00269
Approuvé en 2016 • Niveau de preuve 2.1

Définition

Modification des attitudes et des comportements de consommation alimentaires engendrant des habitudes d'alimentation excessive ou insuffisante qui compromettent la santé.

Caractéristiques

- Consommation fréquente d'aliments de qualité médiocre
- Consommation fréquente d'aliments de restauration rapide
- Consommation fréquente d'aliments transformés
- Évite la participation à des heures de repas régulières
- Grignotage fréquent
- Inappétence
- Refus de nourriture
- Se plaint d'avoir faim entre les repas
- Sous-alimentation
- Suralimentation

Facteurs favorisants

- Anxiété
- Choix inadéquat des aliments
- Contrôle excessif des heures de repas familial
- Dépression
- Dynamique familiale perturbée
- Heures de repas stressantes
- Influence des médias sur les comportements alimentaires relatifs à la consommation d'aliments riches en calories, nocifs pour la santé
- Influence des médias sur les connaissances relatives aux aliments riches en calories, nocifs pour la santé
- Influence négative des parents sur les comportements alimentaires
- Irrégularité des heures de repas
- Maltraitance psychologique
- Modification de l'estime de soi à la puberté
- Négligence psychologique
- Repas pris isolément
- Stress excessif
- Trouble de l'alimentation

Condition associée

- Handicap physique pour manger
- Handicap physique pour s'alimenter
- Problèmes de santé mentale des parents
- Problèmes de santé physique des parents

Références disponibles sur www.em-consulte.com/e-complement/476249.

Domaine 2 • Classe 1 • Concept : dynamiques alimentaires

Dynamiques alimentaires inefficaces chez l'enfant

Code du diagnostic 00270
Approuvé en 2016 • Niveau de preuve 2.1

Définition
Modification des attitudes, des comportements et influences sur les habitudes de consommation alimentaire du jeune enfant compromettant la santé.

Caractéristiques

- Consommation fréquente d'aliments de qualité médiocre
- Consommation fréquente d'aliments de restauration rapide
- Consommation fréquente d'aliments transformés
- Évite la participation à des heures de repas régulières
- Grignotage fréquent
- Inappétence
- Refus de nourriture
- Se plaint d'avoir faim entre les repas
- Sous-alimentation
- Suralimentation

Facteurs favorisants

Habitudes alimentaires

- Absence d'heures régulières de repas
- Alimentation non structurée par grignotage entre les repas
- Choix inadéquat des aliments
- Consommation de grandes quantités de nourriture dans un court laps de temps
- Contrôle parental excessif sur l'expérience alimentaire de l'enfant
- Contrôle parental excessif sur les heures de repas familial
- Habitudes alimentaires aléatoires
- Habitudes alimentaires désordonnées
- Heures de repas stressantes
- Obliger l'enfant à manger
- Récompenser l'enfant pour qu'il mange
- Repas pris isolément
- Restriction alimentaire vis-à-vis de l'enfant
- Soudoyer l'enfant pour qu'il mange

Dynamique familiale

- Relation de maltraitance
- Relation parent-enfant de nature anxieuse
- Relation parent-enfant de nature hostile
- Relation parent-enfant précaire
- Style parental de type désengagé
- Style parental de type sur-impliqué
- Style parental sous-impliqué
- Tension dans la relation parent-enfant

Parents

- Anorexie
- Dépression
- Incapacité de partager la responsabilité de l'alimentation entre parent et enfant
- Incapacité de partager la responsabilité des repas entre parent et enfant
- Incapacité de soutenir des habitudes alimentaires saines
- Manque de confiance en l'enfant à développer des habitudes alimentaires saines
- Manque de confiance en l'enfant d'avoir une croissance appropriée
- Stratégies d'adaptation inefficaces
- Toxicomanie

Facteurs environnementaux

- Influence des médias sur les comportements alimentaires relatifs à la consommation d'aliments riches en calories, nocifs pour la santé
- Influence des médias sur les connaissances relatives aux aliments riches en calories, nocifs pour la santé

Population à risque

- Classe socio-économique défavorisée
- Obésité parentale
- Placement dans un foyer d'accueil
- Sans domicile
- Transition de vie

Condition associée

- Handicap physique pour manger
- Handicap physique pour s'alimenter
- Problèmes de santé mentale des parents
- Problèmes de santé physique des parents

Références disponibles sur www.em-consulte.com/e-complement/476249.

Domaine 2 • Classe 1 • Concept : dynamiques d'alimentation

Dynamiques d'alimentation inefficaces chez le nourrisson

Code du diagnostic 00271
Approuvé en 2016 • Niveau de preuve 2.1

Définition
Modification des comportements alimentaires parentaux engendrant des habitudes d'alimentation excessives ou insuffisantes.

Caractéristiques

- Inappétence
- Passage inapproprié à une alimentation solide
- Refus de nourriture
- Sous-alimentation
- Suralimentation

Facteurs favorisants

- Dispensateurs de soins multiples
- Influence des médias sur l'alimentation infantile riche en calories, nocive pour la santé
- Influence des médias sur les connaissances relatives aux aliments riches en calories, nocifs pour la santé
- Manque de confiance en l'enfant à développer des habitudes alimentaires saines
- Manque de confiance en l'enfant d'avoir une croissance appropriée
- Manque de connaissances des étapes de développement d'un enfant
- Manque de connaissances sur la responsabilité des parents dans l'alimentation des nourrissons
- Manque de connaissances sur les méthodes d'alimentation appropriées des enfants à chaque étape de développement
- Problèmes d'attachement
- Relation de maltraitance
- Style parental de type désengagé
- Style parental de type surimpliqué
- Style parental sous-impliqué

Population à risque

- Abandon d'enfant
- Antécédents d'expériences de repas et d'habitudes alimentaires risqués
- Classe socio-économique défavorisée
- Expériences de soins intensifs néonatals
- Hospitalisation prolongée
- Hypotrophie fœtale
- Placement dans un foyer d'accueil
- Prématurité
- Sans domicile
- Transition de vie

Condition associée

- Alimentation entérale prolongée
- Anomalie génétique
- Anomalies chromosomiques
- Cardiopathie congénitale
- Dysfonctionnement d'intégration sensorielle
- Fente labiale
- Fente palatine
- Handicap physique pour manger
- Malformation du tube neural
- Problèmes de santé mentale des parents
- Problèmes de santé physique des parents

Références disponibles sur www.em-consulte.com/e-complement/476249.

Domaine 2 • Classe 1 • Concept : mode d'alimentation

Mode d'alimentation inefficace chez le nouveau-né/nourrisson

Code du diagnostic 00107
Approuvé en 1992 • Révisé en 2006 • Niveau de preuve 2.1

Définition

Perturbation du réflexe de succion d'un nourrisson ou difficulté à coordonner succion et déglutition, entraînant une alimentation par voie orale insuffisante pour les besoins métaboliques.

Caractéristiques

- Incapacité d'amorcer une succion efficace
- Incapacité de coordonner succion, déglutition et respiration
- Incapacité de maintenir une succion efficace

Facteurs favorisants

- Régime « à jeun strict » prolongé

Population à risque

- Prématurité

Condition associée

- Hypersensibilité buccale
- Retard neurologique
- Troubles neurologiques

Références disponibles sur www.em-consulte.com/e-complement/476249.

Domaine 2 • Classe 1 • Concept : obésité

Obésité

Code du diagnostic 00232
Approuvé en 2013 • Révisé en 2017 • Niveau de preuve 3.2

Définition
État dans lequel une personne accumule une quantité anormale ou excessive de graisse pour son âge et son sexe, qui dépasse le surpoids.

Caractéristiques

- Adulte : Indice de masse corporelle (IMC) > 30 kg/m^2
- Enfant < 2 ans : Terme non utilisé pour les enfants de cet âge
- Enfant de 2 à 18 ans : Indice de masse corporelle (IMC) > 95e percentile ou 30 kg/m^2 en fonction de l'âge et du sexe

Facteurs favorisants

- Activité physique quotidienne moyenne inférieure aux recommandations pour le sexe et l'âge
- Aliments solides comme source principale alimentaire avant l'âge de 5 mois
- Comportement sédentaire ≥ 2 heures par jour
- Consommation excessive d'alcool
- Consommation excessive de boissons sucrées
- Dépenses énergétiques en dessous de la consommation d'énergie en fonction d'une évaluation standardisée
- Fréquentation répétée de restaurants ou consommation fréquente d'aliments frits
- Grignotage fréquent
- Peur d'un manque d'approvisionnement alimentaire
- Portions alimentaires plus importantes que celles recommandées
- Régime alimentaire pauvre en calcium durant l'enfance
- Temps de sommeil raccourci
- Troubles de perceptions alimentaires
- Troubles du comportement alimentaire
- Troubles du sommeil

Population à risque

- Classe socio-économique défavorisée
- Hérédité de facteurs interdépendants
- Lait maternisé ou alimentation mixée pour bébé
- Mère diabétique
- Obésité parentale
- Prise de poids rapide pendant l'enfance
- Prise de poids rapide pendant la petite enfance, incluant la première semaine, les quatre premiers mois et la première année.
- Pubarche prématurée

- Score élevé pour des comportements de désinhibition et de restriction alimentaire
- Surpoids pendant la petite enfance
- Tabagisme maternel

Condition associée

- Anomalie génétique

2. Nutrition

Références disponibles sur www.em-consulte.com/e-complement/476249.

Domaine 2 • Classe 1 • Concept : production de lait maternel

Production de lait maternel insuffisante

Code du diagnostic 00216
Approuvé en 2010 • Révisé en 2017 • Niveau de preuve 3.1

Définition
Apport insuffisant de lait maternel pour subvenir au besoin nutritionnel d'un bébé ou d'un enfant.

Caractéristiques

- Absence de production de lait lorsque le mamelon est stimulé
- Allaitement non continu
- Constipation de l'enfant
- Demandes fréquentes de l'enfant pour téter
- Lait tiré inférieur au volume prescrit pour l'enfant
- Mictions de petites quantités d'urine concentrée
- Pleurs fréquents de l'enfant
- Prise de poids inférieur à 500 g en un mois
- Production de lait retardée
- Refus de l'enfant de téter
- Temps d'allaitement prolongé

Facteurs favorisants

- Consommation d'alcool par la mère
- Incapacité de saisir le sein correctement
- Malnutrition de la mère
- Occasions insuffisantes pour téter
- Programme thérapeutique maternel
- Réflexe de succion insuffisant
- Rejet du sein
- Tabagisme maternel
- Temps de tétée insuffisant
- Volume liquidien maternel insuffisant

Condition associée

- Grossesse

Références disponibles sur www.em-consulte.com/e-complement/476249.

Domaine 2 • Classe 1 • Concept : surpoids

Surpoids

Code du diagnostic 00233
Approuvé en 2013 • Révisé en 2017 • Niveau de preuve 3.2

Définition
État dans lequel une personne accumule une quantité anormale ou excessive de graisse pour son âge et son sexe.

Caractéristiques

- Adulte : Indice de masse corporelle (IMC) > 25 kg/m^2
- Enfant < 2 ans : Rapport poids/taille > 95e percentile
- Enfant de 2 à 18 ans : Indice de masse corporelle (IMC) > 85e percentile ou 25 kg/m^2 mais < 95e percentile ou 30 kg/m^2 en fonction de l'âge et du sexe

Facteurs favorisants

- Activité physique quotidienne moyenne inférieure aux recommandations pour le sexe et l'âge
- Aliments solides comme source principale alimentaire avant l'âge de 5 mois
- Comportement sédentaire ≥ 2 heures par jour
- Connaissances insuffisantes des facteurs modifiables
- Consommation excessive d'alcool
- Consommation excessive de boissons sucrées
- Dépenses énergétiques en dessous de la consommation d'énergie en fonction d'une évaluation standardisée
- Fréquentation répétée de restaurants ou consommation fréquente d'aliments frits
- Grignotage fréquent
- Peur d'un manque d'approvisionnement alimentaire
- Portions alimentaires plus importantes que celles recommandées
- Régime alimentaire pauvre en calcium durant l'enfance
- Temps de sommeil raccourci
- Troubles de perceptions alimentaires
- Troubles du comportement alimentaire
- Troubles du sommeil

Population à risque

- Adulte : Indice de masse corporelle (IMC) proche de 25 kg/m^2
- Classe socio-économique défavorisée
- Enfant < 2 ans : Rapport poids/taille proche du 95e percentile
- Enfant de 2 à 18 ans : Indice de masse corporelle (IMC) proche du 85e percentile ou de 25 kg/m^2
- Enfants avec des percentiles élevés de l'indice de masse corporelle (IMC)

- Enfants ayant tendance à dépasser les percentiles de l'indice de masse corporelle (IMC)
- Hérédité de facteurs interdépendants
- Lait maternisé ou alimentation mixée pour bébé
- Mère diabétique
- Obésité chez l'enfant
- Obésité parentale
- Prise de poids rapide pendant l'enfance
- Prise de poids rapide pendant la petite enfance, incluant la première semaine, les quatre premiers mois et la première année.
- Pubarche prématurée
- Score élevé pour des comportements de désinhibition et de restriction alimentaire
- Tabagisme maternel

Condition associée

- Anomalie génétique

Références disponibles sur www.em-consulte.com/e-complement/476249.

Domaine 2 • Classe 1 • Concept : surpoids

Risque de surpoids

Code du diagnostic 00234
Approuvé en 2013 • Révisé en 2017 • Niveau de preuve 3.2

Définition
Prédisposition à une accumulation excessive de graisse pour l'âge et le sexe, qui peut compromettre la santé.

Facteurs de risque

- Activité physique quotidienne moyenne inférieure aux recommandations pour le sexe et l'âge
- Aliments solides comme source principale alimentaire avant l'âge de 5 mois
- Comportement sédentaire ≥ 2 heures par jour
- Connaissances insuffisantes des facteurs modifiables
- Consommation excessive d'alcool
- Consommation excessive de boissons sucrées
- Dépenses énergétiques en dessous de la consommation d'énergie en fonction d'une évaluation standardisée
- Fréquentation répétée de restaurants ou consommation fréquente d'aliments frits
- Grignotage fréquent
- Peur d'un manque d'approvisionnement alimentaire
- Portions alimentaires plus importantes que celles recommandées
- Régime alimentaire pauvre en calcium durant l'enfance
- Temps de sommeil raccourci
- Troubles de perceptions alimentaires
- Troubles du comportement alimentaire
- Troubles du sommeil

Population à risque

- Adulte : Indice de masse corporelle (IMC) proche de 25 kg/m^2
- Classe socio-économique défavorisée
- Enfant < 2 ans: Rapport poids/taille proche du 95e percentile
- Enfant de 2 à 18 ans : Indice de masse corporelle (IMC) proche du 85e percentile ou de 25 kg/m^2
- Enfants avec des percentiles élevés de l'indice de masse corporelle (IMC)
- Enfants ayant tendance à dépasser les percentiles de l'indice de masse corporelle (IMC)
- Hérédité de facteurs interdépendants
- Lait maternisé ou alimentation mixée pour bébé
- Mère diabétique
- Obésité chez l'enfant
- Obésité parentale
- Prise de poids rapide pendant l'enfance
- Prise de poids rapide pendant la petite enfance, incluant la

première semaine, les quatre premiers mois et la première année.
- Pubarche prématurée
- Score élevé pour des comportements de désinhibition et de restriction alimentaire
- Tabagisme maternel

Condition associée

- Anomalie génétique

Références disponibles sur www.em-consulte.com/e-complement/476249.

Cette classe ne contient actuellement aucun diagnostic.

Cette classe ne contient actuellement aucun diagnostic.

Domaine 2 • Classe 4 • Concept : fonction hépatique

Risque d'altération de la fonction hépatique

Code du diagnostic 00178
Approuvé en 2006 • Révisé en 2008, 2013, 2017 • Niveau de preuve 2.1

Définition
Prédisposition à un dysfonctionnement du foie, qui peut compromettre la santé.

Facteurs de risque

- Toxicomanie

Condition associée

- Co-infection au virus de l'immunodéficience humaine (VIH)
- Infection virale
- Médicament

Ce diagnostic sera retiré de la taxonomie 2021-2023 si des facteurs de risque supplémentaires ne sont pas développés.

Références disponibles sur www.em-consulte.com/e-complement/476249.

Domaine 2 • Classe 4 • Concept : glycémie

Risque d'instabilité de la glycémie

Code du diagnostic 00179
Approuvé en 2006 • Révisé en 2013, 2017 • Niveau de preuve 2.1

Définition
Prédisposition à une variation de la concentration du glucose sanguin par rapport à la limite normale, qui peut compromettre la santé.

Facteurs de risque

- Activité physique quotidienne moyenne inférieure aux recommandations pour le sexe et l'âge
- Apport alimentaire insuffisant
- Connaissances insuffisantes à propos de la gestion de la maladie
- Connaissances insuffisantes des facteurs modifiables
- Gestion inadéquate du diabète
- Gestion inefficace de la médication
- N'accepte pas le diagnostic
- Non-adhésion au plan de traitement du diabète
- Perte de poids excessive
- Prise de poids excessive
- Stress excessif
- Surveillance inadéquate de la glycémie

Population à risque

- Altération de l'état mental
- État de santé physique compromis
- Période de croissance rapide
- Retard dans le développement cognitif

Condition associée

- Grossesse

Références disponibles sur www.em-consulte.com/e-complement/476249.

Domaine 2 • Classe 4 • Concept : hyperbilirubinémie

Hyperbilirubinémie néonatale

Code du diagnostic 00194
Approuvé en 2008 • Révisé en 2010, 2017 • Niveau de preuve 2.1

Définition
Accumulation de bilirubine non conjuguée dans la circulation (moins de 15 ml/dl) apparaissant après 24 heures de vie.

Caractéristiques

- Contusions sur la peau
- Hémogramme anormal
- Muqueuses jaune orange
- Peau jaune orange
- Sclérotiques jaunes

Facteurs favorisants

- Élimination de méconium retardée
- Mode d'alimentation pas encore clairement établi
- Nouveaux-nés recevant une alimentation inadéquate

Population à risque

- Appartenance ethnique amérindienne
- Enfant prématuré
- Incompatibilité de groupe sanguin
- Incompatibilité rhésus (Rh)
- Incompatibilité sanguine entre la mère et le nouveau-né
- Mère diabétique
- Nombreuses contusions durant la naissance
- Nouveau-né avec un petit poids à la naissance.
- Nouveau-né de ≤ 7 jours
- Nouveau-né nourri au sein
- Nouveau-né précédent ayant présenté un ictère
- Origine est-asiatique
- Populations vivant en hautes altitudes

Condition associée

- Hémorragie interne
- Infection bactérienne
- Infection prénatale
- Infection virale
- Nouveau-né présentant un dysfonctionnement hépatique
- Nouveau-né présentant une déficience enzymatique
- Septicémie

Références disponibles sur www.em-consulte.com/e-complement/476249.

Domaine 2 • Classe 4 • Concept : hyperbilirubinémie

Risque d'hyperbilirubinémie néonatale

Code du diagnostic 00230
Approuvé en 2010 • Révisé en 2013, 2017 • Niveau de preuve 2.1

Définition
Prédisposition à une accumulation de bilirubine non conjuguée dans la circulation (moins de 15 ml/dl) apparaissant après 24 heures de vie, qui peut compromettre la santé.

Facteurs de risque

- Élimination de méconium retardée
- Mode d'alimentation pas encore clairement établi
- Nouveaux-nés recevant une alimentation inadéquate

Population à risque

- Appartenance ethnique amérindienne
- Enfant prématuré
- Incompatibilité de groupe sanguin
- Incompatibilité rhésus (Rh)
- Incompatibilité sanguine entre la mère et le nouveau-né
- Mère diabétique
- Nombreuses contusions durant la naissance
- Nouveau-né avec un petit poids à la naissance.
- Nouveau-né de ≤ 7 jours
- Nouveau-né nourri au sein
- Nouveau-né précédent ayant présenté un ictère
- Origine est-asiatique
- Populations vivant en hautes altitudes

Condition associée

- Hémorragie interne
- Infection bactérienne
- Infection prénatale
- Infection virale
- Nouveau-né présentant un dysfonctionnement hépatique
- Nouveau-né présentant une déficience enzymatique
- Septicémie

Références disponibles sur www.em-consulte.com/e-complement/476249.

Domaine 2 • Classe 4 • Concept : syndrome de déséquilibre métabolique

Risque de syndrome de déséquilibre métabolique

Code du diagnostic 00263
Approuvé en 2016 • Niveau de preuve 2.1

Définition
Prédisposition à un ensemble toxique de facteurs biochimiques et physiologiques associé au développement d'une maladie cardiovasculaire résultant de l'obésité et du diabète de type 2, qui peut compromettre la santé.

Facteurs de risque

- Comportement à risque pour la santé (00188)
- Excès de stress (00177)
- Maintien inefficace de l'état de santé (00099)
- Mode de vie sédentaire (00168)
- Obésité (00232)
- Risque d'instabilité de la glycémie (00179)
- Surpoids (00233)

Population à risque

- Âge > 30 ans
- Antécédents familiaux d'hypertension
- Antécédents familiaux d'obésité
- Antécédents familiaux de diabète
- Antécédents familiaux de dyslipidémie

Condition associée

- Acide urique > 7 mg/dl
- Microalbuminurie > 30 mg/dl
- Pression artérielle instable
- Syndrome des ovaires polykystiques
- Taux excessif de glucocortocoïdes endogènes ou exogènes > 25 g/dl

Références disponibles sur www.em-consulte.com/e-complement/476249.

Domaine 2 • Classe 5 • Concept : équilibre électrolytique

Risque de déséquilibre électrolytique

Code du diagnostic 00195
Approuvé en 2008 • Révisé en 2013, 2017 • Niveau de preuve 2.1

Définition
Prédisposition à une variation des taux des électrolytes sériques, qui peut compromettre la santé.

Facteurs de risque

- Connaissances insuffisantes des facteurs modifiables
- Déficit de volume liquidien
- Diarrhée
- Excès de volume liquidien
- Vomissements

Condition associée

- Dysfonctionnement rénal
- Mécanismes de régulation compromis
- Programme thérapeutique
- Régulation endocrine dysfonctionnelle

Références disponibles sur www.em-consulte.com/e-complement/476249.

Domaine 2 • Classe 5 • Concept : volume liquidien

Déficit de volume liquidien

Code du diagnostic 00027
Approuvé en 1978 • Révisé en 1996, 2017

Définition
Diminution des liquides intravasculaire, interstitiel et/ou intracellulaire. Cela fait référence à une déshydratation, avec perte de liquide, sans modification du sodium.

Caractéristiques

- Altération de l'état mental
- Augmentation de l'hématocrite
- Augmentation de la concentration urinaire
- Augmentation de la fréquence cardiaque
- Augmentation de la température corporelle
- Diminution de l'amplitude du pouls
- Diminution de la diurèse
- Diminution de la pression artérielle
- Diminution de la pression pulsatile du pouls
- Diminution de la turgescence linguale
- Diminution de remplissage veineux
- Faiblesse
- Modification de la turgescence cutanée
- Perte de poids soudaine
- Sécheresse de la peau
- Sécheresse des muqueuses
- Soif

Facteurs favorisants

- Apport de liquides insuffisant
- Connaissances insuffisantes sur les besoins en liquide
- Obstacle à l'accès aux liquides

Population à risque

- Extrêmes d'âge
- Extrêmes de poids
- Facteurs influençant les besoins en liquide

Condition associée

- Anomalies affectant l'absorption des liquides
- Anomalies affectant la prise de liquides

- Mécanismes de régulation compromis
- Médicament
- Perte active de liquides
- Perte de liquides par une voie artificielle
- Perte excessive de liquides par les voies naturelles

Ce diagnostic sera retiré de la taxonomie 2021-2023 à moins qu'un travail supplémentaire ne soit accompli pour l'amener à un niveau de preuve de 2.1 ou plus.

Domaine 2 • Classe 5 • Concept : volume liquidien

Risque de déficit de volume liquidien

Code du diagnostic 00028
Approuvé en 1978 • Révisé en 2010, 2013, 2017

Définition
Prédisposition à une déshydratation intravasculaire, interstitielle et/ou intracellulaire, qui peut compromettre la santé.

Facteurs de risque

- Apport de liquides insuffisant
- Connaissances insuffisantes sur les besoins en liquide
- Obstacle à l'accès aux liquides

Population à risque

- Extrêmes d'âge
- Extrêmes de poids
- Facteurs influençant les besoins en liquide

Condition associée

- Anomalies affectant l'absorption des liquides
- Anomalies affectant la prise de liquides
- Mécanismes de régulation compromis
- Médicament
- Perte active de liquides
- Perte de liquides par une voie artificielle
- Perte excessive de liquides par les voies naturelles

Ce diagnostic sera retiré de la taxonomie 2021-2023 à moins qu'un travail supplémentaire ne soit accompli pour l'amener à un niveau de preuve de 2.1 ou plus.

Domaine 2 • Classe 5 • Concept : volume liquidien équilibré

Risque de déséquilibre du volume liquidien

Code du diagnostic 00025
Approuvé en 1998 • Révisé en 2008, 2013, 2017 • Niveau de preuve 2.1

Définition
Prédisposition à une augmentation, une diminution ou à un passage rapide de l'un vers l'autre des liquides intravasculaire, interstitiel et/ou intracellulaire, qui peut compromettre la santé. Cela fait référence à une perte, un excès (ou les deux à la fois) de liquides corporels.

Facteurs de risque

- À développer

Condition associée

- Aphérèse
- Ascite
- Brûlures
- Occlusion intestinale
- Pancréatite
- Programme thérapeutique
- Septicémie
- Traumatisme

Ce diagnostic sera retiré de la taxonomie 2021-2023 si des facteurs de risque ne sont pas développés.

Références disponibles sur www.em-consulte.com/e-complement/476249.

Domaine 2 • Classe 5 • Concept : volume liquidien

Excès de volume liquidien

Code du diagnostic 00026
Approuvé en 1982 • Révisé en 1996, 2013, 2017 • Niveau de preuve 2.1

Définition
Apport excédentaire et/ou rétention de liquide.

Caractéristiques

- Altération de l'état mental
- Altération du mode de respiration
- Anasarque
- Anxiété
- Apports supérieurs aux pertes
- Augmentation de la pression veineuse centrale (PVC)
- Azotémie
- Bruit B3 à l'auscultation cardiaque
- Bruits respiratoires adventices
- Changement de la densité urinaire
- Congestion pulmonaire
- Déséquilibre électrolytique
- Diminution de l'hématocrite
- Diminution de l'hémoglobine
- Dyspnée
- Dyspnée paroxystique nocturne
- Épanchement pleural
- Fébrilité
- Hépatomégalie
- Modification de la pression artérielle
- Modification de la pression artérielle pulmonaire (PAP)
- Œdème
- Oligurie
- Orthopnée
- Prise de poids en peu de temps
- Réflexe hépatojugulaire
- Turgescence des veines jugulaires

Facteurs favorisants

- Apport excessif de liquide
- Apport excessif de sodium

Condition associée

- Mécanismes de régulation compromis

Références disponibles sur www.em-consulte.com/e-complement/476249.

Domaine 3. Élimination/échange

La sécrétion et l'excrétion des déchets de l'organisme

Classe 1. Fonction urinaire

Les processus de sécrétion, de réabsorption et d'excrétion d'urine

Code	Diagnostic	Page
00016	Élimination urinaire altérée	237
00017	Incontinence urinaire à l'effort	238
00020	Incontinence urinaire fonctionnelle	239
00019	Incontinence urinaire par besoin impérieux	240
00022	Risque d'incontinence urinaire par besoin impérieux	241
00176	Incontinence urinaire par regorgement	242
00018	Incontinence urinaire réflexe	243
00023	Rétention urinaire	244

Classe 2. Fonction gastro-intestinale

L'excrétion et l'expulsion des déchets par l'intestin

Code	Diagnostic	Page
00011	Constipation	245
00015	Risque de constipation	247
00012	Pseudo-constipation	248
00235	Constipation fonctionnelle chronique	249
00236	Risque de constipation fonctionnelle chronique	251
00013	Diarrhée	253
00014	Incontinence fécale	254
00196	Motilité gastro-intestinale dysfonctionnelle	255
00197	Risque de motilité gastro-intestinale dysfonctionnelle	256

Classe 3. Fonction tégumentaire

Le processus de sécrétion et d'excrétion par la peau

Classe 4. Fonction respiratoire

L'élimination des produits dérivés du métabolisme, des sécrétions et des corps étrangers par les poumons ou les bronches

NANDA International, Inc. Nursing Diagnoses: Definitions and Classification 2018–2020, 11th Edition.
Edited by T. Heather Herdman and Shigemi Kamitsuru.

Companion website: www.thieme.com/nanda-i.

Domaine 3 • Classe 1 • Concept : élimination

Élimination urinaire altérée

Code du diagnostic 00016
Approuvé en 1973 • Révisé en 2006, 2017 • Niveau de preuve 2.1

Définition
Perturbation de l'élimination urinaire.

Caractéristiques

- Dysurie
- Incontinence urinaire
- Miction impérieuse
- Mictions fréquentes
- Nycturie
- Retard à la miction
- Rétention urinaire

Facteurs favorisants

- Causes multiples

Condition associée

- Infection des voies urinaires
- Obstruction anatomique
- Trouble sensorimoteur

Ce diagnostic sera retiré de la taxonomie 2021-2023 si des facteurs de risque spécifiques ne sont pas développés.

Références disponibles sur www.em-consulte.com/e-complement/476249.

Domaine 3 • Classe 1 • Concept : incontinence

Incontinence urinaire à l'effort

Code du diagnostic 00017
Approuvé en 1986 • Révisé en 2006, 2017 • Niveau de preuve 2.1

Définition
Fuite soudaine d'urine lors d'activités qui augmentent la pression intra-abdominale.

Caractéristiques

- Perte involontaire de petites quantités d'urine
- Perte involontaire de petites quantités d'urine sans contraction du détrusor
- Perte involontaire de petites quantités d'urine sans distension vésicale.

Facteurs favorisants

- Faiblesse des muscles pelviens

Condition associée

- Augmentation de la pression intra-abdominale
- Dégénérescence des muscles pelviens
- Relâchement du sphincter interne de l'urètre

Références disponibles sur www.em-consulte.com/e-complement/476249.

Domaine 3 • Classe 1 • Concept : incontinence

Incontinence urinaire fonctionnelle

Code du diagnostic 00020
Approuvé en 1986 • Révisé en 1998, 2017

Définition
Incapacité pour une personne habituellement continente d'atteindre les toilettes à temps pour éviter la perte involontaire d'urine.

Caractéristiques

- Incontinence urinaire au lever matinal
- Miction avant d'atteindre les toilettes
- Sensation du besoin d'uriner
- Temps nécessaire pour se rendre aux toilettes trop long après la sensation du besoin impérieux d'uriner
- Vide complètement la vessie

Facteurs favorisants

- Faiblesse de la musculature pelvienne
- Modification de l'environnement

Condition associée

- Altération des fonctions cognitives
- Problème psychologique
- Trouble neuromusculaire
- Troubles de la vision

Ce diagnostic sera retiré de la taxonomie 2021-2023 à moins qu'un travail supplémentaire ne soit accompli pour l'amener à un niveau de preuve de 2.1 ou plus.

Domaine 3 • Classe 1 • Concept : incontinence

Incontinence urinaire par besoin impérieux

Code du diagnostic 00019
Approuvé en 1986 • Révisé en 2006, 2017 • Niveau de preuve 2.1

Définition
Écoulement involontaire d'urine peu après une forte et soudaine envie d'uriner.

Caractéristiques

- Fuite d'urine accompagnée de contractions vésicales
- Fuite d'urine accompagnée de spasmes vésicaux
- Incapacité d'atteindre les toilettes à temps pour éviter la perte d'urine
- Miction impérieuse

Facteurs favorisants

- Consommation d'alcool
- Consommation de caféine
- Habitudes associées à l'utilisation des toilettes inefficaces
- Impaction fécale
- Relâchement du sphincter lisse

Condition associée

- Altération de la contractilité vésicale
- Diminution de la capacité vésicale
- Hyperactivité du détrusor associée à une altération de la contractilité vésicale
- Infection vésicale
- Programme thérapeutique
- Urétrite atrophique
- Vaginite atrophique

Références disponibles sur www.em-consulte.com/e-complement/476249.

Domaine 3 • Classe 1 • Concept : incontinence

Risque d'incontinence urinaire par besoin impérieux

Code du diagnostic 00022
Approuvé en 1998 • Révisé en 2008, 2013, 2017 • Niveau de preuve 2.1

Définition
Prédisposition à un écoulement involontaire d'urine peu après une forte et soudaine envie d'uriner, qui peut compromettre la santé.

Facteurs de risque

- Consommation d'alcool
- Consommation de caféine
- Habitudes associées à l'utilisation des toilettes inefficaces
- Impaction fécale
- Relâchement du sphincter lisse

Condition associée

- Altération de la contractilité vésicale
- Diminution de la capacité vésicale
- Hyperactivité du détrusor associée à une altération de la contractilité vésicale
- Infection vésicale
- Programme thérapeutique
- Urétrite atrophique
- Vaginite atrophique

Références disponibles sur www.em-consulte.com/e-complement/476249.

Domaine 3 • Classe 1 • Concept : incontinence

Incontinence urinaire par regorgement

Code du diagnostic 00176
Approuvé en 2006 • Révisé en 2017 • Niveau de preuve 2.1

Définition
Évacuation involontaire du trop-plein d'urine associée à la distension vésicale.

Caractéristiques

- Augmentation du volume d'urine résiduelle postmictionnel
- Distension vésicale
- Nycturie
- Perte involontaire de petites quantités d'urine

Facteurs favorisants

- Impaction fécale

Condition associée

- Diminution de la contractilité du détrusor
- Dyssynergie entre le détrusor et le sphincter externe de l'urètre
- Obstruction du col de la vessie
- Obstruction urétrale
- Programme thérapeutique
- Prolapsus utérin sévère

Facteurs associés modifiables supplémentaires à développer.

Références disponibles sur www.em-consulte.com/e-complement/476249.

Domaine 3 • Classe 1 • Concept : incontinence

Incontinence urinaire réflexe

Code du diagnostic 00018
Approuvé en 1986 • Révisé en 1998, 2017

Définition
Perte involontaire d'urine à intervalles relativement prévisibles quand la vessie atteint un volume déterminé.

Caractéristiques

- Absence de sensation du besoin impérieux d'uriner
- Absence de sensation durant la miction
- Incapacité d'inhiber volontairement la miction
- Incapacité d'initier volontairement la miction
- Schéma d'élimination prévisible
- Sensation d'un besoin impérieux d'uriner sans inhibition volontaire de la contraction vésicale
- Sensations de vessie pleine
- Vidange incomplète de la vessie avec lésion au-dessus du centre pontique de la miction

Facteurs favorisants

- À développer

Condition associée

- Altération neurologique au-dessus du centre pontique de la miction
- Altération neurologique au-dessus du centre sacré de la miction
- Lésion tissulaire

Ce diagnostic sera retiré de la taxonomie 2021-2023 à moins qu'un travail supplémentaire ne soit accompli pour l'amener à un niveau de preuve de 2.1 ou plus.

Domaine 3 • Classe 1 • Concept : rétention

Rétention urinaire

Code du diagnostic 00023
Approuvé en 1986 • Révisé en 2017

Définition
Incapacité de vider complètement la vessie.

Caractéristiques

- Absence de miction
- Distension vésicale
- Dysurie
- Fuite mictionnelle
- Incontinence par regorgement
- Mictions de faible importance
- Mictions fréquentes
- Sensation de plénitude vésicale
- Urine résiduelle

Facteurs favorisants

- À développer

Condition associée

- Blocage au niveau des voies urinaires
- Inhibition de l'arc réflexe
- Pression urétrale élevée
- Sphincter urétral puissant

Ce diagnostic sera retiré de la taxonomie 2021-2023 à moins qu'un travail supplémentaire ne soit accompli pour l'amener à un niveau de preuve de 2.1 ou plus.

Domaine 3 • Classe 2 • Concept : constipation

Constipation

Code du diagnostic 00011
Approuvé en 1975 • Révisé en 1998, 2017

Définition
Diminution de la fréquence habituelle des selles, accompagnée d'une défécation difficile ou incomplète et/ou de l'émission de selles dures et sèches.

Caractéristiques

- Anorexie
- Augmentation de la pression intra-abdominale
- Ballonnement sévère
- Borborygmes
- Bruit sourd à la percussion abdominale
- Bruits intestinaux fréquents
- Bruits intestinaux rares
- Céphalées
- Changement dans les habitudes d'élimination
- Diminution de la fréquence des selles
- Diminution du volume des selles
- Distension abdominale
- Douleur à la défécation
- Douleur abdominale
- Effort à la défécation
- Fatigue
- Incapacité d'émettre une selle
- Indigestion
- Manifestations atypiques chez une personne âgée
- Masse abdominale palpable
- Masse rectale palpable
- Présence de sang rouge vif sur les selles
- Présence de selles molles et pâteuses dans le rectum
- Selles dures, moulées
- Selles liquides
- Sensation de plénitude rectale
- Sensation de pression rectale
- Sensibilité abdominale avec résistance musculaire palpable
- Sensibilité abdominale sans résistance musculaire palpable
- Vomissements

Facteurs favorisants

- Abus de laxatifs
- Activité physique quotidienne moyenne inférieure aux recommandations pour le sexe et l'âge
- Apport de liquides insuffisant
- Apport en fibres insuffisant
- Changement dans les habitudes alimentaires
- Changements récents dans l'environnement
- Confusion
- Dépression
- Déshydratation
- Diminution du transit gastro-intestinal
- Faiblesse des muscles abdominaux
- Habitudes alimentaires inadaptées
- Habitudes associées à l'utilisation des toilettes inadaptées

- Habitudes de défécation irrégulières
- Hygiène buccale inadéquate
- Obésité
- Perturbation émotionnelle
- Réprime habituellement un besoin impérieux de déféquer

Condition associée

- Abcès rectal
- Dentition inadéquate
- Déséquilibre électrolytique
- Fissure anorectale
- Grossesse
- Hémorroïdes
- Hypertrophie prostatique
- Maladie de Hirschprung
- Occlusion intestinale postchirurgicale
- Prolapsus rectal
- Rectocèle
- Sels de fer
- Sténose anorectale
- Troubles neurologiques
- Tumeur
- Ulcère rectal

Ce diagnostic sera retiré de la taxonomie 2021-2023 à moins qu'un travail supplémentaire ne soit accompli pour l'amener à un niveau de preuve de 2.1 ou plus.

Domaine 3 • Classe 2 • Concept : constipation

Risque de constipation

Code du diagnostic 00015
Approuvé en 1998 • Révisé en 2013, 2017

Définition
Prédisposition à une diminution de la fréquence habituelle des selles, accompagnée d'une défécation difficile ou incomplète, qui peut compromettre la santé.

Facteurs de risque

- Abus de laxatifs
- Activité physique quotidienne moyenne inférieure aux recommandations pour le sexe et l'âge
- Apport de liquides insuffisant
- Apport en fibres insuffisant
- Changement dans les habitudes alimentaires
- Changements récents dans l'environnement
- Confusion
- Dépression
- Déshydratation
- Diminution du transit gastro-intestinal
- Faiblesse des muscles abdominaux
- Habitudes alimentaires inadaptées
- Habitudes associées à l'utilisation des toilettes inadaptées
- Habitudes de défécation irrégulières
- Hygiène buccale inadéquate
- Obésité
- Perturbation émotionnelle
- Réprime habituellement un besoin impérieux de déféquer

Condition associée

- Abcès rectal
- Dentition inadéquate
- Déséquilibre électrolytique
- Fissure anorectale
- Grossesse
- Hémorroïdes
- Hypertrophie prostatique
- Maladie de Hirschprung
- Occlusion intestinale postchirurgicale
- Prolapsus rectal
- Rectocèle
- Sels de fer
- Sténose anorectale
- Troubles neurologiques
- Tumeur
- Ulcère rectal

Ce diagnostic sera retiré de la taxonomie 2021-2023 à moins qu'un travail supplémentaire ne soit accompli pour l'amener à un niveau de preuve de 2.1 ou plus.

Domaine 3 • Classe 2 • Concept : constipation

Pseudo-constipation

Code du diagnostic 00012
Approuvé en 1988

Définition
Autodiagnostic de constipation et utilisation de laxatifs, de lavements et de suppositoires pour assurer une élimination intestinale quotidienne.

Caractéristiques

- Abus de lavements
- Abus de laxatifs
- Abus de suppositoires
- S'oblige à aller à selles chaque jour à la même heure
- S'oblige à aller à selles quotidiennement

Facteurs favorisants

- Altération des opérations de la pensée
- Croyances culturelles à propos de la santé
- Croyances familiales à propos de la santé

Ce diagnostic sera retiré de la taxonomie 2021-2023 à moins qu'un travail supplémentaire ne soit accompli pour l'amener à un niveau de preuve de 2.1 ou plus.

Domaine 3 • Classe 2 • Concept : constipation fonctionnelle

Constipation fonctionnelle chronique

Code du diagnostic 00235
Approuvé en 2013 • Révisé en 2017 • Niveau de preuve 2.2

Définition
Évacuation difficile ou rare de selles présente pendant au moins trois des 12 mois précédents.

Caractéristiques

Chez l'adulte : présence de 2 symptômes ou plus du système de classification de Rome III

- Défécations ≤ 3 fois par semaine
- Effort à la défécation dans 25 % ou plus des défécations
- Manœuvres manuelles pour faciliter la défécation (manœuvres digitales, soutien du plancher pelvien) dans 25 % des défécations
- Selles dures ou granuleuses dans 25 % ou plus des défécations
- Sensation d'évacuation incomplète dans 25 % ou plus des défécations
- Sensation d'obstruction ou de blocage anorectal dans 25 % ou plus des défécations

Chez l'enfant > 4 ans : présence de 2 critères ou plus du système de classification pédiatrique de Rome III, pour un enfant ≥ 2 mois

- ≥ 1 épisode d'incontinence fécale par semaine
- Défécations ≤ 2 défécations par semaine
- Péristaltisme intestinal important ou douloureux
- Position de rétention de selles
- Présence d'une masse rectale importante
- Selles de gros volume qui peuvent bloquer la toilette

Chez l'enfant ≤ 4 ans : présence de 2 critères ou plus du système de classification pédiatrique de Rome III, pour un enfant ≥ 1 mois

- ≥ 1 épisode d'incontinence fécale par semaine
- Défécations ≤ 2 défécations par semaine
- Péristaltisme intestinal important ou douloureux
- Position de rétention de selles
- Présence d'une masse rectale importante
- Selles de gros volume qui peuvent bloquer la toilette

Caractéristiques générales

- Distension abdominale
- Douleur à la défécation

- Émission de selles lors d'une stimulation digitale
- Impaction fécale
- Masse abdominale palpable
- Tension prolongée
- Test positif de sang occulte dans les selles
- Type 1 ou 2 de l'échelle de Bristol

Facteurs favorisants

- Alimentation pauvre en fibres
- Apport alimentaire insuffisant
- Apport de liquides insuffisant
- Apport pauvre en calories
- Connaissances insuffisantes des facteurs modifiables
- Dépression
- Déshydratation
- Diminution de l'apport de nourriture
- Mobilité réduite
- Mode de vie sédentaire
- Régime déséquilibré : riche en graisses
- Régime déséquilibré : riche en protéines
- Réprime habituellement un besoin impérieux de déféquer
- Syndrome de fragilité chez la personne âgée

Condition associée

- Accident vasculaire cérébral
- Amyloïdose
- Cancer colorectal
- Démence
- Dermatomyosite
- Diabète
- Dysfonctionnement du plancher pelvien
- Dystrophie myotonique
- Fissure anale
- Grossesse
- Hémorroïdes
- Hypercalcémie
- Hypothyroïdie
- Insuffisance rénale chronique
- Lésion de la moelle épinière
- Lésion périnéale
- Maladie de Hirschprung
- Maladie de Parkinson
- Maladie inflammatoire de l'intestin
- Masse extra-intestinale
- Médicament
- Neuropathie du système nerveux autonome
- Panhypopituitarisme
- Paraplégie
- Polymédication
- Porphyrie
- Proctite
- Pseudo-obstruction intestinale chronique
- Ralentissement du transit au niveau du côlon
- Sclérodermie
- Sclérose en plaques
- Sténose anale
- Sténose chirurgicale
- Sténose ischémique
- Sténose post-inflammatoire

Références disponibles sur www.em-consulte.com/e-complement/476249.

Domaine 3 • Classe 2 • Concept : constipation fonctionnelle

Risque de constipation fonctionnelle chronique

Code du diagnostic 00236
Approuvé en 2013 • Révisé en 2017 • Niveau de preuve 2.2

Définition
Prédisposition à une évacuation difficile ou rare de selles présente pendant au moins trois des 12 mois précédents, qui peut compromettre la santé.

Facteurs de risque

- Alimentation pauvre en fibres
- Apport alimentaire insuffisant
- Apport de liquides insuffisant
- Apport pauvre en calories
- Connaissances insuffisantes des facteurs modifiables
- Dépression
- Déshydratation
- Diminution de l'apport de nourriture
- Mobilité réduite
- Mode de vie sédentaire
- Régime déséquilibré : riche en graisses
- Régime déséquilibré : riche en protéines
- Réprime habituellement un besoin impérieux de déféquer
- Syndrome de fragilité chez la personne âgée

Condition associée

- Accident vasculaire cérébral
- Amyloïdose
- Cancer colorectal
- Démence
- Dermatomyosite
- Diabète
- Dysfonctionnement du plancher pelvien
- Dystrophie myotonique
- Fissure anale
- Grossesse
- Hémorroïdes
- Hypercalcémie
- Hypothyroïdie
- Insuffisance rénale chronique
- Lésion de la moelle épinière
- Lésion périnéale
- Maladie de Hirschprung
- Maladie de Parkinson
- Maladie inflammatoire de l'intestin
- Masse extra-intestinale
- Médicament
- Neuropathie du système nerveux autonome
- Panhypopituitarisme
- Paraplégie
- Polymédication
- Porphyrie
- Proctite
- Pseudo-obstruction intestinale chronique
- Ralentissement du transit au niveau du côlon
- Sclérodermie

- Sclérose en plaques
- Sténose anale
- Sténose chirurgicale
- Sténose ischémique
- Sténose post-inflammatoire

Références disponibles sur www.em-consulte.com/e-complement/476249.

Domaine 3 • Classe 2 • Concept : diarrhée

Diarrhée

Code du diagnostic 00013
Approuvé en 1975 • Révisé en 1998, 2017

Définition
Émission de selles molles non moulées.

Caractéristiques

- Au moins trois selles liquides par jour
- Besoin impérieux de déféquer
- Bruits intestinaux fréquents
- Crampes
- Douleur abdominale

Facteurs favorisants

- Abus de laxatifs
- Anxiété
- Augmentation du niveau de stress
- Toxicomanie

Population à risque

- Exposition à des agents de contamination
- Exposition à des toxines
- Exposition à une préparation alimentaire insalubre

Condition associée

- Alimentation entérale
- Infection
- Inflammation gastro-intestinale
- Irritation gastro-intestinale
- Malabsorption
- Parasites
- Programme thérapeutique

Ce diagnostic sera retiré de la taxonomie 2021-2023 à moins qu'un travail supplémentaire ne soit accompli pour l'amener à un niveau de preuve de 2.1 ou plus.

Domaine 3 • Classe 2 • Concept : incontinence

Incontinence fécale

Code du diagnostic 00014
Approuvé en 1975 • Révisé en 1998, 2017

Définition
Émission involontaire des selles.

Caractéristiques

- Besoin impérieux de déféquer
- Écoulement continu de selles molles
- Impossibilité de retenir une défécation
- Incapacité d'expulser des selles formées malgré la sensation d'une plénitude rectale
- Incapacité de ressentir une plénitude rectale
- Manque d'attention à une forte envie de déféquer
- Ne reconnaît pas le besoin impérieux de déféquer
- Taches de selles

Facteurs favorisants

- Abus de laxatifs
- Difficulté associée à l'utilisation des toilettes
- Diminution de la tonicité musculaire générale
- Facteur de l'environnement
- Facteurs de stress
- Habitudes alimentaires inadaptées
- Immobilité (physiologiquement évitable)
- Vidange incomplète du rectum

Condition associée

- Altération de la capacité du réservoir rectal
- Altération des fonctions cognitives
- Anomalie du sphincter anal
- Augmentation de la pression abdominale
- Augmentation de la pression intestinale
- Diarrhées chroniques
- Dysfonctionnement du sphincter anal
- Fécalome
- Lésion colorectale
- Lésion des nerfs moteurs inférieurs
- Lésion des nerfs moteurs supérieurs
- Médicament

Ce diagnostic sera retiré de la taxonomie 2021-2023 à moins qu'un travail supplémentaire ne soit accompli pour l'amener à un niveau de preuve de 2.1 ou plus.

Domaine 3 • Classe 2 • Concept : motilité gastro-intestinale

Motilité gastro-intestinale dysfonctionnelle

Code du diagnostic 00196
Approuvé en 2008 • Révisé en 2017 • Niveau de preuve 2.1

Définition
Activité péristaltique augmentée, diminuée, inefficace ou absente au sein du système gastro-intestinal.

Caractéristiques

- Absence de flatulence
- Accélération de la vidange gastrique
- Augmentation de résidu gastrique
- Changement des bruits intestinaux
- Crampes abdominales
- Diarrhée
- Difficulté à déféquer
- Distension abdominale
- Douleur abdominale
- Nausée
- Régurgitation
- Résidu gastrique coloré de bile
- Selles dures, moulées
- Vomissements

Facteurs favorisants

- Anxiété
- Changement dans les habitudes alimentaires
- Changement de source d'approvisionnement en eau
- Facteurs de stress
- Immobilité (physiologiquement évitable)
- Malnutrition
- Manque d'hygiène lors de la préparation d'aliments
- Mode de vie sédentaire

Population à risque

- Ingestion de produits contaminés
- Prématurité
- Vieillissement

Condition associée

- Alimentation entérale
- Diabète
- Diminution de la circulation gastro-intestinale
- Infection
- Intolérance alimentaire
- Médicament
- Programme thérapeutique
- Reflux gastro-œsophagien

Références disponibles sur www.em-consulte.com/e-complement/476249.

Domaine 3 • Classe 2 • Concept : motilité gastro-intestinale

Risque de motilité gastro-intestinale dysfonctionnelle

Code du diagnostic 00197
Approuvé en 2008 • Révisé en 2013, 2017 • Niveau de preuve 2.1

Définition
Prédisposition à une activité péristaltique augmentée, diminuée, inefficace ou absente au sein du système gastro-intestinal, qui peut compromettre la santé.

Facteurs de risque

- Anxiété
- Changement dans les habitudes alimentaires
- Changement de source d'approvisionnement en eau
- Facteurs de stress
- Immobilité (physiologiquement évitable)
- Malnutrition
- Manque d'hygiène lors de la préparation d'aliments
- Mode de vie sédentaire

Population à risque

- Ingestion de produits contaminés
- Prématurité
- Vieillissement

Condition associée

- Alimentation entérale
- Diabète
- Diminution de la circulation gastro-intestinale
- Infection
- Intolérance alimentaire
- Médicament
- Programme thérapeutique
- Reflux gastro-œsophagien

Références disponibles sur www.em-consulte.com/e-complement/476249.

Cette classe ne contient actuellement aucun diagnostic.

Domaine 3 • Classe 4 • Concept : échanges gazeux

Échanges gazeux perturbés

Code du diagnostic 00030
Approuvé en 1980 • Révisé en 1996, 1998, 2017

Définition
Excès ou manque d'oxygénation et/ou d'élimination du gaz carbonique au niveau de la membrane alvéolocapillaire.

Caractéristiques

- Anomalie des valeurs des gaz du sang artériel
- Anomalie du pH artériel
- Battements des ailes du nez
- Céphalées au réveil
- Coloration anormale de la peau
- Confusion
- Diaphorèse
- Diminution des concentrations du gaz carbonique
- Dyspnée
- Fébrilité
- Hypercapnie
- Hypoxémie
- Hypoxie
- Irritabilité
- Mode de respiration anormale
- Somnolence
- Tachycardie
- Troubles visuels

Facteurs favorisants

- À développer

Condition associée

- Déséquilibre ventilation/perfusion
- Modification de la membrane alvéolocapillaire

Ce diagnostic sera retiré de la taxonomie 2021-2023 à moins qu'un travail supplémentaire ne soit accompli pour l'amener à un niveau de preuve de 2.1 ou plus.

Domaine 4. Activité/repos

La production, la conservation, l'utilisation ou l'équilibre des ressources énergétiques

Classe 1. Sommeil/repos
L'action de dormir paisiblement, de se reposer ou d'être inactif

Classe 2. Activité/exercice
Le mouvement des parties du corps (mobilité), le travail ou l'exécution d'actions contre une résistance (souvent, mais pas toujours)

Classe 3. Équilibre énergétique

Un état dynamique d'harmonie entre l'apport et l'utilisation des ressources

Code	Diagnostic	Page
00273	Champ énergétique déséquilibré	275
00154	Errance	277
00093	Fatigue	279

Classe 4. Réponses cardiovasculaires/respiratoires

Les mécanismes cardiorespiratoires qui soutiennent l'activité/repos

Code	Diagnostic	Page
00029	Débit cardiaque diminué	280
00240	Risque de diminution du débit cardiaque	282
00092	Intolérance à l'activité	283
00094	Risque d'intolérance de l'activité	284
00200	Risque de diminution de l'irrigation cardiaque	285
00201	Risque d'altération de l'irrigation cérébrale	286
00204	Irrigation tissulaire périphérique inefficace	287
00228	Risque d'irrigation tissulaire périphérique inefficace	288
00032	Mode de respiration inefficace	289
00267	Risque d'instabilité de la pression artérielle	290
00033	Respiration spontanée altérée	291
00034	Intolérance au sevrage de la ventilation assistée	292

Classe 5. Soins personnels

Capacité d'accomplir les activités de soins relatives à son corps et aux fonctions corporelles

Code	Diagnostic	Page
00193	Autonégligence	294
00098	Entretien inefficace du domicile	295
00102	Déficit de soins personnels : s'alimenter	296
00108	Déficit de soins personnels : se laver	297
00109	Déficit des soins personnels : se vêtir	298
00110	Déficit de soins personnels : utiliser les toilettes	299
00182	Motivation à améliorer ses soins personnels	300

NANDA International, Inc. Nursing Diagnoses: Definitions and Classification 2018–2020, 11th Edition.
Edited by T. Heather Herdman and Shigemi Kamitsuru.

Companion website: www.thieme.com/nanda-i.

Domaine 4 • Classe 1 • Concept : habitudes de sommeil

Habitudes de sommeil perturbées

Code du diagnostic 00198
Approuvé en 1980 • Révisé en 1998, 2006 • Niveau de preuve 2.1

Définition
Périodes de réveils de durée limitée dues à des facteurs externes.

Caractéristiques

- Difficulté à fonctionner au quotidien
- Difficulté à rester endormi
- Difficultés d'endormissement
- Insatisfaction concernant le sommeil
- Périodes de réveil non souhaitées
- Sensation de ne pas se sentir reposé

Facteurs favorisants

- Intimité insuffisante
- Obstacle environnemental
- Perturbation causée par le partenaire de sommeil
- Sommeil non réparateur

Condition associée

- Immobilisation

Domaine 4 • Classe 1 • Concept : insomnie

Insomnie

Code du diagnostic 00095
Approuvé en 2006 • Révisé en 2017 • Niveau de preuve 2.1

Définition
Altération de la quantité et de la qualité du sommeil qui perturbe le fonctionnement de la personne.

Caractéristiques

- Augmentation de l'absentéisme
- Augmentation des accidents
- Changement de l'affect
- Difficulté à rester endormi
- Difficultés d'endormissement
- Diminution de la qualité de vie
- État de santé compromis
- Insatisfaction concernant le sommeil
- Manque d'énergie
- Modification de l'humeur
- Modification de la concentration
- Modification des habitudes de sommeil
- Perturbations du sommeil ayant des conséquences le lendemain
- Réveil plus tôt que désiré
- Sommeil non réparateur

Facteurs favorisants

- Activité physique quotidienne moyenne inférieure aux recommandations pour le sexe et l'âge
- Anxiété
- Consommation d'alcool
- Dépression
- Deuil
- Facteurs de stress
- Hygiène de sommeil inadéquate
- Inconfort physique
- Obstacle environnemental
- Peur
- Siestes fréquentes

Condition associée

- Changements hormonaux
- Médicament

Références disponibles sur www.em-consulte.com/e-complement/476249.

Domaine 4 • Classe 1 • Concept : sommeil

Privation de sommeil

Code du diagnostic 00096
Approuvé en 1998 • Révisé en 2017

Définition
Périodes prolongées d'éveil sans qu'il y ait suspension naturelle et périodique de la vigilance qui procure le repos.

Caractéristiques

- Agitation
- Anxiété
- Apathie
- Augmentation de la sensibilité à la douleur
- Combativité
- Confusion
- Diminution de la capacité fonctionnelle
- Diminution du temps de réaction
- Endormissement
- Fatigue
- Fébrilité
- Hallucinations
- Irritabilité
- Léthargie
- Malaise
- Modification de la concentration
- Nystagmus transitoire
- Paranoïa transitoire
- Tremblements des mains
- Troubles de la perception

Facteurs favorisants

- Activité physique quotidienne moyenne inférieure aux recommandations pour le sexe et l'âge
- Changements des phases de sommeil liés à l'âge
- Confusion en fin de journée
- Désynchronisation du rythme circadien
- Excès de stimulation environnementale
- Hygiène de sommeil régulièrement inadéquate
- Inconfort prolongé
- Obstacle environnemental
- Sommeil non réparateur
- Somnambulisme
- Terreurs nocturnes

Population à risque

- Paralysie du sommeil d'origine familiale

Condition associée

- Apnées du sommeil
- Cauchemars

- Démence
- Énurésie nocturne
- Érections douloureuses pendant le sommeil
- Hypersomnie idiopathique d'origine centrale
- Narcolepsie
- Pathologies présentant des mouvements périodiques des membres
- Programme thérapeutique

Ce diagnostic sera retiré de la taxonomie 2021-2023 à moins qu'un travail supplémentaire ne soit accompli pour l'amener à un niveau de preuve de 2.1 ou plus.

Domaine 4 • Classe 1 • Concept : sommeil

Motivation à améliorer son sommeil

Code du diagnostic 00165
Approuvé en 2002 • Révisé en 2013 • Niveau de preuve 2.1

Définition
Suspension naturelle et périodique de la vigilance pour procurer un repos adéquat et permettre le mode de vie souhaité dont le schéma peut être renforcé.

Caractéristiques

- Exprime le désir d'améliorer le sommeil

Domaine 4 • Classe 2 • Concept : marche

Difficulté à la marche

Code du diagnostic 00088
Approuvé en 1998 • Révisé en 2006, 2017 • Niveau de preuve 2.1

Définition
Restriction de la capacité de se déplacer de façon autonome dans l'espace habituel de marche.

Caractéristiques

- Difficulté à descendre une pente
- Difficulté à franchir les bordures de trottoir
- Difficulté à marcher sur des surfaces inégales
- Difficulté à monter les marches
- Difficulté à monter une pente
- Difficulté à parcourir les distances requises

Facteurs favorisants

- Connaissances insuffisantes des stratégies pour se mobiliser
- Déconditionnement physique
- Diminution de l'endurance
- Douleur
- Force musculaire insuffisante
- Modification de l'humeur
- Obésité
- Obstacle environnemental
- Peur de chuter

Condition associée

- Altération des fonctions cognitives
- Trouble musculosquelettique
- Trouble neuromusculaire
- Troubles de l'équilibre
- Troubles de la vision

Références disponibles sur www.em-consulte.com/e-complement/476249.

Domaine 4 • Classe 2 • Concept : mobilité

Mobilité physique réduite

Code du diagnostic 00085
Approuvé en 1973 • Révisé en 1998, 2013, 2017 • Niveau de preuve 2.1

Définition
Restriction de la capacité de se mouvoir de façon autonome qui affecte tout le corps ou l'une ou plusieurs de ses extrémités.

Caractéristiques

- Développe des comportements de substitution
- Difficulté à se tourner
- Diminution de capacité motrice globale
- Diminution de l'ampleur des mouvements
- Diminution de la capacité motrice fine
- Diminution du temps de réaction
- Dyspnée d'effort
- Inconfort
- Instabilité posturale
- Modification de la démarche
- Mouvement ralenti
- Mouvements incoordonnés
- Mouvements spastiques
- Tremblement déclenché par le mouvement

Facteurs favorisants

- Anxiété
- Connaissances insuffisantes concernant les bienfaits de l'activité physique
- Déconditionnement physique
- Dépression
- Diminution de l'endurance
- Diminution de la force musculaire
- Diminution de la masse musculaire
- Diminution du contrôle musculaire
- Douleur
- Immobilité (prescrite ou inévitable)
- Indice de masse corporelle (IMC) au-dessus du 75e percentile, selon l'âge et le sexe
- Intolérance à l'activité
- Malnutrition
- Mode de vie sédentaire
- Raideur articulaire
- Réticence à effectuer des mouvements
- Soutien de l'environnement insuffisant
- Valeurs culturelles se rapportant aux activités acceptables

Condition associée

- Altération des fonctions cognitives
- Altération du métabolisme
- Atteinte à l'intégrité de la structure osseuse
- Contractures
- Médicament
- Restriction des mouvements imposée
- Retard dans le développement

- Trouble de la perception sensorielle
- Trouble musculosquelettique
- Trouble neuromusculaire

Références disponibles sur www.em-consulte.com/e-complement/476249.

Domaine 4 • Classe 2 • Concept : mobilité

Mobilité réduite au lit

Code du diagnostic 00091
Approuvé en 1998 • Révisé en 2006, 2017 • Niveau de preuve 2.1

Définition
Restriction de la capacité de la personne alitée de changer de position de façon autonome.

Caractéristiques

- Difficulté à changer seul de position dans le lit
- Difficulté à passer du décubitus dorsal à la position assise, jambes allongées, ou vice versa
- Difficulté à passer du décubitus dorsal à la position assise, ou vice versa
- Difficulté à passer du décubitus dorsal au décubitus ventral, ou vice versa
- Difficulté à se tourner d'un côté à l'autre

Facteurs favorisants

- Connaissances insuffisantes des stratégies pour se mobiliser
- Déconditionnement physique
- Douleur
- Force musculaire insuffisante
- Obésité
- Obstacle environnemental

Condition associée

- Altération des fonctions cognitives
- Médicament
- Trouble musculosquelettique
- Trouble neuromusculaire

Ce diagnostic sera retiré de la taxonomie 2021-2023 à moins qu'il ne soit fortement différencié de Mobilité physique réduite (00085).

Références disponibles sur www.em-consulte.com/e-complement/476249.

Domaine 4 • Classe 2 • Concept : mobilité

Mobilité réduite en fauteuil roulant

Code du diagnostic 00089
Approuvé en 1998 • Révisé en 2006, 2017 • Niveau de preuve 2.1

Définition
Restriction de la capacité de manœuvrer un fauteuil roulant de façon autonome dans un environnement donné.

Caractéristiques

- Difficulté à manœuvrer un fauteuil roulant à commande électrique pour franchir les bordures de trottoirs
- Difficulté à manœuvrer un fauteuil roulant à commande électrique sur une pente ascendante
- Difficulté à manœuvrer un fauteuil roulant à commande électrique sur une pente descendante
- Difficulté à manœuvrer un fauteuil roulant à commande électrique sur une surface inégale
- Difficulté à manœuvrer un fauteuil roulant à commande électrique sur une surface uniforme
- Difficulté à manœuvrer un fauteuil roulant à commande manuelle pour franchir les bordures de trottoirs
- Difficulté à manœuvrer un fauteuil roulant à commande manuelle sur une pente ascendante
- Difficulté à manœuvrer un fauteuil roulant à commande manuelle sur une pente descendante
- Difficulté à manœuvrer un fauteuil roulant à commande manuelle sur une surface inégale
- Difficulté à manœuvrer un fauteuil roulant à commande manuelle sur une surface uniforme

Facteurs favorisants

- Connaissances insuffisantes sur l'utilisation d'un fauteuil roulant
- Déconditionnement physique
- Diminution de l'endurance
- Douleur
- Force musculaire insuffisante
- Modification de l'humeur
- Obésité
- Obstacle environnemental

Condition associée

- Altération des fonctions cognitives
- Trouble musculosquelettique
- Trouble neuromusculaire
- Troubles de la vision

Ce diagnostic sera retiré de la taxonomie 2021-2023 à moins qu'il ne soit fortement différencié de Mobilité physique réduite (00085).

Références disponibles sur www.em-consulte.com/e-complement/476249.

Domaine 4 • Classe 2 • Concept : position assise

Position assise altérée

Code du diagnostic 00237
Approuvé en 2013 • Révisé en 2017 • Niveau de preuve 2.1

Définition
Restriction de la capacité d'atteindre et/ou de maintenir de façon autonome et délibérée une position de repos en s'appuyant sur les fesses et les cuisses, avec le torse à la verticale.

Caractéristiques

- Difficulté à atteindre une position équilibrée du torse
- Difficulté à fléchir ou étendre les deux genoux
- Difficulté à fléchir ou étendre les deux hanches
- Difficulté à maintenir une position équilibrée du torse
- Difficulté à modifier la position d'un ou des deux membres inférieurs sur une surface inégale
- Difficulté à soutenir le torse avec le poids corporel

Facteurs favorisants

- Douleur
- Force musculaire insuffisante
- Malnutrition
- Manque d'endurance
- Manque d'énergie
- Posture de soulagement volontaire

Condition associée

- Altération des fonctions cognitives
- Chirurgie orthopédique
- Posture prescrite
- Problème psychologique
- Sarcopénie
- Trouble du fonctionnement métabolique
- Trouble neurologique

Références disponibles sur www.em-consulte.com/e-complement/476249.

Domaine 4 • Classe 2 • Concept : position debout

Position debout altérée

Code du diagnostic 00238
Approuvé en 2013 • Révisé en 2017 • Niveau de preuve 2.1

Définition
Restriction de la capacité de se mettre debout de façon autonome et délibérée et/ou de maintenir le corps en position verticale de la tête aux pieds.

Caractéristiques

- Difficulté à atteindre une position équilibrée du torse
- Difficulté à étendre un ou les deux genoux
- Difficulté à étendre une ou les deux hanches
- Difficulté à fléchir un ou les deux genoux
- Difficulté à fléchir une ou les deux hanches
- Difficulté à maintenir une position équilibrée du torse
- Difficulté à modifier la position d'un ou des deux membres inférieurs sur une surface inégale
- Difficulté à soutenir le torse avec le poids corporel

Facteurs favorisants

- Douleur
- Force musculaire insuffisante
- Malnutrition
- Manque d'endurance
- Manque d'énergie
- Obésité
- Perturbation émotionnelle
- Posture de soulagement volontaire

Condition associée

- Blessure d'un membre inférieur
- Intervention chirurgicale
- Posture prescrite
- Sarcopénie
- Trouble circulatoire
- Trouble du fonctionnement métabolique
- Trouble neurologique

Références disponibles sur www.em-consulte.com/e-complement/476249.

Domaine 4 • Classe 2 • Concept : syndrome d'immobilité

Risque de syndrome d'immobilité

Code du diagnostic 00040
Approuvé en 1988 • Révisé en 2013, 2017

Définition
Prédisposition à une détérioration des fonctions organiques résultant d'une inactivité musculosquelettique prescrite ou inévitable, qui peut compromettre la santé.

Facteurs de risque

- Douleur

Condition associée

- Diminution du niveau de conscience
- Immobilisation mécanique
- Immobilité prescrite
- Paralysie

Ce diagnostic sera retiré de la taxonomie 2021-2023 à moins qu'un travail supplémentaire ne soit accompli pour l'amener à un niveau de preuve de 2.1 ou plus.

Domaine 4 • Classe 2 • Concept : transfert

Difficulté lors d'un transfert

Code du diagnostic 00090
Approuvé en 1998 • Révisé en 2006, 2017 • Niveau de preuve 2.1

Définition
Restriction de la capacité de se mouvoir de façon autonome entre deux surfaces rapprochées.

Caractéristiques

- Difficulté à entrer ou à sortir de la baignoire
- Difficulté à entrer ou à sortir de la douche
- Difficulté à s'asseoir sur la chaise percée ou à se relever
- Difficulté à s'asseoir sur les toilettes ou à se relever
- Difficulté à se transférer d'un niveau à l'autre
- Difficulté à se transférer entre la voiture et le fauteuil
- Difficulté à se transférer entre le fauteuil et la position debout
- Difficulté à se transférer entre le fauteuil et le sol
- Difficulté à se transférer entre le lit et la position debout
- Difficulté à se transférer entre le lit et le fauteuil
- Difficulté se transférer de la position au sol à la position debout

Facteurs favorisants

- Connaissances insuffisantes des techniques de transfert
- Déconditionnement physique
- Douleur
- Force musculaire insuffisante
- Obésité
- Obstacle environnemental
- Troubles de l'équilibre

Condition associée

- Altération des fonctions cognitives
- Trouble musculosquelettique
- Trouble neuromusculaire
- Troubles de la vision

Références disponibles sur www.em-consulte.com/e-complement/476249.

Domaine 4 • Classe 3 • Concept : champ énergétique équilibré

Champ énergétique déséquilibré

Code du diagnostic 00273
Approuvé en 2016 • Niveau de preuve 2.1

Définition
Perturbation dans le flux vital de l'énergie humaine qui correspond en temps normal à un tout continu et qui est unique, dynamique, créatif et non linéaire.

Caractéristiques

- Attrait magnétique vers une région du flux d'énergie
- Blocage du flux d'énergie
- Circulation du champ énergétique faible
- Circulation du champ énergétique forte
- Configuration de champ énergétique aux rythmes discordants
- Configuration du champ énergétique aléatoire
- Configuration du champ énergétique arythmique
- Configuration du champ énergétique avec une fréquence pulsée
- Configuration du champ énergétique congestionnée
- Configuration du champ énergétique irrégulière
- Configuration du champ énergétique lente
- Configuration du champ énergétique rapide
- Configuration du champ énergétique tumultueuse
- Congestion du flux d'énergie
- Écarts de température chaude dans le flux d'énergie
- Écarts de température froide dans le flux d'énergie
- Expression du besoin de recouvrer une sensation de totalité
- Hyperactivité du flux d'énergie
- Manque de force du flux d'énergie
- Picotements sentis dans le flux d'énergie
- Pulsations senties dans le flux d'énergie
- Rythmes désynchronisés sentis dans le flux d'énergie

Facteurs favorisants

- Anxiété
- Douleur
- Inconfort
- Interventions qui perturbent le champ énergétique ou le flux
- Stress excessif

Population à risque

- États de crise
- Transition de vie

Condition associée

- Blessure
- Maladie

Références disponibles sur www.em-consulte.com/e-complement/476249.

Domaine 4 • Classe 3 • Concept : errance

Errance

Code du diagnostic 00154
Approuvé en 2000 • Révisé en 2017

Définition
Déplacements sans but ou répétitifs, selon un parcours compliqué, souvent incompatible avec les délimitations du périmètre de circulation ou avec les obstacles, et comportant des dangers pour la personne.

Caractéristiques

- Comportement d'une personne qui cherche
- Comportement d'une personne qui scrute
- Comportement de fuite
- Déambulation agitée
- Déambulation d'un pas rythmé
- Déambulation dans des endroits non autorisés
- Déambulation dans le sillage du soignant
- Déambulation pendant de longues périodes sans destination apparente
- Déambulation résultant d'une tendance à se perdre
- Déplacements aléatoires
- Déplacements continuels en quête de quelque chose
- Déplacements fréquents ou incessants d'un endroit à l'autre
- Déplacements qui ne peuvent pas être facilement réorientés
- Empiétement sur la propriété d'autrui
- Hyperactivité
- Incapacité de localiser des points de repère dans un endroit familier
- Périodes de déambulation alternant avec des périodes d'inactivité

Facteurs favorisants

- Envie de rentrer à la maison
- État physiologique
- Excès de stimulation environnementale
- Modification du cycle sommeil-éveil
- Séparation d'un environnement familier

Population à risque

- Comportement prémorbide

Condition associée

- Altération des fonctions cognitives
- Atrophie corticale
- Problème psychologique
- Sédation

Ce diagnostic sera retiré de la taxonomie 2021-2023 à moins qu'un travail supplémentaire ne soit accompli pour l'amener à un niveau de preuve de 2.1 ou plus.

Domaine 4 • Classe 3 • Concept : fatigue

Fatigue

Code du diagnostic 00093
Approuvé en 1988 • Révisé en 1998, 2017

Définition
Sensation accablante et prolongée d'épuisement réduisant la capacité habituelle de travail physique et mental.

Caractéristiques

- Apathie
- Augmentation des symptômes physiques
- Besoin de repos accru
- Désintérêt pour l'entourage
- Difficulté à maintenir le niveau d'activité physique habituel
- Difficulté à poursuivre ses activités habituelles
- Endormissement
- Exercice du rôle inefficace
- Introspection
- Lassitude
- Léthargie
- Manque d'énergie
- Modification de la concentration
- Modification de la libido
- Sentiment de culpabilité devant la difficulté d'assumer ses responsabilités
- Sommeil non réparateur

Facteurs favorisants

- Anxiété
- Augmentation de l'effort physique
- Déconditionnement physique
- Dépression
- Facteurs de stress
- Impératifs professionnels
- Malnutrition
- Mode de vie non stimulant
- Obstacle environnemental
- Privation de sommeil

Population à risque

- Événements entraînant des conséquences négatives
- Impératifs professionnels

Condition associée

- Anémie
- Grossesse
- Maladie

Ce diagnostic sera retiré de la taxonomie 2021-2023 à moins qu'un travail supplémentaire ne soit accompli pour l'amener à un niveau de preuve de 2.1 ou plus.

Domaine 4 • Classe 4 • Concept : débit cardiaque

Débit cardiaque diminué

Code du diagnostic 00029
Approuvé en 1975 • Révisé en 1996, 2000, 2017

Définition
Volume insuffisant de sang pompé par le cœur pour répondre aux besoins métaboliques.

Caractéristiques

Fréquence ou rythme cardiaque altérée

- Bradycardie
- Modification de l'électrocardiogramme (ECG)
- Palpitations cardiaques
- Tachycardie

Précharge altérée

- Augmentation de la pression capillaire pulmonaire (PCP)
- Augmentation de la pression veineuse centrale (PVC)
- Diminution de la pression capillaire pulmonaire (PCP)
- Diminution de la pression veineuse centrale (PVC)
- Fatigue
- Œdème
- Prise de poids
- Souffle cardiaque
- Turgescence des veines jugulaires

Postcharge altérée

- Augmentation de la résistance vasculaire pulmonaire (PVR)
- Augmentation de la résistance vasculaire systémique
- Coloration anormale de la peau
- Diminution de la résistance vasculaire pulmonaire
- Diminution de la résistance vasculaire systémique
- Diminution des pouls périphériques
- Dyspnée
- Lenteur du remplissage capillaire
- Modification de la pression artérielle
- Oligurie
- Peau moite

Contractilité altérée

- Bruit B3 à l'auscultation cardiaque
- Bruit B4 à l'auscultation cardiaque
- Bruits respiratoires adventices
- Diminution de l'index cardiaque
- Diminution de l'index de travail systolique du ventriculaire gauche
- Diminution de l'index de volume d'éjection systolique

- Diminution de la fraction d'éjection
- Dyspnée paroxystique nocturne
- Orthopnée
- Toux

Caractéristiques d'ordre émotionnel ou comportemental

- Anxiété
- Fébrilité

Facteurs favorisants

- À développer

Condition associée

- Altération de la contractilité
- Altération de la postcharge
- Altération de la précharge
- Modification de la fréquence cardiaque
- Modification du débit systolique
- Modification du rythme cardiaque

Ce diagnostic sera retiré de la taxonomie 2021-2023 à moins qu'un travail supplémentaire ne soit accompli pour l'amener à un niveau de preuve de 2.1 ou plus.

Domaine 4 • Classe 4 • Concept : débit cardiaque

Risque de diminution du débit cardiaque

Code du diagnostic 00240
Approuvé en 2013 • Révisé en 2017 • Niveau de preuve 2.1

Définition
Prédisposition à un volume insuffisant de sang pompé par le cœur pour répondre aux besoins métaboliques, qui peut compromettre la santé.

Facteurs de risque

- À développer

Condition associée

- Altération de la contractilité
- Altération de la postcharge
- Altération de la précharge
- Modification de la fréquence cardiaque
- Modification du débit systolique
- Modification du rythme cardiaque

Ce diagnostic sera retiré de la taxonomie 2021-2023 si des facteurs de risque modifiables ne sont pas développés.

Références disponibles sur www.em-consulte.com/e-complement/476249.

Domaine 4 • Classe 4 • Concept : tolérance à l'activité

Intolérance à l'activité

Code du diagnostic 00092
Approuvé en 1982 • Révisé en 2017

Définition
Manque d'énergie physique ou psychique pour poursuivre ou mener à bien les activités quotidiennes requises ou désirées.

Caractéristiques

- Dyspnée d'effort
- Faiblesse généralisée
- Fatigue
- Fréquence cardiaque anormale après une activité
- Malaise à l'effort
- Modification de l'électrocardiogramme (ECG)
- Pression artérielle anormale après une activité

Facteurs favorisants

- Déconditionnement physique
- Déséquilibre entre l'apport et les besoins en oxygène
- Immobilité (physiologiquement évitable)
- Inexpérience de l'activité
- Mode de vie sédentaire

Population à risque

- Antécédents d'intolérance à l'activité

Condition associée

- Maladie respiratoire
- Problème circulatoire

Ce diagnostic sera retiré de la taxonomie 2021-2023 à moins qu'un travail supplémentaire ne soit accompli pour l'amener à un niveau de preuve de 2.1 ou plus.

Domaine 4 • Classe 4 • Concept : tolérance à l'activité

Risque d'intolérance de l'activité

Code du diagnostic 00094
Approuvé en 1982 • Révisé en 2013, 2017

Définition
Prédisposition à un manque d'énergie physique ou psychologique pour poursuivre ou mener à bien les activités quotidiennes requises ou désirées, qui peut compromettre la santé.

Facteurs de risque

- Déconditionnement physique
- Déséquilibre entre l'apport et les besoins en oxygène
- Immobilité (physiologiquement évitable)
- Inexpérience de l'activité
- Mode de vie sédentaire

Population à risque

- Antécédents d'intolérance à l'activité

Condition associée

- Maladie respiratoire
- Problème circulatoire

Ce diagnostic sera retiré de la taxonomie 2021-2023 à moins qu'un travail supplémentaire ne soit accompli pour l'amener à un niveau de preuve de 2.1 ou plus.

Domaine 4 • Classe 4 • Concept : perfusion tissulaire

Risque de diminution de l'irrigation cardiaque

Code du diagnostic 00200
Approuvé en 2008 • Révisé en 2013, 2017 • Niveau de preuve 2.1

Définition
Prédisposition à une diminution de l'irrigation (coronarienne) du tissu cardiaque, qui peut compromettre la santé.

Facteurs de risque

- Connaissances insuffisantes des facteurs modifiables
- Toxicomanie

Population à risque

- Antécédents familiaux de maladie cardiovasculaire

Condition associée

- Chirurgie cardiovasculaire
- Diabète
- Élévation de la protéine C réactive
- Hyperlipidémie
- Hypertension
- Hypovolémie
- Hypoxémie
- Hypoxie
- Médicament
- Spasme des artères coronaires
- Tamponnade cardiaque

Références disponibles sur www.em-consulte.com/e-complement/476249.

Domaine 4 • Classe 4 • Concept : perfusion tissulaire

Risque d'altération de l'irrigation cérébrale

Code du diagnostic 00201
Approuvé en 2008 • Révisé en 2013, 2017 • Niveau de preuve 2.1

Définition
Prédisposition à une diminution de la circulation sanguine du tissu cérébral, qui peut compromettre la santé.

Facteurs de risque

- Toxicomanie

Population à risque

- Infarctus du myocarde récent

Condition associée

- Anévrisme cérébral
- Athérosclérose aortique
- Cardiomégalie
- Coagulopathie
- Coagulopathie intravasculaire disséminée
- Dissection artérielle
- Embolie
- Endocardite infectieuse
- Fibrillation auriculaire
- Hypercholestérolémie
- Hypertension
- Lésion cérébrale
- Maladie du nœud sinusal
- Médicament
- Myxome auriculaire
- Néoplasme cérébral
- Paroi du ventriculaire gauche akinétique
- Programme thérapeutique
- Prothèse valvulaire mécanique
- Sténose des carotides
- Sténose mitrale
- Temps de prothrombine (PT ou temps de Quick) anormal
- Temps de thromboplastine partielle (PTT) anormal

Ce diagnostic sera retiré de la taxonomie 2021-2023 si des facteurs de risque supplémentaires ne sont pas développés.

Références disponibles sur www.em-consulte.com/e-complement/476249.

Domaine 4 • Classe 4 • Concept : perfusion tissulaire

Irrigation tissulaire périphérique inefficace

Code du diagnostic 00204
Approuvé en 2008 • Révisé en 2010, 2017 • Niveau de preuve 2.1

Définition
Diminution de la circulation sanguine périphérique qui peut compromettre la santé.

Caractéristiques

- Absence de pouls périphériques
- Altération de la fonction motrice
- Bruit fémoral
- Claudication intermittente
- Diminuer la pression sanguine dans les extrémités
- Diminution de la distance parcourue sans douleur lors du test de marche de 6 minutes
- Diminution des pouls périphériques
- Distance plus courte parcourue lors du test de marche de 6 minutes inférieure à la normale
- Douleur aux extrémités
- Index cheville-bras < 0,90
- Modification des caractéristiques de la peau
- Œdème
- Pâleur de la peau lors de l'élévation du membre
- Paresthésie
- Persistance de la pâleur de la peau après élévation de la jambe pendant 1 minute
- Retard de la cicatrisation d'une plaie périphérique
- Temps de remplissage capillaire > 3 secondes

Facteurs favorisants

- Apport excessif de sodium
- Connaissances insuffisantes des facteurs modifiables
- Connaissances insuffisantes du processus de la maladie
- Mode de vie sédentaire
- Tabagisme

Condition associée

- Diabète
- Hypertension
- Technique intravasculaire
- Traumatisme

Références disponibles sur www.em-consulte.com/e-complement/476249.

Domaine 4 • Classe 4 • Concept : perfusion tissulaire

Risque d'irrigation tissulaire périphérique inefficace

Code du diagnostic 00228
Approuvé en 2010 • Révisé en 2013, 2017 • Niveau de preuve 2.1

Définition
Prédisposition à une diminution de la circulation périphérique, qui peut compromettre la santé.

Facteurs de risque

- Apport excessif de sodium
- Connaissances insuffisantes des facteurs modifiables
- Connaissances insuffisantes du processus de la maladie
- Mode de vie sédentaire
- Tabagisme

Condition associée

- Diabète
- Hypertension
- Technique intravasculaire
- Traumatisme

Références disponibles sur www.em-consulte.com/e-complement/476249.

Domaine 4 • Classe 4 • Concept : mode de respiration

Mode de respiration inefficace

Code du diagnostic 00032
Approuvé en 1980 • Révisé en 1996, 1998, 2010, 2017 • Niveau de preuve 2.1

Définition
L'inspiration et/ou l'expiration sont insuffisantes pour maintenir une ventilation adéquate.

Caractéristiques

- Adoption de la position assise, une main sur chaque genou, penché en avant
- Augmentation du diamètre antéropostérieur du thorax
- Battements des ailes du nez
- Bradypnée
- Diminution de la capacité vitale
- Diminution de la pression expiratoire
- Diminution de la pression inspiratoire
- Diminution de la ventilation par minute
- Dyspnée
- Mode de respiration anormale
- Orthopnée
- Phase d'expiration prolongée
- Respiration avec les lèvres pincées
- Tachypnée
- Thorax en carène
- Utilisation des muscles respiratoires accessoires

Facteurs favorisants

- Anxiété
- Douleur
- Fatigue
- Fatigue des muscles respiratoires
- Hyperventilation
- Obésité
- Position du corps qui entrave l'expansion pulmonaire

Condition associée

- Absence de maturité neurologique
- Déformation de la cage thoracique
- Déformation osseuse
- Lésion de la moelle épinière
- Syndrome d'hypoventilation
- Trouble musculosquelettique
- Trouble neuromusculaire
- Troubles neurologiques

Références disponibles sur www.em-consulte.com/e-complement/476249.

Domaine 4 • Classe 4 • Concept : pression artérielle stable

Risque d'instabilité de la pression artérielle

Code du diagnostic 00267
Approuvé en 2016 • Niveau de preuve 2.1

Définition
Prédisposition à une fluctuation de la force du passage du sang dans les vaisseaux artériels, qui peut compromettre la santé.

Facteurs de risque

- Incompatibilité avec le traitement médicamenteux
- Orthostatisme

Condition associée

- Administration et diffusion rapide d'un anti-arythmique
- Administration et diffusion rapides d'un diurétique
- Administration et diffusion rapides d'un vasodilatateur
- Augmentation de la pression intracrânienne
- Changements hormonaux
- Déséquilibre électrolytique
- Dysrythmie cardiaque
- Effets indésirables de la cocaïne
- Effets indésirables des anti-inflammatoire non stéroïdiens (AINS)
- Effets indésirables des stéroïdes
- Hyperparathyroïdie
- Hyperthyroïdie
- Hypothyroïdie
- Mouvements liquidiens
- Réactions du système sympathique
- Rétention liquidienne
- Solutions hyperosmolaires
- Syndrome de Cushing
- Utilisation d'antidépresseurs

Références disponibles sur www.em-consulte.com/e-complement/476249.

Domaine 4 • Classe 4 • Concept : respiration spontanée

Respiration spontanée altérée

Code du diagnostic 00033
Approuvé en 1992 • Révisé en 2017

Définition
Incapacité d'amorcer et de maintenir une respiration suffisante pour assurer ses besoins vitaux.

Caractéristiques

- Appréhension
- Augmentation de l'utilisation des muscles respiratoires accessoires
- Augmentation de la fréquence cardiaque
- Augmentation de la pression partielle de dioxyde de carbone (PCO_2)
- Augmentation du métabolisme basal
- Diminution de la collaboration
- Diminution de la pression partielle d'oxygène (PO_2)
- Diminution de la pression partielle en oxygène (PO_2)
- Diminution de volume courant
- Dyspnée
- Fébrilité

Facteurs favorisants

- Fatigue des muscles respiratoires

Condition associée

- Altération du métabolisme

Ce diagnostic sera retiré de la taxonomie 2021-2023 à moins qu'un travail supplémentaire ne soit accompli pour l'amener à un niveau de preuve de 2.1 ou plus.

Domaine 4 • Classe 4 • Concept : sevrage de la ventilation assistée

Intolérance au sevrage de la ventilation assistée

Code du diagnostic 00034
Approuvé en 1992 • Révisé en 2017

Définition
Incapacité de s'adapter à une diminution de la ventilation mécanique, ce qui interrompt et prolonge le processus de sevrage.

Caractéristiques

Intolérance légère

- Augmentation de concentration sur la respiration
- Fatigue
- Fébrilité
- Légère augmentation de la fréquence respiratoire par rapport aux valeurs initiales
- Perception d'un besoin d'un supplément d'oxygène
- Peur que l'appareil ne soit déréglé
- Sensation de chaleur
- Sensation de gêne respiratoire

Intolérance modérée

- Appréhension
- Augmentation de moins de 20 battements/min de la fréquence cardiaque par rapport aux valeurs initiales
- Augmentation de moins de 20 mmHg de la pression artérielle par rapport aux valeurs initiales
- Augmentation modérée de la fréquence respiratoire par rapport aux valeurs initiales
- Coloration anormale de la peau
- Concentration intense sur les activités
- Diaphorèse
- Difficulté de coopérer
- Expression faciale de peur
- Incapacité de coopérer
- Réduction de l'air inspiré audible à l'auscultation
- Utilisation minimale des muscles accessoires de la respiration

Intolérance grave

- Agitation
- Augmentation ≥ 20 battements/min de la fréquence cardiaque par rapport aux valeurs initiales
- Augmentation ≥ 20 mmHg de la pression artérielle par rapport aux valeurs initiales
- Augmentation importante de la fréquence respiratoire par rapport aux valeurs initiales
- Bruits respiratoires adventices
- Coloration anormale de la peau
- Détérioration des valeurs des gaz du sang artériel par rapport aux valeurs initiales

- Diminution de l'état de conscience
- Respiration abdominale paradoxale
- Respiration haletante
- Respiration non synchrone avec le respirateur
- Respiration superficielle
- Transpiration profuse
- Utilisation maximale des muscles accessoires de la respiration

Facteurs favorisants

Facteurs physiologiques

- Alimentation inadéquate
- Dégagement inefficace des voies respiratoires
- Douleur
- Modification des habitudes de sommeil

Facteurs psychologiques

- Anxiété
- Connaissance insuffisante sur le processus de sevrage
- Diminution de la motivation
- Faible estime de soi
- Impression d'être incapable de se passer du respirateur
- Manque de confiance envers le professionnel de soins de santé
- Perte d'espoir
- Peur
- Sentiment d'impuissance

Facteurs situationnels

- Fluctuations passagères et non maîtrisées des besoins énergétiques
- Obstacle environnemental
- Rythme inapproprié du processus de sevrage
- Soutien social insuffisant

Condition associée

- Antécédents de dépendance à la ventilation de plus de 4 jours
- Échecs antérieurs à une tentative de sevrage

Ce diagnostic sera retiré de la taxonomie 2021-2023 à moins qu'un travail supplémentaire ne soit accompli pour l'amener à un niveau de preuve de 2.1 ou plus.

Domaine 4 • Classe 5 • Concept : autonégligence

Autonégligence

Code du diagnostic 00193
Approuvé en 2008 • Révisé en 2017 • Niveau de preuve 2.1

Définition
Un ensemble d'habitudes acquises concernant une ou plusieurs activités de soins personnels qui ne permet pas de maintenir des niveaux de santé et de bien-être conformes aux normes acceptées socialement (Gibbons, Lauder et Ludwick, 2006).

Caractéristiques

- Hygiène environnementale insuffisante
- Hygiène personnelle insuffisante
- Refus d'adhérer à des pratiques favorables à la santé

Facteurs favorisants

- Capacité déficiente pour exécuter une tâche
- Choix d'un style de vie
- Facteurs de stress
- Incapacité de maintenir le contrôle
- Peur d'être placé dans un établissement
- Toxicomanie

Condition associée

- Altération des fonctions cognitives
- Difficulté d'apprentissage
- Dysfonctionnement du lobe frontal
- Impotence fonctionnelle
- Problème psychiatrique
- Simulation
- Syndrome de Capgras
- Trouble psychotique

Références disponibles sur www.em-consulte.com/e-complement/476249.

Domaine 4 • Classe 5 • Concept : entretien du domicile

Entretien inefficace du domicile

Code du diagnostic 00098
Approuvé en 1980 • Révisé en 2017

Définition
Inaptitude à maintenir sans aide un milieu sûr et propice à la croissance personnelle.

Caractéristiques

- Demande d'assistance pour l'entretien du domicile
- Difficulté à entretenir le domicile
- Difficulté à maintenir un environnement confortable
- Environnement insalubre
- Infections provoquées par des conditions peu hygiéniques
- Linge en insuffisance
- Maladies provoquées par des conditions peu hygiéniques
- Manque d'équipement pour entretenir la maison
- Matériel de cuisson insuffisant
- Responsabilités familiales excessives
- Vêtements en insuffisance

Facteurs favorisants

- Connaissance insuffisante des ressources du quartier
- Connaissances insuffisantes concernant l'entretien du domicile
- Manque d'organisation dans la famille
- Manque de planification dans la famille
- Modèle de rôle médiocre
- Réseaux de soutien insuffisants

Population à risque

- Problèmes financiers

Condition associée

- Altération des fonctions cognitives

Ce diagnostic sera retiré de la taxonomie 2021-2023 à moins qu'un travail supplémentaire ne soit accompli pour l'amener à un niveau de preuve de 2.1 ou plus.

Domaine 4 • Classe 5 • Concept : soins personnels : s'alimenter

Déficit de soins personnels : s'alimenter

Code du diagnostic 00102
Approuvé en 1980 • Révisé en 1998, 2008, 2017 • Niveau de preuve 2.1

Définition
Incapacité de manger de manière indépendante.

Caractéristiques

- Difficulté à avaler les aliments
- Difficulté à avaler une quantité suffisante de nourriture
- Difficulté à manger d'une manière socialement acceptable
- Difficulté à mastiquer
- Difficulté à ouvrir les contenants
- Difficulté à porter les aliments à la bouche
- Difficulté à prendre les aliments avec les ustensiles
- Difficulté à prendre un verre ou une tasse
- Difficulté à préparer les aliments
- Difficulté à remuer les aliments dans la bouche
- Difficulté à se servir des ustensiles
- Difficulté à terminer un repas
- Difficulté à utiliser les aides techniques

Facteurs favorisants

- Anxiété
- Diminution de la motivation
- Douleur
- Faiblesse
- Fatigue
- Inconfort
- Obstacle environnemental

Condition associée

- Altération des fonctions cognitives
- Trouble musculosquelettique
- Trouble neuromusculaire
- Troubles de la perception

Domaine 4 • Classe 5 • Concept : soins personnels : se laver

Déficit de soins personnels : se laver

Code du diagnostic 00108
Approuvé en 1980 • Révisé en 1998, 2008, 2017 • Niveau de preuve 2.1

Définition
Incapacité d'accomplir et de terminer de manière indépendante les activités liées aux soins d'hygiène.

Caractéristiques

- Difficulté à entrer et sortir de la salle de bains
- Difficulté à prendre le nécessaire pour le bain
- Difficulté à régler le débit de l'eau
- Difficulté à se laver
- Difficulté à se procurer de l'eau
- Difficulté à se sécher le corps

Facteurs favorisants

- Anxiété
- Diminution de la motivation
- Douleur
- Faiblesse
- Obstacle environnemental

Condition associée

- Altération des fonctions cognitives
- Difficulté à percevoir le schéma corporel
- Difficulté à percevoir son rapport avec l'espace
- Trouble musculosquelettique
- Trouble neuromusculaire
- Troubles de la perception

Domaine 4 • Classe 5 • Concept : soins personnels : se vêtir

Déficit des soins personnels : se vêtir

Code du diagnostic 00109
Approuvé en 1980 • Révisé en 1998, 2008, 2017 • Niveau de preuve 2.1

Définition
Incapacité d'enlever ou de mettre ses vêtements de manière indépendante.

Caractéristiques

- Difficulté à attacher ses vêtements
- Difficulté à choisir ses vêtements
- Difficulté à enlever les vêtements nécessaires
- Difficulté à maintenir une apparence satisfaisante
- Difficulté à mettre les vêtements de la partie inférieure du corps
- Difficulté à mettre les vêtements de la partie supérieure du corps
- Difficulté à mettre les vêtements nécessaires
- Difficulté à rassembler ses vêtements
- Difficulté à utiliser les aides techniques
- Difficulté à utiliser une fermeture éclair
- Difficulté de ramasser ses vêtements

Facteurs favorisants

- Anxiété
- Diminution de la motivation
- Douleur
- Faiblesse
- Fatigue
- Inconfort
- Obstacle environnemental

Condition associée

- Altération des fonctions cognitives
- Trouble musculosquelettique
- Trouble neuromusculaire
- Troubles de la perception

Domaine 4 • Classe 5 • Concept : soins personnels : utiliser les toilettes

Déficit de soins personnels : utiliser les toilettes

Code du diagnostic 00110
Approuvé en 1980 • Révisé en 1998, 2008, 2017 • Niveau de preuve 2.1

Définition
Incapacité d'accomplir et de terminer de manière indépendante les activités liées à l'élimination fécale et urinaire.

Caractéristiques

- Difficulté à détacher, attacher, baisser ou relever ses vêtements
- Difficulté à procéder aux mesures d'hygiène nécessaires après être allé aux toilettes
- Difficulté à s'asseoir sur les toilettes
- Difficulté à se relever des toilettes
- Difficulté à se rendre aux toilettes
- Difficulté à tirer la chasse d'eau

Facteurs favorisants

- Anxiété
- Difficulté à effectuer des transferts
- Diminution de la motivation
- Douleur
- Faiblesse
- Fatigue
- Mobilité réduite
- Obstacle environnemental

Condition associée

- Altération des fonctions cognitives
- Trouble musculosquelettique
- Trouble neuromusculaire
- Troubles de la perception

Domaine 4 • Classe 5 • Concept : soins personnels

Motivation à améliorer ses soins personnels

Code du diagnostic 00182
Approuvé en 2006 • Révisé en 2013 • Niveau de preuve 2.1

Définition
Un ensemble d'activités accompli pour soi-même qui permet d'atteindre des objectifs liés à la santé, qui peut être renforcé.

Caractéristiques

- Exprime le désir d'accroître ses connaissances quant aux stratégies en matière de soins personnels
- Exprime le désir d'accroître son autonomie dans le maintien de sa santé
- Exprime le désir d'accroître son autonomie dans le maintien de sa vie
- Exprime le désir d'accroître son autonomie dans le maintien de son bien-être
- Exprime le désir d'accroître son autonomie dans le maintien de son développement personnel
- Exprime le désir d'améliorer ses soins personnels

Références disponibles sur www.em-consulte.com/e-complement/476249.

Domaine 5. Perception/cognition

Système humain de traitement de l'information qui comprend l'attention, l'orientation, la sensation, la perception, la cognition et la communication

Classe 1. Attention

Capacité mentale de remarquer ou d'observer

Code	Diagnostic	Page
00123	Négligence de l'hémicorps	303

Classe 2. Orientation

Conscience du temps, du lieu et de la personne

Code	Diagnostic	Page
	Cette classe ne contient actuellement aucun diagnostic.	305

Classe 3. Sensation/perception

Réception de l'information par les sens (le toucher, le goût, l'odorat, la vision, l'audition), la kinesthésie et la compréhension du sens des données, ayant pour résultat l'appellation, l'association et/ou l'identification de modèle (pattern)

Code	Diagnostic	Page
	Cette classe ne contient actuellement aucun diagnostic.	306

Classe 4. Cognition

Utilisation de la mémoire, des facultés d'apprentissage, d'analyse, de résolution de problèmes, d'abstraction, de jugement, de discernement, de capacité intellectuelle, de calcul et de langage

Code	Diagnostic	Page
00128	Confusion aiguë	307
00173	Risque de confusion aiguë	308

00129	Confusion chronique	309
00126	Connaissances insuffisantes	310
00161	Motivation à améliorer ses connaissances	311
00222	Contrôle des impulsions inefficace	312
00251	Contrôle émotionnel instable	313
00131	Troubles de la mémoire	314

Classe 5. Communication

Émission et réception de l'information verbale et non verbale

Code	Diagnostic	Page
00157	Motivation à améliorer sa communication	315
00051	Communication verbale altérée	316

NANDA International, Inc. Nursing Diagnoses: Definitions and Classification 2018–2020, 11th Edition.
Edited by T. Heather Herdman and Shigemi Kamitsuru.

Companion website: www.thieme.com/nanda-i.

Domaine 5 • Classe 1 • Concept : négligence de l'hémicorps

Négligence de l'hémicorps

Code du diagnostic 00123
Approuvé en 1986 • Révisé en 2006, 2017 • Niveau de preuve 2.1

Définition

Altération de la réaction sensorielle et motrice, de la représentation mentale et de la perception spatiale du corps et de son environnement immédiat qui se caractérise par l'inattention portée à un côté et une attention exagérée portée au côté opposé. La négligence de l'hémicorps gauche est plus sévère et persistante que la négligence de l'hémicorps droit.

Caractéristiques

- À l'écriture, utilisation de la moitié verticale de la page
- À la lecture, les mots du texte original sont remplacés par d'autres mots
- Absence de dessin du côté négligé
- Changement du comportement sécuritaire du côté négligé
- Déviation marquée des yeux vers le côté non négligé en réponse à des stimuli
- Déviation marquée du tronc vers le côté non négligé en réponse à des stimuli des activités provenant de ce côté
- Diminution de la performance lors de tests comme annulation de ligne, bissection de ligne, annulation de cibles
- Hémianopsie
- Hémiplégie gauche résultant d'un accident vasculaire cérébral
- Incapacité de bouger la tête dans l'espace correspondant au côté négligé
- Incapacité de bouger le tronc dans l'espace correspondant au côté négligé
- Incapacité de bouger les membres dans l'espace correspondant au côté négligé
- Incapacité de bouger les yeux dans l'espace correspondant au côté négligé
- Incapacité de manger les aliments situés dans la partie de l'assiette correspondant au côté négligé
- Incapacité de mettre ses vêtements du côté négligé
- Incapacité de prendre soin de son apparence du côté négligé
- Incapacité de reconnaître la présence des gens qui l'approchent du côté négligé
- Négligence représentationnelle
- Négligence visuo-spatiale unilatérale
- Non-reconnaissance de la position du membre du côté négligé
- Persévération
- Transfert de la perception de la douleur vers le côté non négligé
- Troubles de latéralisation des sons

Facteurs favorisants

- À développer

Condition associée

- Lésion cérébrale

Ce diagnostic sera retiré de la taxonomie 2021-2023 si des facteurs favorisants ne sont pas développés.

Références disponibles sur www.em-consulte.com/e-complement/476249.

Cette classe ne contient actuellement aucun diagnostic.

Cette classe ne contient actuellement aucun diagnostic.

Domaine 5 • Classe 4 • Concept : confusion

Confusion aiguë

Code du diagnostic 00128
Approuvé en 1994 • Révisé en 2006, 2017 • Niveau de preuve 2.1

Définition
Perturbation réversible transitoire et soudaine touchant la conscience, l'attention, la cognition et la perception qui se développe sur une courte période de temps, et qui dure moins de 3 mois.

Caractéristiques

- Agitation
- Altération des fonctions cognitives
- Altération des fonctions psychomotrices
- Diminution du niveau de conscience
- Fébrilité
- Hallucinations
- Incapacité d'amorcer une action voulue
- Incapacité d'amorcer une activité constante
- Incapacité de mener à terme une action voulue
- Incapacité de mener à terme une activité constante
- Perceptions erronées

Facteurs favorisants

- Déshydratation
- Douleur
- Malnutrition
- Mobilité réduite
- Modification du cycle sommeil-éveil
- Privation sensorielle
- Rétention urinaire
- Toxicomanie
- Utilisation inappropriée des mesures de contention

Population à risque

- Âge ≥ 60 ans
- Antécédents d'accident vasculaire cérébral
- Sexe masculin

Condition associée

- Altération des fonctions cognitives
- Délire
- Démence
- Infection
- Médicament
- Trouble du fonctionnement métabolique

Références disponibles sur www.em-consulte.com/e-complement/476249.

Domaine 5 • Classe 4 • Concept : confusion

Risque de confusion aiguë

Code du diagnostic 00173
Approuvé en 2006 • Révisé en 2013, 2017 • Niveau de preuve 2.2

Définition
Prédisposition à des perturbations transitoires de la conscience, de l'attention, de la cognition et de la perception se développant sur une courte période de temps, qui peut compromettre la santé.

Facteurs de risque

- Déshydratation
- Douleur
- Malnutrition
- Mobilité réduite
- Modification du cycle sommeil-éveil
- Privation sensorielle
- Rétention urinaire
- Toxicomanie
- Utilisation inappropriée des mesures de contention

Population à risque

- Âge ≥ 60 ans
- Antécédents d'accident vasculaire cérébral
- Sexe masculin

Condition associée

- Altération des fonctions cognitives
- Délire
- Démence
- Infection
- Médicament
- Trouble du fonctionnement métabolique

Références disponibles sur www.em-consulte.com/e-complement/476249.

Domaine 5 • Classe 4 • Concept : confusion

Confusion chronique

Code du diagnostic 00129
Approuvé en 1994 • Révisé en 2017 • Niveau de preuve 3.1

Définition
Altération irréversible, progressive, insidieuse et de longue durée des facultés intellectuelles, du comportement et de la personnalité, se manifestant par des troubles des fonctions cognitives (mémoire, parole, langage, prise de décision et fonction exécutive) et une dépendance dans l'exécution des activités quotidiennes.

Caractéristiques

- Altération d'au moins une fonction cognitive, autre que la mémoire
- Altération de la mémoire à court terme
- Altération de la mémoire à long terme
- Altération des relations sociales
- Altération du comportement
- Altération progressive des fonctions cognitives
- Apparition insidieuse et irréversible de la déficience cognitive
- Détérioration cognitive de longe durée
- Incapacité de réaliser au moins une activité quotidienne
- Modification de la personnalité
- Vigilance appropriée à l'environnement

Facteurs favorisants

- À développer

Condition associée

- Accident vasculaire cérébral
- Démence

Ce diagnostic a été révisé en 2017 avec un niveau de preuve 3.1, mais suite à la re-catégorisation en condition associée, il n'y a pas de facteurs favorisants.

Références disponibles sur www.em-consulte.com/e-complement/476249.

Domaine 5 • Classe 4 • Concept : connaissances

Connaissances insuffisantes

Code du diagnostic 00126
Approuvé en 1980 • Révisé en 2017

Définition
Absence ou manque d'acquisition d'informations cognitives relatives à un sujet déterminé.

Caractéristiques

- Comportement inapproprié
- Connaissances insuffisantes
- Échec à un test
- Incapacité de suivre correctement les directives reçues

Facteurs favorisants

- Connaissances insuffisantes des ressources
- Fausse interprétation de l'information présentée par d'autres
- Information insuffisante
- Manque d'intérêt pour apprendre

Condition associée

- Altération de la mémoire
- Altération des fonctions cognitives

Ce diagnostic sera retiré de la taxonomie 2021-2023 à moins qu'un travail supplémentaire ne soit accompli pour l'amener à un niveau de preuve de 2.1 ou plus.

Domaine 5 • Classe 4 • Concept : connaissances

Motivation à améliorer ses connaissances

Code du diagnostic 00161
Approuvé en 2002 • Révisé en 2013 • Niveau de preuve 2.1

Définition
Présence ou acquisition d'informations relatives à un sujet déterminé, qui peut être renforcée.

Caractéristiques

- Exprime le désir d'améliorer son apprentissage

Domaine 5 • Classe 4 • Concept : contrôle des impulsions

Contrôle des impulsions inefficace

Code du diagnostic 00222
Approuvé en 2010 • Révisé en 2017 • Niveau de preuve 2.1

Définition
Ensemble de réactions rapides et non planifiées à des stimuli internes ou externes sans tenir compte des conséquences négatives de celles-ci vis-à-vis de l'individu impulsif ou des autres.

Caractéristiques

- Addiction au jeu
- Comportement violent
- Conduite sans réfléchir
- Familiarité exagérée avec les étrangers
- Inaptitude à épargner ou à gérer son argent
- Irritabilité
- Partage de manière inappropriée de détails personnels
- Promiscuité sexuelle
- Questions personnelles posées à d'autres personnes malgré leur embarras
- Recherche de sensation
- Tempérament explosif

Facteurs favorisants

- Perte d'espoir
- Tabagisme
- Toxicomanie
- Trouble de l'humeur

Condition associée

- Altération des fonctions cognitives
- Altération du développement
- Lésion cérébrale organique
- Trouble de la personnalité

Références disponibles sur www.em-consulte.com/e-complement/476249.

Domaine 5 • Classe 4 • Concept : contrôle émotionnel

Contrôle émotionnel instable

Code du diagnostic 00251
Approuvé en 2013 • Révisé en 2017 • Niveau de preuve 2.1

Définition
Explosion incontrôlable de l'expression excessive et involontaire d'émotions.

Caractéristiques

- Absence de contact visuel
- Désengagement par rapport à la situation professionnelle
- Désengagement par rapport à la situation sociale
- Difficulté à utiliser les modes d'expression faciale
- Embarras relatif à l'expression émotionnelle
- Expression d'émotion incohérente avec le facteur déclenchant
- Pleurs
- Pleurs excessifs sans sentiment de tristesse
- Pleurs impossibles à contrôler
- Pleurs involontaires
- Rires excessifs sans sentiment de joie
- Rires impossibles à contrôler
- Rires involontaires

Facteurs favorisants

- Altération de l'estime de soi
- Connaissances insuffisantes de la maladie
- Connaissances insuffisantes sur le contrôle des symptômes
- Détresse sociale
- Facteurs de stress
- Fatigue
- Force musculaire insuffisante
- Perturbation émotionnelle
- Toxicomanie

Condition associée

- Handicap physique
- Impotence fonctionnelle
- Lésion cérébrale
- Médicament
- Problème psychiatrique
- Trouble de l'humeur
- Trouble musculosquelettique

Références disponibles sur www.em-consulte.com/e-complement/476249.

Domaine 5 • Classe 4 • Concept : mémoire

Troubles de la mémoire

Code du diagnostic 00131
Approuvé en 1994 • Révisé en 2017 • Niveau de preuve 3.1

Définition
Incapacité persistante de se rappeler ou de mémoriser des bribes d'informations ou d'aptitudes

Caractéristiques

- Amnésie persistante
- Capacité de réaliser les activités de la vie quotidienne de manière indépendante préservée
- Incapacité persistante d'appliquer les habiletés acquises
- Incapacité persistante d'apprendre une nouvelle habileté
- Incapacité persistante d'apprendre une nouvelle information
- Incapacité persistante de déterminer si un geste a été fait
- Incapacité persistante de se rappeler des informations factuelles ou des événements
- Incapacité persistante de se rappeler les, noms, les mots ou les objets familiers
- Incapacité persistante de se rappeler une nouvelle habileté
- Incapacité persistante de se rappeler une nouvelle information
- Oublie constamment de faire une activité au moment habituel

Facteurs favorisants

- Modification du volume liquidien

Condition associée

- Anémie
- Déséquilibre électrolytique
- Diminution de débit cardiaque
- Hypoxie
- Lésion cérébrale
- Maladie de Parkinson
- Trouble cognitif léger
- Troubles neurologiques

Facteurs associés modifiables supplémentaires à développer.

Références disponibles sur www.em-consulte.com/e-complement/476249.

Domaine 5 • Classe 5 • Concept : communication

Motivation à améliorer sa communication

Code du diagnostic 00157
Approuvé en 2002 • Révisé en 2013 • Niveau de preuve 2.1

Définition
Mode d'échanges d'informations et d'idées avec les autres, qui peut être renforcé.

Caractéristiques

- Exprime le désir d'améliorer sa communication

Domaine 5 • Classe 5 • Concept : communication verbale

Communication verbale altérée

Code du diagnostic 00051
Approuvé en 1983 • Révisé en 1996, 1998, 2017

Définition
Difficulté, retard ou inaptitude à recevoir, à traiter, à transmettre et à utiliser un système de symboles.

Caractéristiques

- Absence de contact visuel
- Bégaiement
- Déficit visuel partiel
- Déficit visuel total
- Désorientation spatiale
- Désorientation temporelle
- Difficulté à comprendre une communication
- Difficulté à exprimer ses pensées verbalement
- Difficulté à former des mots
- Difficulté à former des phrases
- Difficulté à maintenir la communication
- Difficulté à maintenir une attention sélective
- Difficulté à parler
- Difficulté à utiliser les modes d'expression corporelle
- Difficulté à utiliser les modes d'expression faciale
- Difficulté à verbaliser
- Dyspnée
- Incapacité d'utiliser les modes d'expression corporelle
- Incapacité d'utiliser les modes d'expression faciale
- Incapacité de parler
- Incapacité de parler la langue du soignant
- Incapacité de reconnaître les personnes
- Troubles de l'élocution
- Verbalisation inappropriée

Facteurs favorisants

- Altération du concept de soi
- Faible estime de soi
- Incompatibilité culturelle
- Information insuffisante
- Manque de stimuli
- Obstacle environnemental
- Perturbation émotionnelle
- Vulnérabilité

Population à risque

- Absence d'une personne affectivement importante

Condition associée

- Altération des perceptions
- Altération du développement
- Atteinte du système nerveux central

- Malformation oropharyngée
- Obstacle physique
- Problème physiologique
- Programme thérapeutique
- Trouble psychotique

Ce diagnostic sera retiré de la taxonomie 2021-2023 à moins qu'un travail supplémentaire ne soit accompli pour l'amener à un niveau de preuve de 2.1 ou plus.

Domaine 6.
Perception de soi

Conscience de sa personne

Classe 1.	Conception de soi Ensemble des perceptions que la personne entretient au sujet d'elle-même	
Code	**Diagnostic**	**Page**
00167	Motivation à améliorer le concept de soi	320
00174	Risque d'atteinte à la dignité humaine	321
00124	Perte d'espoir	322
00185	Motivation à accroître son espoir	323
00121	Identité personnelle perturbée	324
00225	Risque de perturbation de l'identité personnelle	325

Classe 2.	Estime de soi Évaluation de sa propre valeur, de ses capacités, de son importance et de sa réussite	
Code	**Diagnostic**	**Page**
00119	Diminution chronique de l'estime de soi	326
00224	Risque de diminution chronique de l'estime de soi	327
00120	Diminution situationnelle de l'estime de soi	328
00153	Risque de diminution situationnelle de l'estime de soi	329

Classe 3.	Image corporelle Image mentale de son propre corps	
Code	**Diagnostic**	**Page**
00118	Image corporelle perturbée	330

NANDA International, Inc. Nursing Diagnoses: Definitions and Classification 2018–2020, 11th Edition.
Edited by T. Heather Herdman and Shigemi Kamitsuru.

Companion website: www.thieme.com/nanda-i.

Domaine 6 • Classe 1 • Concept : concept de soi

Motivation à améliorer le concept de soi

Code du diagnostic 00167
Approuvé en 2002 • Révisé en 2013 • Niveau de preuve 2.1

Définition
Un ensemble de perceptions ou d'idées concernant le « soi », qui peut être renforcé.

Caractéristiques

- Acceptation des forces personnelles
- Acceptation des limites personnelles
- Actions congruentes par rapport aux pensées exprimées
- Exprime la confiance en ses capacités
- Exprime la satisfaction relative à l'identité personnelle
- Exprime la satisfaction relative à son image corporelle
- Exprime la satisfaction relative à son sens des valeurs
- Exprime la satisfaction relative au concept de soi
- Exprime le désir d'améliorer l'exercice de son rôle
- Exprime le désir d'améliorer le concept de soi

Domaine 6 • Classe 1 • Concept : dignité humaine

Risque d'atteinte à la dignité humaine

Code du diagnostic 00174
Approuvé en 2006 • Révisé en 2013 • Niveau de preuve 2.1

Définition
Prédisposition à la perception d'une perte de respect et d'honneur, qui peut compromettre la santé.

Facteurs de risque

- Compréhension insuffisante d'informations concernant la santé
- Divulgation d'une information confidentielle
- Expérience de prise de décision limitée
- Exposition du corps
- Humiliation
- Incompatibilité culturelle
- Intrusion par les cliniciens
- Invasion de son intimité
- Perte de contrôle de fonction corporelle
- Stigmatisation
- Traitement déshumanisant

Références disponibles sur www.em-consulte.com/e-complement/476249.

Domaine 6 • Classe 1 • Concept : espoir

Perte d'espoir

Code du diagnostic 00124
Approuvé en 1986 • Révisé en 2017

Définition
État subjectif dans lequel une personne voit peu ou pas de solutions ou de choix personnels valables et est incapable de mobiliser ses forces pour son propre compte.

Caractéristiques

- Collaboration aux soins inadéquate
- Diminution d'initiative
- Diminution de l'affect
- Diminution de l'appétit
- Diminution de l'expression verbale
- Diminution de la réaction aux stimuli
- Haussement des épaules quand on lui parle
- Indices verbaux sur un ton dépressif
- Modification des habitudes de sommeil
- Passivité
- Regard fuyant
- Se détourne de la personne qui parle

Facteurs favorisants

- Isolement social
- Perte de la foi en des valeurs transcendantes
- Perte de la foi en une puissance spirituelle
- Restriction prolongée d'activité
- Stress chronique

Population à risque

- Antécédents d'abandon

Condition associée

- Dégradation de la condition physique

Ce diagnostic sera retiré de la taxonomie 2021-2023 à moins qu'un travail supplémentaire ne soit accompli pour l'amener à un niveau de preuve de 2.1 ou plus.

Domaine 6 • Classe 1 • Concept : espoir

Motivation à accroître son espoir

Code du diagnostic 00185
Approuvé en 2006 • Révisé en 2013 • Niveau de preuve 2.1

Définition
Un ensemble d'attentes et de désirs permettant à la personne de mobiliser sa propre énergie, qui peut être renforcé.

Caractéristiques

- Exprime le désir d'accroître son espoir
- Exprime le désir d'améliorer l'adéquation entre ses attentes
- Exprime le désir d'améliorer sa capacité de se fixer des buts atteignables
- Exprime le désir d'améliorer sa communication avec les autres
- Exprime le désir d'améliorer sa confiance en ses possibilités
- Exprime le désir d'améliorer sa perception du sens de la vie
- Exprime le désir d'améliorer son habileté à résoudre des problèmes, afin d'atteindre ses buts
- Exprime le désir d'enrichir sa spiritualité

Références disponibles sur www.em-consulte.com/e-complement/476249.

Domaine 6 • Classe 1 • Concept : identité personnelle

Identité personnelle perturbée

Code du diagnostic 00121
Approuvé en 1978 • Révisé en 2008, 2017 • Niveau de preuve 2.1

Définition
Incapacité de se percevoir comme un être intégré et entier.

Caractéristiques

- Altération de l'image corporelle
- Comportement incohérent
- Confusion de genre
- Confusion quant aux valeurs culturelles
- Confusion quant aux valeurs idéologiques
- Confusion sur les buts à atteindre
- Description fantasque de soi
- Exercice du rôle inefficace
- Incapacité de faire la distinction entre les stimuli internes et externes
- Relations avec les autres inefficaces
- Sentiment d'étrangeté
- Sentiment de vide
- Sentiments instables à propos de soi
- Stratégies d'adaptation inefficaces

Facteurs favorisants

- Discrimination
- Dysfonctionnement familial
- Endoctrinement dans une secte
- Étapes de croissance
- États maniaques
- Faible estime de soi
- Incompatibilité culturelle
- Modification de rôle social
- Perception d'un préjudice

Population à risque

- Crise situationnelle
- Exposition à des produits chimiques toxiques
- Transition développementale

Condition associée

- Lésion cérébrale organique
- Médicament
- Problème psychiatrique
- Trouble dissociatif de l'identité

Références disponibles sur www.em-consulte.com/e-complement/476249.

Domaine 6 • Classe 1 • Concept : identité personnelle

Risque de perturbation de l'identité personnelle

Code du diagnostic 00225
Approuvé en 2010 • Révisé en 2013, 2017 • Niveau de preuve 2.1

Définition
Prédisposition à l'incapacité de se percevoir comme un être intégré et entier, qui peut compromettre la santé.

Facteurs de risque

- Discrimination
- Dysfonctionnement familial
- Endoctrinement dans une secte
- Étapes de croissance
- États maniaques
- Faible estime de soi
- Incompatibilité culturelle
- Modification de rôle social
- Perception d'un préjudice

Population à risque

- Crise situationnelle
- Exposition à des produits chimiques toxiques
- Transition développementale

Condition associée

- Lésion cérébrale organique
- Médicament
- Problème psychiatrique
- Trouble dissociatif de l'identité

Références disponibles sur www.em-consulte.com/e-complement/476249.

Domaine 6 • Classe 2 • Concept : estime de soi

Diminution chronique de l'estime de soi

Code du diagnostic 00119
Approuvé en 1988 • Révisé en 1996, 2008, 2017 • Niveau de preuve 2.1

Définition
Dévalorisation et/ou sentiments négatifs vis-à-vis de ses propres capacités, pendant au moins 3 mois.

Caractéristiques

- Amplification des remarques négatives à son égard
- Besoin exagéré d'être rassuré
- Comportement indécis
- Conformisme exagéré
- Culpabilité
- Dépendance à l'égard des opinions d'autrui
- Échecs répétés dans sa vie
- Hésitation à entreprendre de nouvelles expériences
- Honte
- Manque d'affirmation de soi
- Passivité
- Regard fuyant
- Rejet des remarques positives à son égard
- Sous-estime la capacité de faire face aux situations

Facteurs favorisants

- Appartenance à un groupe insuffisante
- Appartenance insuffisante
- Approbation insuffisante de la part des autres
- Incompatibilité culturelle
- Incompatibilité spirituelle
- Preuves d'affection insuffisantes
- Respect insuffisant de la part des autres
- Stratégies d'adaptation inefficaces face à une perte

Population à risque

- Échec systématique
- Exposition à une situation traumatisante
- Répétition de renforcements négatifs

Condition associée

- Problème psychiatrique

Références disponibles sur www.em-consulte.com/e-complement/476249.

Domaine 6 • Classe 2 • Concept : estime de soi

Risque de diminution chronique de l'estime de soi

Code du diagnostic 00224
Approuvé en 2010 • Révisé en 2013, 2017 • Niveau de preuve 2.1

Définition
Prédisposition à une dévalorisation de longue date et entretien de sentiments négatifs vis-à-vis de soi-même ou de ses capacités, qui peut compromettre la santé.

Facteurs de risque

- Appartenance à un groupe insuffisante
- Appartenance insuffisante
- Approbation insuffisante de la part des autres
- Incompatibilité culturelle
- Incompatibilité spirituelle
- Preuves d'affection insuffisantes
- Respect insuffisant de la part des autres
- Stratégies d'adaptation inefficaces face à une perte

Population à risque

- Échec systématique
- Exposition à une situation traumatisante
- Répétition de renforcements négatifs

Condition associée

- Problème psychiatrique

Références disponibles sur www.em-consulte.com/e-complement/476249.

Domaine 6 • Classe 2 • Concept : estime de soi

Diminution situationnelle de l'estime de soi

Code du diagnostic 00120
Approuvé en 1988 • Révisé en 1996, 2000, 2017

Définition
Développement d'une perception négative de sa propre valeur en réaction à une situation présente.

Caractéristiques

- Absence de but
- Autodépréciation
- Comportement indécis
- Impuissance
- Manque d'affirmation de soi
- Sous-estime la capacité de faire face aux situations
- Valeur personnelle menacée par la situation

Facteurs favorisants

- Altération de l'image corporelle
- Attentes personnelles irréalistes
- Comportement en contradiction avec ses valeurs
- Diminution de contrôle sur son environnement
- Modèle d'impuissance
- Modification de rôle social
- Reconnaissance insuffisante

Population à risque

- Antécédents d'abandon
- Antécédents de maltraitance
- Antécédents de négligence
- Antécédents de perte
- Antécédents de rejet
- Échec systématique
- Transition développementale

Condition associée

- Impotence fonctionnelle
- Maladie somatique

Ce diagnostic sera retiré de la taxonomie 2021-2023 à moins qu'un travail supplémentaire ne soit accompli pour l'amener à un niveau de preuve de 2.1 ou plus.

Domaine 6 • Classe 2 • Concept : estime de soi

Risque de diminution situationnelle de l'estime de soi

Code du diagnostic 00153
Approuvé en 2000 • Révisé en 2013, 2017

Définition
Prédisposition au développement d'une perception négative de sa propre valeur en réaction à une situation présente, qui peut compromettre la santé.

Facteurs de risque

- Altération de l'image corporelle
- Attentes personnelles irréalistes
- Comportement en contradiction avec ses valeurs
- Diminution de contrôle sur son environnement
- Modèle d'impuissance
- Modification de rôle social
- Reconnaissance insuffisante

Population à risque

- Antécédents d'abandon
- Antécédents de maltraitance
- Antécédents de négligence
- Antécédents de perte
- Antécédents de rejet
- Échec systématique
- Transition développementale

Condition associée

- Impotence fonctionnelle
- Maladie somatique

Ce diagnostic sera retiré de la taxonomie 2021-2023 à moins qu'un travail supplémentaire ne soit accompli pour l'amener à un niveau de preuve de 2.1 ou plus.

Domaine 6 • Classe 3 • Concept : image corporelle

Image corporelle perturbée

Code du diagnostic 00118
Approuvé en 1973 • Révisé en 1998, 2017

Définition
Confusion dans la représentation mentale du moi physique.

Caractéristiques

- Absence d'une partie du corps
- Altération d'une fonction corporelle
- Altération d'une structure corporelle
- Augmentation des performances
- Changement dans l'aptitude à évaluer la relation spatiale entre le corps et l'environnement
- Changement dans l'engagement social
- Changement dans le mode de vie
- Comportement de prise de conscience du corps
- Comportement de surveillance du corps
- Dépersonnalisation d'une partie du corps en la nommant par des pronoms impersonnels
- Dépersonnalisation de la partie manquante en la nommant par des pronoms impersonnels
- Dissimulation de la partie du corps concernée
- Évite de regarder une partie de son corps
- Évite de toucher une partie de son corps
- Exhibition de la partie du corps concernée
- Expression de sentiments reflétant une altération dans la représentation de son image corporelle
- Extension des limites corporelles
- Focalisation sur l'apparence antérieure
- Focalisation sur la fonction antérieure
- Focalisation sur la force antérieure
- Inquiétude face à la perte
- Inquiétude face au changement
- Insistance sur les forces restantes
- Perceptions reflétant une altération dans la représentation de l'apparence corporelle
- Personnification d'une partie du corps en lui donnant un nom
- Personnification de la partie manquante en lui donnant un nom
- Peur de la réaction des autres
- Réaction non verbale à un changement corporel perçu
- Réaction non verbale à un changement corporel réel
- Refus de reconnaître le changement
- Sentiments négatifs vis-à-vis du corps
- Traumatisme à la partie non fonctionnelle

Facteurs favorisants

- Altération de la perception de soi
- Incompatibilité culturelle
- Incompatibilité spirituelle

Population à risque

- Transition développementale

Condition associée

- Altération d'une fonction corporelle
- Altération des fonctions cognitives
- Blessure
- Intervention chirurgicale
- Maladie
- Modification du fonctionnement psychosocial
- Programme thérapeutique
- Traumatisme

Ce diagnostic sera retiré de la taxonomie 2021-2023 à moins qu'un travail supplémentaire ne soit accompli pour l'amener à un niveau de preuve de 2.1 ou plus.

Domaine 7. Relations et rôles

Les rapports et les associations positives ou négatives entre personnes ou groupes de personnes et les moyens utilisés pour exprimer ces relations ou ces liens

Classe 1. Rôles de l'aidant naturel

Comportements sociaux attendus des personnes qui dispensent des soins sans être des professionnels de santé

Code	Diagnostic	Page
00056	Exercice du rôle parental perturbé	335
00057	Risque de perturbation dans l'exercice du rôle parental	338
00164	Motivation à améliorer l'exercice du rôle parental	340
00061	Tension dans l'exercice du rôle de l'aidant naturel	341
00062	Risque de tension dans l'exercice du rôle de l'aidant naturel	344

Classe 2. Relations familiales

Association de personnes qui ont des liens biologiques ou des liens choisis

Code	Diagnostic	Page
00058	Risque de perturbation de l'attachement	346
00063	Dynamique familiale dysfonctionnelle	347
00060	Dynamique familiale perturbée	350
00159	Motivation à améliorer la dynamique familiale	352

Classe 3. Performances dans l'exercice du rôle

Qualité de fonctionnement telle que manifestée dans les comportements socialement attendus

Code	Diagnostic	Page
00064	Conflit face au rôle parental	353
00052	Interactions sociales perturbées	354

NANDA International, Inc. Nursing Diagnoses: Definitions and Classification 2018–2020, 11th Edition.
Edited by T. Heather Herdman and Shigemi Kamitsuru.

Companion website: www.thieme.com/nanda-i.

Domaine 7 • Classe 1 • Concept : exercice du rôle parental

Exercice du rôle parental perturbé

Code du diagnostic 00056
Approuvé en 1978 • Révisé en 1998, 2017

Définition
Inaptitude d'un parent ou de son substitut à créer, maintenir ou rétablir un environnement qui favorise au maximum la croissance et le développement de l'enfant.

Caractéristiques

Nourrisson ou enfant

- Accidents fréquents
- Anxiété diminuée face à une séparation
- Attachement insuffisant
- Détérioration des relations sociales
- Fugue
- Maladies fréquentes
- Perte d'élan vital
- Résultats scolaires faibles
- Retard dans le développement cognitif
- Trouble du comportement

Parents

- Abandon de l'enfant
- Capacités inappropriées pour prendre soin d'un enfant
- Commentaires négatifs sur l'enfant
- Diminution de l'autorité sur l'enfant
- Diminution des marques d'affection
- Échec quant à la création d'un milieu de vie sécuritaire
- Frustration vis-vis de l'enfant
- Hostilité
- Inflexibilité face aux besoins de l'enfant
- Maintien inadéquat de la santé de l'enfant
- Manque de cohérence dans la gestion du comportement
- Manque de cohérence dans les soins
- Néglige les besoins de l'enfant
- Organisation inappropriée des soins de l'enfant
- Perception de l'incapacité de remplir son rôle
- Perception de l'incapacité de répondre aux besoins de l'enfant
- Punitions
- Rejet de l'enfant
- Relations parent-enfant pauvres
- Stimulation inappropriée

Facteurs favorisants

Nourrisson ou enfant

- Incompatibilité du caractère avec les attentes parentales
- Séparation prolongée des parents et de l'enfant

Parents

- Accès aux ressources insuffisants
- Aptitude à communiquer inefficace
- Attentes irréalistes
- Capacités insuffisantes pour résoudre les problèmes
- Cohésion familiale insuffisante
- Conflit entre partenaires
- Connaissances insuffisantes des compétences parentales
- Connaissances insuffisantes sur le développement de l'enfant
- Connaissances insuffisantes sur le maintien de la santé de l'enfant
- Dépression
- Échec quant à la création d'un milieu de vie sécuritaire
- Facteurs de stress
- Faible estime de soi
- Incapacité de placer les besoins de l'enfant avant ses propres besoins
- Isolement social
- Modèle parental médiocre
- Modification des habitudes de sommeil
- Moyens de transport insuffisants
- Non-implication de la mère de l'enfant
- Non-implication du père de l'enfant
- Organisation inadéquate des soins de l'enfant
- Préférence pour les punitions corporelles
- Privation de sommeil
- Réaction insuffisante aux signaux émis par le nourrisson
- Ressources insuffisantes
- Retard dans les soins prénatals
- Soins prénatals insuffisants
- Sommeil non réparateur
- Soutien social insuffisant
- Stratégies d'adaptation inefficaces
- Tension dans l'exercice du rôle
- Valorisation du rôle parental insuffisante

Population à risque

Nourrisson ou enfant

- Antécédents de maltraitance
- Antécédents de traumatismes
- Enfant de sexe non désiré
- Prématurité
- Retard dans le développement
- Tempérament difficile

Parents

- Accouchement difficile
- Antécédents de maladie mentale
- Antécédents de maltraitance
- Antécédents de toxicomanie
- Changement dans la cellule familiale
- Chômage
- Classe socio-économique défavorisée
- Déménagement
- Difficultés juridiques
- Famille monoparentale
- Grossesse non désirée
- Grossesse non planifiée
- Grossesses nombreuses
- Grossesses rapprochées
- Jeune âge des parents
- Niveau d'éducation peu élevé
- Nombre élevé de grossesses
- Préparation cognitive sur le rôle parental insuffisante
- Problèmes liés à l'emploi
- Victime de maltraitance

Condition associée

Nourrisson ou enfant

- Affection entraînant une incapacité
- Altération des capacités perceptives
- Maladie chronique
- Trouble du comportement

Parents

- Affection entraînant une incapacité
- Altération des fonctions cognitives
- Maladie somatique

Ce diagnostic sera retiré de la taxonomie 2021-2023 à moins qu'un travail supplémentaire ne soit accompli pour l'amener à un niveau de preuve de 2.1 ou plus.

Domaine 7 • Classe 1 • Concept : exercice du rôle parental

Risque de perturbation dans l'exercice du rôle parental

Code du diagnostic 00057
Approuvé en 1978 • Révisé en 1998, 2013, 2017

Définition
Prédisposition d'un parent ou de son substitut à la difficulté de créer, maintenir ou rétablir un environnement qui favorise au maximum la croissance et le développement de l'enfant, qui peut compromettre le bien-être de l'enfant.

Facteurs de risque

Nourrisson ou enfant

- Incompatibilité du caractère avec les attentes parentales
- Séparation prolongée des parents et de l'enfant

Parents

- Accès aux ressources insuffisants
- Aptitude à communiquer inefficace
- Attentes irréalistes
- Capacités insuffisantes pour résoudre les problèmes
- Cohésion familiale insuffisante
- Conflit entre partenaires
- Connaissances insuffisantes des compétences parentales
- Connaissances insuffisantes sur le développement de l'enfant
- Connaissances insuffisantes sur le maintien de la santé de l'enfant
- Dépression
- Échec quant à la création d'un milieu de vie sécuritaire
- Facteurs de stress
- Faible estime de soi
- Incapacité de placer les besoins de l'enfant avant ses propres besoins
- Isolement social
- Modèle parental médiocre
- Modification des habitudes de sommeil
- Moyens de transport insuffisants
- Non-implication de la mère de l'enfant
- Non-implication du père de l'enfant
- Organisation inadéquate des soins de l'enfant
- Préférence pour les punitions corporelles
- Privation de sommeil
- Réaction insuffisante aux signaux émis par le nourrisson
- Ressources insuffisantes
- Retard dans les soins prénatals
- Soins prénatals insuffisants
- Sommeil non réparateur
- Soutien social insuffisant
- Stratégies d'adaptation inefficaces
- Tension dans l'exercice du rôle
- Valorisation du rôle parental insuffisante

Population à risque

Nourrisson ou enfant

- Antécédents de maltraitance
- Antécédents de traumatismes
- Enfant de sexe non désiré
- Prématurité
- Retard dans le développement
- Tempérament difficile

Parents

- Accouchement difficile
- Antécédents de maladie mentale
- Antécédents de maltraitance
- Antécédents de toxicomanie
- Changement dans la cellule familiale
- Chômage
- Classe socio-économique défavorisée
- Déménagement
- Difficultés juridiques
- Famille monoparentale
- Grossesse non désirée
- Grossesse non planifiée
- Grossesses nombreuses
- Grossesses rapprochées
- Jeune âge des parents
- Niveau d'éducation peu élevé
- Nombre élevé de grossesses
- Préparation cognitive sur le rôle parental insuffisante
- Problèmes liés à l'emploi
- Victime de maltraitance

Condition associée

Nourrisson ou enfant

- Affection entraînant une incapacité
- Altération des capacités perceptives
- Maladie chronique
- Trouble du comportement

Parents

- Affection entraînant une incapacité
- Altération des fonctions cognitives
- Maladie somatique

Ce diagnostic sera retiré de la taxonomie 2021-2023 à moins qu'un travail supplémentaire ne soit accompli pour l'amener à un niveau de preuve de 2.1 ou plus.

Domaine 7 • Classe 1 • Concept : exercice du rôle parental

Motivation à améliorer l'exercice du rôle parental

Code du diagnostic 00164
Approuvé en 2002 • Révisé en 2013 • Niveau de preuve 2.1

Définition
Un ensemble d'actions procurant aux enfants un environnement stimulant pour la croissance et le développement, qui peut être renforcé.

Caractéristiques

- Exprime le désir d'améliorer l'exercice du rôle parental
- Le parent exprime le désir d'augmenter le soutien émotionnel d'une autre personne dépendante
- Le parent exprime le désir d'augmenter le soutien émotionnel des enfants
- Les enfants expriment le désir d'améliorer leur milieu familial

Domaine 7 • Classe 1 • Concept : tension dans l'exercice du rôle

Tension dans l'exercice du rôle de l'aidant naturel

Code du diagnostic 00061
Approuvé en 1992 • Révisé en 1998, 2000, 2017 • Niveau de preuve 2.1

Définition
Difficulté pour la famille ou une personne affectivement importante d'assumer les responsabilités, les attentes et/ou les comportements liés aux soins.

Caractéristiques

Activités soignantes

- Appréhension concernant l'éventualité de placer la personne soignée dans un établissement de soins
- Appréhension concernant le bien-être de la personne soignée si l'aidant est incapable d'assurer les soins
- Appréhension face à l'avenir concernant la santé de la personne soignée
- Appréhension face à l'avenir, concernant les capacités de dispenser les soins
- Difficultés à réaliser les tâches requises
- Difficultés à terminer les activités requises
- Modification des soins à dispenser
- Préoccupation pour les soins usuels

État de santé de l'aidant naturel : physiologique

- Céphalées
- Éruptions cutanées
- Fatigue
- Hypertension
- Modification du poids
- Troubles gastro-intestinaux

État de santé de l'aidant naturel : caractéristiques d'ordre émotionnel

- Colère
- Dépression
- Facteurs de stress
- Frustration
- Impatience
- Indécision émotionnelle
- Modification des habitudes de sommeil
- Nervosité
- Somatisation
- Stratégies d'adaptation inefficaces
- Temps insuffisant pour prendre soin de soi

État de santé de l'aidant naturel : socio-économique

- Changement dans les activités de loisirs
- Faible productivité dans le travail
- Isolement social
- Refus de promotion de carrière

Relations entre l'aidant naturel et la personne soignée

- Deuil concernant les relations avec la personne soignée
- Difficulté à être le témoin de la maladie de la personne soignée
- Incertitude concernant les relations avec la personne soignée

Dynamiques familiales

- Conflit familial
- Inquiétude concernant les membres de la famille

Facteurs favorisants

Personne soignée

- Augmentation des soins requis
- Dépendance
- État de santé instable
- Problème de comportements
- Retour à domicile de la personne soignée nécessitant des soins importants
- Toxicomanie
- Trajectoire imprévisible de la maladie

Aidant naturel

- Attentes personnelles irréalistes
- Conflit entre différents rôles
- Connaissances insuffisantes sur l'accès aux ressources communautaires
- Facteurs de stress
- Inexpérience dans la dispensation des soins
- Intimité insuffisante
- Isolement
- Loisirs insuffisants
- Manque d'énergie
- Manque de maturité de l'aidant naturel pour assurer les soins
- Problèmes physiques
- Réponse insuffisante à ses propres attentes
- Réponse insuffisante aux attentes des autres
- Résilience émotionnelle insuffisante
- Stratégies d'adaptation inefficaces
- Toxicomanie

Relations entre l'aidant naturel et la personne soignée

- Attentes irréalistes de la part de la personne soignée
- Co-dépendance
- Modèle de relation inefficace
- Présence de maltraitance
- Relation de maltraitance
- Relation de violence

Activités soignantes

- Aide insuffisante
- Caractère imprévisible de la situation de soins
- Changement dans la nature des soins
- Complexité des soins
- Durée prolongée de la période de soins
- Environnement physique inadapté aux exigences des soins
- Équipements insuffisants pour prodiguer les soins

- Répit insuffisant pour l'aidant naturel
- Responsabilité des soins assumée 24 heures sur 24
- Soins excessifs
- Temps insuffisant

Dynamiques familiales

- Adaptation familiale inefficace
- Isolement familial
- Modèle de dysfonctionnement familial
- Modèle de dysfonctionnement familial avant le rôle d'aidant naturel
- Modèle de stratégies d'adaptation familiale inefficaces

Facteurs socio-économiques

- Aliénation
- Difficulté à accéder à l'assistance
- Difficulté d'accès aux aides
- Difficulté d'accès aux ressources communautaires
- Isolement social
- Moyens de transport insuffisants
- Ressources communautaires insuffisantes
- Soutien social insuffisant

Population à risque

- Exposition à la violence
- L'aidant naturel est le conjoint
- L'aidant naturel est une femme
- Manque de maturité de l'aidant naturel
- Manque de maturité de la personne soignée
- Prématurité
- Problèmes financiers

Condition associée

Personne soignée

- Altération des fonctions cognitives
- Anomalie congénitale
- Gravité de la maladie
- Maladie chronique
- Problème psychiatrique
- Problème psychologique

Aidant naturel

- Altération des fonctions cognitives
- Problème de santé
- Problème psychologique

Domaine 7 • Classe 1 • Concept : tension dans l'exercice du rôle

Risque de tension dans l'exercice du rôle de l'aidant naturel

Code du diagnostic 00062
Approuvé en 1992 • Révisé en 2010, 2013, 2017 • Niveau de preuve 2.1

Définition
Prédisposition pour la famille ou une personne affectivement importante d'avoir une difficulté à assumer les responsabilités, les attentes et/ou les comportements liés aux soins, qui peut compromettre la santé.

Facteurs de risque

Personne soignée

- Augmentation des soins requis
- Dépendance
- État de santé instable
- Problème de comportements
- Retour à domicile de la personne soignée nécessitant des soins importants
- Toxicomanie
- Trajectoire imprévisible de la maladie

Aidant naturel

- Attentes personnelles irréalistes
- Conflit entre différents rôles
- Connaissances insuffisantes sur l'accès aux ressources communautaires
- Facteurs de stress
- Inexpérience dans la dispensation des soins
- Intimité insuffisante
- Isolement
- Loisirs insuffisants
- Manque d'énergie
- Manque de maturité de l'aidant naturel pour assurer les soins
- Problèmes physiques
- Réponse insuffisante à ses propres attentes
- Réponse insuffisante aux attentes des autres
- Résilience émotionnelle insuffisante
- Stratégies d'adaptation inefficaces
- Toxicomanie

Relations entre l'aidant naturel et la personne soignée

- Attentes irréalistes de la part de la personne soignée
- Co-dépendance
- Modèle de relation inefficace
- Présence de maltraitance
- Relation de maltraitance
- Relation de violence

Activités soignantes

- Aide insuffisante
- Caractère imprévisible de la situation de soins
- Changement dans la nature des soins
- Complexité des soins
- Durée prolongée de la période de soins
- Environnement physique inadapté aux exigences des soins
- Équipements insuffisants pour prodiguer les soins
- Répit insuffisant pour l'aidant naturel
- Responsabilité des soins assumée 24 heures sur 24
- Soins excessifs
- Temps insuffisant

Dynamiques familiales

- Adaptation familiale inefficace
- Isolement familial
- Modèle de dysfonctionnement familial
- Modèle de dysfonctionnement familial avant le rôle d'aidant naturel
- Modèle de stratégies d'adaptation familiale inefficaces

Facteurs socio-économiques

- Aliénation
- Difficulté à accéder à l'assistance
- Difficulté d'accès aux aides
- Difficulté d'accès aux ressources communautaires
- Isolement social
- Moyens de transport insuffisants
- Ressources communautaires insuffisantes
- Soutien social insuffisant

Population à risque

- Exposition à la violence
- L'aidant naturel est le conjoint
- L'aidant naturel est une femme
- Maladie de la personne soignée inhibant la conversation
- Manque de maturité de l'aidant naturel
- Manque de maturité de la personne soignée
- Prématurité
- Problèmes financiers

Condition associée

Personne soignée

- Altération des fonctions cognitives
- Anomalie congénitale
- Gravité de la maladie
- Maladie chronique
- Problème psychiatrique
- Problème psychologique

Aidant naturel

- Altération des fonctions cognitives
- Problème de santé
- Problème psychologique

Domaine 7 • Classe 2 • Concept : attachement

Risque de perturbation de l'attachement

Code du diagnostic 00058
Approuvé en 1994 • Révisé en 2008, 2013, 2017 • Niveau de preuve 2.1

Définition
Prédisposition à une perturbation du processus interactif favorisant la création d'une relation de protection et d'éducation entre un parent, une personne affectivement importante et l'enfant.

Facteurs de risque

- Anxiété
- Conflit parental résultant de la désorganisation comportementale du nourrisson
- Désorganisation comportementale chez le nouveau-né/nourrisson
- Incapacité des parents de répondre aux besoins personnels de l'enfant
- Intimité insuffisante
- La maladie de l'enfant empêche d'établir efficacement le contact avec ses parents
- Obstacle physique
- Séparation parent-enfant
- Toxicomanie

Population à risque

- Enfant prématuré

Domaine 7 • Classe 2 • Concept : dynamique familiale

Dynamique familiale dysfonctionnelle

Code du diagnostic 00063
Approuvé en 1994 • Révisé en 2008, 2017 • Niveau de preuve 2.1

Définition
Fonctionnement familial qui ne parvient pas à favoriser/améliorer le bien-être de ses membres.

Caractéristiques

Caractéristiques comportementales ou facteurs comportementaux

- Addiction à la nicotine
- Agitation
- Aptitude à communiquer inefficace
- Auto-accusation
- Blâme
- Capacités insuffisantes pour résoudre les problèmes
- Comportement chaotique
- Comportement peu fiable
- Connaissances insuffisantes de la toxicomanie
- Consommation de substances addictives
- Déni des problèmes
- Dépendance
- Deuil problématique
- Difficulté à s'amuser
- Difficultés dans les relations intimes
- Difficultés lors des périodes de transition du cycle de vie
- Diminution du contact physique
- Échec de la réalisation de tâches liées au développement
- Escalade des conflits
- Évitement des conflits
- Expression inappropriée de la colère
- Immaturité
- Incapacité d'accepter de l'aide de façon appropriée
- Incapacité d'accepter un large éventail de sentiments
- Incapacité d'exprimer un large éventail de sentiments
- Incapacité de faire face d'une façon constructive aux expériences traumatisantes
- Incapacité de recevoir de l'aide de façon appropriée
- Incapacité de répondre aux besoins de sécurité de ses membres
- Incapacité de répondre aux besoins émotionnels de ses membres
- Incapacité de répondre aux besoins spirituels de ses membres
- Incapacité de s'adapter aux changements
- Isolement social
- Jugement sévère envers soi-même
- Luttes de pouvoir
- Maladie physique liée au stress
- Manipulation
- Mensonges
- Mode de communication contradictoire
- Mode de communication contrôlé
- Mode de communication paradoxal

- Modification de la concentration
- Orientation vers la réduction des tensions plutôt que vers la réalisation d'objectifs
- Problèmes scolaires des enfants
- Promesses non tenues
- Rationalisation
- Recherche d'approbation
- Recherche de soutien
- Refus de demander de l'aide
- Reproches
- Rôle prépondérant des substances addictives lors de fêtes
- Toxicomanie
- Violence verbale d'un parent
- Violence verbale des enfants
- Violence verbale du partenaire

Sentiments

- Abandon
- Anxiété
- Colère
- Confusion
- Contrôle émotionnel assujetti aux autres
- Culpabilité
- Dépression
- Désaccord
- Détresse
- Échec
- Émotions réprimées
- Faible estime de soi
- Frustration
- Gêne
- Honte
- Hostilité
- Insatisfaction
- Isolement affectif
- Labilité de l'humeur
- Méfiance
- Mélange d'amour et de pitié
- Peine
- Perte
- Perte d'espoir
- Perte d'identité
- Peur
- Rejet
- Responsabilité face au comportement toxicomane
- Ressentiment persistant
- Sentiment d'être différent des autres
- Sentiment d'être incompris
- Sentiment d'impuissance
- Sentiment d'insécurité
- Sentiment d'inutilité
- Sentiment de ne pas être aimé
- Sentiment de solitude
- Tension
- Vulnérabilité

Rôles et relations

- Aptitudes relationnelles insuffisantes
- Changement de rôles
- Cohésion insuffisante
- Communication inefficace avec le partenaire
- Conflit entre partenaires
- Déni de la famille
- Détérioration des relations familiales
- Difficulté des membres de la famille à entretenir des rapports favorisant le développement de chacun
- Exercice incohérent du rôle parental
- Impression de ne pas avoir le soutien des parents
- Négligence des obligations envers les membres de la famille
- Perturbation de la dynamique familiale
- Perturbation des rituels familiaux
- Perturbation des rôles familiaux
- Problèmes familiaux chroniques

- Relations familiales triangulaires
- Respect de la famille insuffisant pour l'autonomie de ses membres
- Respect de la famille insuffisant pour l'individualité de ses membres
- Sentiment d'être rejeté
- Système de communication fermé

Facteurs favorisants

- Capacités insuffisantes pour résoudre les problèmes
- Personnalité encline à une addiction
- Stratégies d'adaptation inefficaces
- Toxicomanie

Population à risque

- Antécédents familiaux de résistance au traitement
- Antécédents familiaux de toxicomanie
- Classe socio-économique défavorisée
- Prédisposition génétique à la toxicomanie

Condition associée

- Facteurs biologiques
- Intervention chirurgicale
- Perturbation de l'intimité

Domaine 7 • Classe 2 • Concept : dynamique familiale

Dynamique familiale perturbée

Code du diagnostic 00060
Approuvé en 1982 • Révisé en 1998, 2017

Définition
Rupture dans la continuité de fonctionnement qui ne parvient pas à soutenir le bien-être de ses membres.

Caractéristiques

- Changement dans l'attribution des tâches
- Changement dans la disponibilité pour s'engager dans des relations affectives
- Changement dans la participation à la résolution de problèmes
- Changement dans la résolution des conflits au sein de la famille
- Changement dans la somatisation
- Changement dans les alliances de pouvoir
- Changement dans les comportement visant à réduire le stress
- Changement dans les modes de communication
- Changement de la satisfaction au sein de la famille
- Changement de rituels
- Changements dans l'expression d'isolement au sein des ressources communautaires
- Changements dans l'expression des conflits au sein des ressources communautaires
- Changements dans la participation aux prises de décision
- Changements dans les modes de relation
- Changer dans l'intimité
- Diminution du soutien émotionnel disponible
- Diminution du soutien mutuel
- Exécution des tâches inefficace

Facteurs favorisants

- Changement des interactions avec la collectivité
- Changement des rôles au sein de la famille
- Déplacement des rapports de force au sein de la famille

Population à risque

- Changement du statut social de la famille
- Crise développementale
- Crise situationnelle
- Modification des finances familiales
- Transition développementale
- Transition situationnelle

Condition associée

- Changement dans l'état de santé d'un des membres de la famille

Ce diagnostic sera retiré de la taxonomie 2021-2023 à moins qu'un travail supplémentaire ne soit accompli pour l'amener à un niveau de preuve de 2.1 ou plus.

Domaine 7 • Classe 2 • Concept : dynamique familiale

Motivation à améliorer la dynamique familiale

Code du diagnostic 00159
Approuvé en 2002 • Révisé en 2013 • Niveau de preuve 2.1

Définition
Mode de fonctionnement familial qui assure le bien-être de ses membres, qui peut être renforcé.

Caractéristiques

- Exprime le désir d'accroître la résilience familiale
- Exprime le désir d'accroître le respect entre les membres de la famille
- Exprime le désir d'améliorer l'adaptation de la famille au changement
- Exprime le désir d'améliorer la dynamique familiale
- Exprime le désir d'améliorer la sécurité des membres de la famille
- Exprime le désir d'améliorer le développement des membres de la famille
- Exprime le désir d'améliorer les modes de communication
- Exprime le désir d'augmenter l'équilibre entre l'autonomie et la cohésion familiale
- Exprime le désir d'augmenter l'interdépendance avec la collectivité
- Exprime le désir d'augmenter le niveau d'énergie familiale permettant aux membres d'accomplir les activités de la vie quotidienne
- Exprime le désir de renforcer le maintien des frontières entre les membres de la famille

Domaine 7 • Classe 3 • Concept : conflit face au rôle

Conflit face au rôle parental

Code du diagnostic 00064
Approuvé en 1988 • Révisé en 2017

Définition
Situation de crise entraînant de la confusion et des contradictions dans le rôle parental.

Caractéristiques

- Anxiété
- Culpabilité
- Frustration
- Impression d'être inapte à pourvoir aux besoins de l'enfant
- Impression de perte de contrôle dans les décisions touchant l'enfant
- Inquiétude à propos de la famille
- Inquiétude à propos du changement du rôle parental
- Perturbation dans les habitudes de l'aidant naturel
- Peur
- Réticence à participer aux activités usuelles d'aidant naturel

Facteurs favorisants

- Interruption de la vie familiale due à l'administration de soins à domicile
- Intimidation par des mesures invasives
- Intimidation par des mesures restrictives
- Séparation parent-enfant

Population à risque

- Changement dans la situation matrimoniale
- Soins à domicile dispensés à un enfant ayant besoin de traitements spéciaux
- Vie dans un milieu non traditionnel

Ce diagnostic sera retiré de la taxonomie 2021-2023 à moins qu'un travail supplémentaire ne soit accompli pour l'amener à un niveau de preuve de 2.1 ou plus.

Domaine 7 • Classe 3 • Concept : interactions sociales

Interactions sociales perturbées

Code du diagnostic 00052
Approuvé en 1986 • Révisé en 2017

Définition
Rapports sociaux insuffisants, excessifs ou inefficaces.

Caractéristiques

- Détérioration des relations sociales
- Insatisfaction par rapport aux obligations sociales
- La famille signale un changement dans les interactions
- Malaise en société
- Relations dysfonctionnelles avec les autres

Facteurs favorisants

- Connaissances insuffisantes sur la façon d'engendrer une bonne réciprocité
- Disparités socioculturelles
- Inaptitude sur la façon d'engendrer une bonne réciprocité
- Mobilité réduite
- Obstacle à la communication
- Obstacle environnemental
- Opérations de la pensée perturbées
- Perturbation du concept de soi

Population à risque

- Absence d'une personne affectivement importante

Condition associée

- Isolement thérapeutique

Ce diagnostic sera retiré de la taxonomie 2021-2023 à moins qu'un travail supplémentaire ne soit accompli pour l'amener à un niveau de preuve de 2.1 ou plus.

Domaine 7 • Classe 3 • Concept : performance dans l'exercice du rôle

Exercice inefficace du rôle

Code du diagnostic 00055
Approuvé en 1978 • Révisé en 1996, 1998, 2017

Définition
Manque de congruence entre les comportements et le contexte, les normes et les attentes du milieu.

Caractéristiques

- Adaptation inefficace au changement
- Ambivalence du rôle
- Anxiété
- Attentes inappropriées par rapport au développement
- Autogestion insuffisante
- Changement dans la capacité de reprendre le rôle
- Changement dans la façon d'assumer ses responsabilités habituelles
- Changement dans la façon dont la personne perçoit son rôle
- Changement dans la façon dont les autres perçoivent le rôle
- Compétences insuffisantes
- Confiance ou assurance insuffisante
- Conflit avec le système
- Conflit de rôles
- Confusion de rôles
- Connaissances insuffisantes sur le rôle
- Déni du rôle
- Dépression
- Discrimination
- Exercice du rôle inefficace
- Harcèlement
- Incertitude
- Insatisfaction à l'égard du rôle
- Modification de la perception du rôle
- Motivation insuffisante
- Occasions insuffisantes de jouer son rôle
- Pessimisme
- Sentiment d'impuissance
- Soutien externe insuffisant pour accomplir le rôle
- Stratégies d'adaptation inefficaces
- Tension dans l'exercice du rôle
- Violence familiale

Facteurs favorisants

- Altération de l'image corporelle
- Attentes irréalistes relatives au rôle
- Conflit
- Dépression
- Douleur
- Encouragements insuffisants
- Facteurs de stress
- Faible estime de soi
- Fatigue
- Liens inappropriés avec le système de santé
- Modèle de rôle médiocre
- Préparation insuffisante à l'accomplissement du rôle
- Réseaux de soutien insuffisants
- Ressources insuffisantes
- Socialisation du rôle insuffisante
- Toxicomanie
- Violence familiale

Population à risque

- Classe socio-économique défavorisée
- Exigence élevée de l'horaire de travail
- Jeune âge
- Niveau d'éducation peu élevé
- Stade de développement inapproprié pour les exigences du rôle

Condition associée

- Maladie somatique
- Malformation neurologique
- Psychose
- Trouble de la personnalité

Ce diagnostic sera retiré de la taxonomie 2021-2023 à moins qu'un travail supplémentaire ne soit accompli pour l'amener à un niveau de preuve de 2.1 ou plus.

Domaine 7 • Classe 3 • Concept : relation

Relation entre partenaires infructueuse

Code du diagnostic 00223
Approuvé en 2010 • Révisé en 2017 • Niveau de preuve 2.1

Définition
Ensemble d'actions mutuelles entre partenaires ne permettant pas à chacun de pourvoir à ses besoins.

Caractéristiques

- Autonomie insuffisamment équilibrée entre les partenaires
- Collaboration insuffisamment équilibrée entre les partenaires
- Communication entre partenaires peu satisfaisante
- Insatisfaction à l'égard de l'échange des idées entre les partenaires
- Insatisfaction à l'égard du partage d'information entre les partenaires
- Insatisfaction concernant la relation de complémentarité entre les partenaires
- Insatisfaction quant au fait de subvenir aux besoins émotionnels de l'autre
- Insatisfaction quant au fait de subvenir aux besoins physiques de l'autre
- Manifestation de compréhension inadéquate à l'égard des limites fonctionnelles
- Partenaire non identifié comme personne clé
- Respect mutuel entre les partenaires insuffisant
- Retard par rapport aux besoins développementaux appropriés à l'étape du cycle de la vie familiale
- Soutien mutuel entre les partenaires insuffisant dans l'accomplissement des activités de la vie quotidienne

Facteurs favorisants

- Aptitude à communiquer inefficace
- Attentes irréalistes
- Facteurs de stress
- Toxicomanie

Population à risque

- Antécédents de violence familiale
- Crise développementale
- Incarcération d'un des partenaires

Condition associée

- Altération des fonctions cognitives chez l'un des partenaires

Références disponibles sur www.em-consulte.com/e-complement/476249.

Domaine 7 • Classe 3 • Concept : relation

Risque de relation entre partenaires infructueuse

Code du diagnostic 00229
Approuvé en 2010 • Révisé en 2013, 2017 • Niveau de preuve 2.1

Définition
Prédisposition à développer un ensemble d'actions mutuelles entre partenaires ne permettant pas à chacun de pourvoir à ses besoins.

Facteurs de risque

- Aptitude à communiquer inefficace
- Attentes irréalistes
- Facteurs de stress
- Toxicomanie

Population à risque

- Antécédents de violence familiale
- Crise développementale
- Incarcération d'un des partenaires

Condition associée

- Altération des fonctions cognitives chez l'un des partenaires

Références disponibles sur www.em-consulte.com/e-complement/476249.

Domaine 7 • Classe 3 • Concept : relation

Motivation à améliorer la relation entre partenaires

Code du diagnostic 00207
Approuvé en 2006 • Révisé en 2013 • Niveau de preuve 2.1

Définition
Un ensemble d'actions mutuelles entre partenaires permettant à chacun de pourvoir à ses besoins, qui peut être renforcé.

Caractéristiques

- Exprime le désir d'améliorer l'autonomie entre partenaires
- Exprime le désir d'améliorer la communication entre les partenaires
- Exprime le désir d'améliorer la compréhension quant au déficit fonctionnel du partenaire
- Exprime le désir d'améliorer la réalisation des besoins émotionnels pour chaque partenaire
- Exprime le désir d'améliorer la réalisation des besoins physiques pour chaque partenaire
- Exprime le désir d'améliorer la satisfaction à propos de la complémentarité de la relation entre partenaires
- Exprime le désir d'améliorer la satisfaction lors du partage d'idées entre les partenaires
- Exprime le désir d'améliorer la satisfaction lors du partage d'informations entre les partenaires
- Exprime le désir d'améliorer la satisfaction quant à la réalisation des besoins émotionnels pour chaque partenaire
- Exprime le désir d'améliorer le respect mutuel entre partenaires
- Exprime le désir de renforcer la collaboration entre partenaires

Références disponibles sur www.em-consulte.com/e-complement/476249.

Domaine 8. Sexualité

Identité sexuelle, fonction sexuelle et reproduction

Classe 1. Identité sexuelle

Expérience privée, sentiment profond et connaissance structurée d'être et d'appartenir à un sexe

Code	Diagnostic	Page
	Cette classe ne contient actuellement aucun diagnostic.	362

Classe 2. Fonction sexuelle

Capacité ou aptitude d'avoir des relations sexuelles

Code	Diagnostic	Page
00059	Dysfonctionnement sexuel	363
00065	Habitudes sexuelles perturbées	364

Classe 3. Reproduction

Tout processus par lequel de nouveaux individus (personnes) sont procréés

Code	Diagnostic	Page
00209	Risque de perturbation du lien mère-fœtus	365
00208	Motivation à améliorer sa maternité	366
00221	Processus de la maternité inefficace	367
00227	Risque de processus de la maternité inefficace	369

NANDA International, Inc. Nursing Diagnoses: Definitions and Classification 2018–2020, 11th Edition.
Edited by T. Heather Herdman and Shigemi Kamitsuru.

Companion website: www.thieme.com/nanda-i.

Cette classe ne contient actuellement aucun diagnostic.

Domaine 8 • Classe 2 • Concept : fonction sexuelle

Dysfonctionnement sexuel

Code du diagnostic 00059
Approuvé en 1980 • Révisé en 2006, 2017 • Niveau de preuve 2.1

Définition
Changement dans le fonctionnement sexuel perçu comme insatisfaisant, dévalorisant ou inadéquat, que ce soit à la phase de désir, de stimulation sexuelle ou d'orgasme.

Caractéristiques

- Changement dans le rôle sexuel
- Changement de l'intérêt envers soi
- Changement indésirable du fonctionnement sexuel
- Changer de l'intérêt envers les autres
- Diminution du désir sexuel
- Modification de l'activité sexuelle
- Modification de l'excitation sexuelle
- Modification de la satisfaction sexuelle
- Recherche d'une confirmation de son attrait sexuel
- Sentiment de restrictions sexuelles

Facteurs favorisants

- Absence d'intimité
- Conflit de valeurs
- Connaissances insuffisantes sur la fonction sexuelle
- Fausses informations sur la fonction sexuelle
- Maltraitance psychosociale
- Modèle de rôle médiocre
- Présence de maltraitance
- Vulnérabilité

Population à risque

- Absence d'une personne affectivement importante

Condition associée

- Altération d'une fonction corporelle
- Altération d'une structure corporelle

Références disponibles sur www.em-consulte.com/e-complement/476249.

Domaine 8 • Classe 2 • Concept : habitudes sexuelles

Habitudes sexuelles perturbées

Code du diagnostic 00065
Approuvé en 1986 • Révisé en 2006, 2017 • Niveau de preuve 2.1

Définition
Expression d'inquiétude face à sa sexualité.

Caractéristiques

- Changement dans le rôle sexuel
- Conflit de valeurs
- Difficultés dans les comportements sexuels
- Difficultés lors des activités sexuelles
- Modification de l'activité sexuelle
- Modification de la relation avec une personne significativement importante
- Modification du comportement sexuel

Facteurs favorisants

- Absence d'intimité
- Conflit quant à l'orientation sexuelle
- Conflit relatif aux préférences sexuelles
- Connaissances insuffisantes sur les possibilités d'expression sexuelle
- Manque d'habileté sur les possibilités d'expression sexuelle
- Modèle de rôle médiocre
- Peur d'une maladie sexuellement transmissible
- Peur de la grossesse
- Relation perturbée avec une personne affectivement importante

Population à risque

- Absence d'une personne affectivement importante

Références disponibles sur www.em-consulte.com/e-complement/476249.

Domaine 8 • Classe 3 • Concept : lien mère-fœtus

Risque de perturbation du lien mère-fœtus

Code du diagnostic 00209
Approuvé en 2008 • Révisé en 2013, 2017 • Niveau de preuve 2.1

Définition
Prédisposition à une perturbation de la relation symbiotique fœtomaternelle résultant d'une comorbidité ou d'affections liées à la grossesse, qui peut compromettre la santé.

Facteurs de risque

- Présence de maltraitance
- Soins prénatals inadéquats
- Toxicomanie

Condition associée

- Altération du métabolisme du glucose
- Complication de la grossesse
- Programme thérapeutique
- Transport de l'oxygène fœtal compromis

Références disponibles sur www.em-consulte.com/e-complement/476249.

Domaine 8 • Classe 3 • Concept : processus de la maternité

Motivation à améliorer sa maternité

Code du diagnostic 00208
Approuvé en 2008 • Révisé en 2013 • Niveau de preuve 2.1

Définition
Façon de se préparer et de soutenir sa grossesse et son accouchement ainsi que de donner les soins au nouveau-né favorisant le bien-être, qui peut être renforcée.

Caractéristiques

Pendant la grossesse

- Exprime le désir d'améliorer la gestion des symptômes déplaisants de la grossesse
- Exprime le désir d'améliorer la préparation pour le bébé
- Exprime le désir d'améliorer le mode de vie prénatal
- Exprime le désir d'améliorer ses connaissances sur le processus de maternité

Lors du travail et de l'accouchement

- Exprime le désir d'améliorer le mode de vie approprié au stade du travail
- Exprime le désir d'augmenter sa proactivité pendant le travail et l'accouchement

Après la naissance

- Exprime le désir d'améliorer le mode de vie en post-partum
- Exprime le désir d'améliorer les soins aux seins
- Exprime le désir d'améliorer les techniques d'alimentation du bébé
- Exprime le désir d'améliorer les techniques de soins de base au bébé
- Exprime le désir d'améliorer son comportement d'attachement
- Exprime le désir de renforcer l'environnement sécuritaire pour le bébé
- Exprime le désir de renforcer son réseau de soutien

Références disponibles sur www.em-consulte.com/e-complement/476249.

Domaine 8 • Classe 3 • Concept : processus de la maternité

Processus de la maternité inefficace

Code du diagnostic 00221
Approuvé en 2010 • Révisé en 2017 • Niveau de preuve 2.1

Définition
Incapacité de préparer et/ou de soutenir sainement sa grossesse, son accouchement et de donner les soins au nouveau-né en vue d'assurer un bien-être.

Caractéristiques

Pendant la grossesse

- Accès insuffisant à un réseau de soutien
- Gestion inefficace des symptômes déplaisants au cours de la grossesse
- Mode de vie prénatale inadéquat
- Peu de respect pour le futur bébé
- Plan de naissance irréaliste
- Préparation inadéquate du domicile
- Préparation inadéquate du matériel nécessaire aux soins du nouveau-né
- Soins prénatals inadéquats

Lors du travail et de l'accouchement

- Accès insuffisant à un réseau de soutien
- Attachement insuffisant
- Diminution de la proactivité pendant le travail et l'accouchement
- Mode de vie inadéquat au stade de l'accouchement
- Réaction inappropriée au début du travail

Après la naissance

- Accès insuffisant à un réseau de soutien
- Attachement insuffisant
- Environnement dangereux pour le nouveau-né
- Mode de vie inadéquat après la naissance
- Soins au niveau des seins inappropriés
- Techniques d'alimentation du nouveau-né inappropriées
- Techniques de soins du nouveau-né inadéquates

Facteurs favorisants

- Alimentation maternelle inadéquate
- Connaissances insuffisantes du processus de la maternité
- Détresse psychologique de la mère
- Environnement dangereux
- Modèle parental médiocre
- Peu de confiance de la mère

- Plan de naissance irréaliste
- Préparation cognitive sur le rôle parental insuffisante
- Réseaux de soutien insuffisants
- Sentiment d'impuissance de la mère
- Soins prénatals insuffisants
- Toxicomanie
- Violence familiale
- Visites de contrôle prénatales inconstantes

Population à risque

- Grossesse non désirée
- Grossesse non planifiée

Références disponibles sur www.em-consulte.com/e-complement/476249.

Domaine 8 • Classe 3 • Concept : processus de la maternité

Risque de processus de la maternité inefficace

Code du diagnostic 00227
Approuvé en 2010 • Révisé en 2013, 2017 • Niveau de preuve 2.1

Définition
Prédisposition à une incapacité de se préparer et de soutenir sainement sa grossesse et son accouchement et de donner les soins au nouveau-né en vue d'assurer son bien-être.

Facteurs de risque

- Alimentation maternelle inadéquate
- Connaissances insuffisantes du processus de la maternité
- Détresse psychologique de la mère
- Environnement dangereux
- Modèle parental médiocre
- Peu de confiance de la mère
- Plan de naissance irréaliste
- Préparation cognitive sur le rôle parental insuffisante
- Réseaux de soutien insuffisants
- Sentiment d'impuissance de la mère
- Soins prénatals insuffisants
- Toxicomanie
- Violence familiale
- Visites de contrôle prénatales inconstantes

Population à risque

- Grossesse non désirée
- Grossesse non planifiée

Références disponibles sur www.em-consulte.com/e-complement/476249.

Domaine 9. Adaptation/tolérance au stress

Faire face aux processus de la vie ou événements de la vie

Classe 3. Réactions neurocomportementales au stress

Comportement reflétant les fonctions cérébrales et nerveuses

NANDA International, Inc. Nursing Diagnoses: Definitions and Classification 2018–2020, 11th Edition.
Edited by T. Heather Herdman and Shigemi Kamitsuru.

Companion website: www.thieme.com/nanda-i.

Domaine 9 • Classe 1 • Concept : syndrome d'inadaptation à un changement de milieu

Syndrome d'inadaptation à un changement de milieu

Code du diagnostic 00114
Approuvé en 1992 • Révisé en 2000, 2017

Définition
Perturbations physiologiques et/ou psychosociales résultant d'un changement de milieu.

Caractéristiques

- Aliénation
- Anxiété (00146)
- Augmentation de la maladie
- Augmentation de la verbalisation des besoins
- Augmentation des symptômes physiques
- Colère
- Dépendance
- Dépression
- Faible estime de soi
- Frustration
- Inquiétude à propos du déménagement
- Modification des habitudes de sommeil
- Perte d'amour-propre
- Perte d'identité
- Pessimisme
- Peur (00148)
- Préoccupation
- Repli sur soi
- Réticence à changer de milieu
- Sentiment d'insécurité
- Sentiment de solitude
- Solitude

Facteurs favorisants

- Barrière linguistique
- Changement d'environnement important
- Isolement social
- Préparation insuffisante du départ
- Réseaux de soutien insuffisants
- Sentiment d'impuissance
- Stratégies d'adaptation inefficaces

Population à risque

- Antécédents de perte
- Caractère imprévisible de l'expérience
- Changement de milieu

Condition associée

- Capacités intellectuelles déficientes
- État de santé compromis

- Modification du fonctionnement psychosocial

Ce diagnostic sera retiré de la taxonomie 2021-2023 à moins qu'un travail supplémentaire ne soit accompli pour l'amener à un niveau de preuve de 2.1 ou plus.

Domaine 9 • Classe 1 • Concept : syndrome d'inadaptation à un changement de milieu

Risque de syndrome d'inadaptation à un changement de milieu

Code du diagnostic 00149
Approuvé en 2000 • Révisé en 2013, 2017

Définition
Prédisposition aux perturbations physiologiques et/ou psychosociales résultant d'un changement de milieu, qui peut compromettre la santé.

Facteurs de risque

- Barrière linguistique
- Changement d'environnement important
- Isolement social
- Préparation insuffisante du départ
- Réseaux de soutien insuffisants
- Sentiment d'impuissance
- Stratégies d'adaptation inefficaces

Population à risque

- Antécédents de perte

Condition associée

- Capacités intellectuelles déficientes
- État de santé compromis
- Modification du fonctionnement psychosocial

Ce diagnostic sera retiré de la taxonomie 2021-2023 à moins qu'un travail supplémentaire ne soit accompli pour l'amener à un niveau de preuve de 2.1 ou plus.

Domaine 9 • Classe 1 • Concept : syndrome post-traumatique

Syndrome post-traumatique

Code du diagnostic 00141
Approuvé en 1986 • Révisé en 1998, 2010, 2017 • Niveau de preuve 2.1

Définition
Réponse inadaptée et prolongée à un événement traumatique et accablant.

Caractéristiques

- Agressivité
- Aliénation
- Amnésie dissociative
- Antécédents de détachement
- Anxiété (00146)
- Cauchemars
- Céphalées
- Colère
- Comportement compulsif
- Comportements d'évitement
- Crises de panique
- Culpabilité
- Déni
- Dépression
- Deuil (00136)
- Énurésie
- Honte
- Hypervigilance
- Irritabilité
- Irritabilité neurosensorielle
- Irritation gastro-intestinale
- Modification de l'humeur
- Modification de la concentration
- Palpitations cardiaques
- Pensées intrusives
- Perte d'espoir (00124)
- Peur (00148)
- Rage
- Réaction de sursaut exagérée
- Refoulement
- Réminiscences (flash-back)
- Rêves intrusifs
- Sensation d'engourdissement
- Sentiment d'horreur
- Toxicomanie

Facteurs favorisants

- Comportement autodestructeur
- Diminution de l'amour-propre
- Environnement peu propice à la satisfaction des besoins
- Perception de l'événement comme traumatique
- Sens exacerbé des responsabilités
- Soutien social insuffisant
- Statut de survivant

Population à risque

- Accident grave
- Antécédents comme prisonnier de guerre
- Antécédents comme victime d'actes criminels
- Antécédents de maltraitance
- Antécédents de torture
- Blessures graves à l'encontre de l'être cher
- Déplacement du domicile

- Destruction de son habitation
- Durée de l'événement traumatique
- Événement hors du registre de l'expérience humaine habituelle
- Exposition à un événement tragique impliquant plusieurs morts
- Exposition à une catastrophe
- Exposition à une épidémie
- Exposition à une guerre
- Menaces graves à l'encontre de l'être cher
- Menaces graves à l'encontre de sa propre personne
- Profession au service des citoyens
- Témoin de mort violente
- Témoin de mutilation

Ce diagnostic sera retiré de la taxonomie 2021-2023 à moins qu'un travail supplémentaire ne soit accompli pour répondre à la définition d'un syndrome.

Domaine 9 • Classe 1 • Concept : syndrome post-traumatique

Risque de syndrome post-traumatique

Code du diagnostic 00145
Approuvé en 1998 • Révisé en 2013, 2017 • Niveau de preuve 2.1

Définition
Prédisposition à une réaction inappropriée et prolongée face à un événement traumatisant ou accablant, qui peut compromettre la santé.

Facteurs de risque

- Comportement autodestructeur
- Diminution de l'amour-propre
- Environnement peu propice à la satisfaction des besoins
- Perception de l'événement comme traumatique
- Sens exacerbé des responsabilités
- Soutien social insuffisant
- Statut de survivant

Population à risque

- Accident grave
- Antécédents comme prisonnier de guerre
- Antécédents comme victime d'actes criminels
- Antécédents de maltraitance
- Antécédents de torture
- Blessures graves à l'encontre de l'être cher
- Déplacement du domicile
- Destruction de son habitation
- Durée de l'événement traumatique
- Événement hors du registre de l'expérience humaine habituelle
- Exposition à un événement tragique impliquant plusieurs morts
- Exposition à une catastrophe
- Exposition à une épidémie
- Exposition à une guerre
- Menaces graves à l'encontre de l'être cher
- Menaces graves à l'encontre de sa propre personne
- Profession au service des citoyens
- Témoin de mort violente
- Témoin de mutilation

Ce diagnostic sera retiré de la taxonomie 2021-2023 à moins qu'un travail supplémentaire ne soit accompli pour répondre à la définition du Syndrome post-traumatique (00141).

Domaine 9 • Classe 1 • Concept : syndrome du traumatisme de viol

Syndrome du traumatisme de viol

Code du diagnostic 00142
Approuvé en 1980 • Révisé en 1998, 2017

Définition
Réponse différée et inadaptée à une pénétration sexuelle violente et forcée, contre la volonté et le consentement de la victime.

Caractéristiques

- Agitation
- Agressivité
- Anxiété (00146)
- Auto-accusation
- Cauchemars
- Changement dans les relations
- Colère
- Confusion
- Culpabilité
- Déni
- Dépendance
- Dépression
- Désorganisation
- Dysfonctionnement sexuel (00059)
- État de choc
- État de vigilance élevé
- Faible estime de soi
- Gêne
- Honte
- Humiliation
- Idées de vengeance
- Impuissance
- Modification des habitudes de sommeil
- Paranoïa
- Perception de vulnérabilité
- Peur (00148)
- Phobies
- Prise de décisions perturbée
- Sautes d'humeur
- Sentiment d'impuissance (00125)
- Spasmes musculaires
- Tension musculaire
- Toxicomanie
- Traumatisme physique

Facteurs favorisants

- À développer

Population à risque

- Antécédents de tentatives de suicide
- Viol

Condition associée

- Trouble dissociatif de l'identité

Ce diagnostic sera retiré de la taxonomie 2021-2023 à moins qu'un travail supplémentaire ne soit accompli pour l'amener à un niveau de preuve de 2.1 ou plus.

Domaine 9 • Classe 1 • Concept : transition de l'immigration

Risque de transition compliquée de l'immigration

Code du diagnostic 00260
Approuvé en 2016 • Niveau de preuve 2.1

Définition
Prédisposition à souffrir de sentiments négatifs (solitude, peur, anxiété) en réaction aux retombées peu satisfaisantes et aux barrières culturelles de son parcours d'immigration, qui peut compromettre la santé.

Facteurs de risque

- Barrières culturelles du pays d'accueil
- Barrières linguistiques dans le pays d'accueil
- Conflit parent-enfant relié à l'acculturation
- Connaissances insuffisantes sur la manière d'accéder aux ressources du pays d'accueil
- Discrimination déclarée
- Logement insalubre
- Logement surpeuplé
- Multiples personnes non apparentées dans le domicile
- Propriétaire abusif
- Soutien social insuffisant dans le pays d'accueil
- Travail disponible inférieur au niveau de formation

Population à risque

- Attentes insatisfaites par rapport à l'immigration
- Conditions de travail dangereuses suite à une formation inappropriée
- Exploitation de la main-d'œuvre
- Migration forcée
- Séparation de la famille restée au pays
- Séparation des amis restés au pays
- Situation économique précaire
- Statut illégal dans le pays d'accueil

Références disponibles sur www.em-consulte.com/e-complement/476249.

Domaine 9 • Classe 2 • Concept : angoisse face à la mort

Angoisse face à la mort

Code du diagnostic 00147
Approuvé en 1998 • Révisé en 2006, 2017 • Niveau de preuve 2.1

Définition
Sentiment vague d'inconfort ou de peur engendré par la perception réelle ou imaginaire d'une menace quant à sa propre existence.

Caractéristiques

- Inquiétude concernant l'impact de sa mort sur ses proches
- Inquiétude concernant la surcharge de travail de l'aidant naturel
- Pensées négatives face à l'agonie et la mort
- Peur d'un décès prématuré
- Peur d'une longue agonie
- Peur de développer une maladie en phase terminale
- Peur de perdre ses facultés mentales pendant l'agonie
- Peur des douleurs associées à l'agonie
- Peur des souffrances associées à l'agonie
- Peur du processus de la mort
- Sentiment d'impuissance
- Tristesse profonde

Facteurs favorisants

- Anticipation de l'impact de sa mort sur les autres
- Anticipation de la douleur
- Anticipation de la souffrance
- Anticipation des effets indésirables de l'anesthésie
- Discussion sur les sujets relatifs à la mort
- Incertitude à propos d'une vie après la mort
- Incertitude concernant le pronostic
- Incertitude quant à l'existence d'une force supérieure
- Incertitude quant à la rencontre avec une force supérieure
- Non-acceptation de sa propre mort
- Observations sur la mort
- Perception de l'imminence de la mort

Population à risque

- Observations liées au processus de la mort
- Personne ayant vécu la mort de près
- Personne vivant le processus de la mort

Condition associée

- Maladie en phase terminale

Références disponibles sur www.em-consulte.com/e-complement/476249.

Domaine 9 • Classe 2 • Concept : anxiété

Anxiété

Code du diagnostic 00146
Approuvé en 1973 • Révisé en 1982, 1998, 2017

Définition
Vague sentiment de malaise, d'inconfort ou de crainte accompagné d'une réponse du système nerveux autonome ; sa source est souvent non spécifique ou inconnue pour la personne. Sentiment d'appréhension généré par l'anticipation du danger. Il s'agit d'un signal qui prévient d'un danger imminent et qui permet à l'individu de réagir face à la menace.

Caractéristiques

Caractéristiques comportementales ou facteurs comportementaux

- Comportement d'une personne qui scrute
- Diminution de la productivité
- Fébrilité
- Hypervigilance
- Incapacité de rester en place
- Inquiétude face aux changements de vie
- Insomnie
- Mouvements incessants
- Regard fuyant
- Surveillance des alentours

Caractéristiques affectives

- Angoisse
- Appréhension
- Augmentation de la méfiance
- Détresse
- Égocentrisme
- Est déconcerté
- Impuissance
- Incertitude
- Irritabilité
- Nervosité
- Peur
- Regrets
- Sentiment d'incompétence
- Surexcitation

Facteurs physiologiques

- Augmentation de la tension
- Augmentation de la transpiration
- Tension faciale
- Tremblement
- Tremblement des mains
- Voix tremblotante

Effets du système nerveux sympathique

- Altération du mode de respiration
- Anorexie
- Augmentation de l'activité cardiovasculaire
- Augmentation de la fréquence cardiaque
- Augmentation de la fréquence respiratoire

- Augmentation de la pression artérielle
- Bouche sèche
- Bouffées vasomotrices
- Diarrhée
- Faiblesse
- Palpitations cardiaques
- Pupilles dilatées
- Réflexes vifs
- Tics
- Vasoconstriction apparente

Effets du système nerveux parasympathique

- Diarrhée
- Diminution de la fréquence cardiaque
- Diminution de la pression artérielle
- Douleur abdominale
- Étourdissement
- Fatigue
- Fourmillement des extrémités
- Miction impérieuse
- Miction retardée
- Modification des habitudes de sommeil
- Nausée
- Pollakiurie

Caractéristiques cognitives ou facteurs cognitifs

- Blocage de la pensée
- Confusion
- Diminution de la capacité de résoudre les problèmes
- Diminution des capacités d'apprentissage
- Diminution du champ de perception
- Modification de l'attention
- Modification de la concentration
- Préoccupation
- Prise de conscience des symptômes physiologiques
- Rumination
- Tendance à blâmer autrui
- Tendance à l'oubli

Facteurs favorisants

- Besoins non satisfaits
- Conflit de valeurs
- Conflit face aux buts de la vie
- Contagion de l'anxiété
- Facteurs de stress
- Menace de mort
- Menace pour l'état actuel
- Toxicomanie
- Transmission de l'anxiété

Population à risque

- Antécédents familiaux d'anxiété.
- Changement important
- Crise de croissance
- Crise situationnelle
- Exposition à des toxines
- Hérédité

Ce diagnostic sera retiré de la taxonomie 2021-2023 à moins qu'un travail supplémentaire ne soit accompli pour l'amener à un niveau de preuve de 2.1 ou plus.

Domaine 9 • Classe 2 • Concept : chagrin

Chagrin chronique

Code du diagnostic 00137
Approuvé en 1998 • Révisé en 2017

Définition
Schéma cyclique récurrent et potentiellement évolutif de tristesse, vécu par la personne (parent, aidant naturel ou individu atteint d'une maladie chronique ou d'un handicap), en réaction à des pertes tout au long de la trajectoire d'une maladie ou d'une déficience.

Caractéristiques

- Sentiment qui interfère avec le bien-être
- Sentiments négatifs accablants
- Tristesse

Facteurs favorisants

- Crise liée à la gestion de la maladie
- Crise liée à la gestion du handicap
- Événements importants manqués
- Opportunités manquées

Population à risque

- Crise développementale
- Durée des soins comme aidant naturel
- Mort d'une personne affectivement importante

Condition associée

- Handicap chronique
- Maladie chronique

Ce diagnostic sera retiré de la taxonomie 2021-2023 à moins qu'un travail supplémentaire ne soit accompli pour l'amener à un niveau de preuve de 2.1 ou plus.

Domaine 9 • Classe 2 • Concept : déni

Déni non constructif

Code du diagnostic 00072
Approuvé en 1988 • Révisé en 2006 • Niveau de preuve 2.1

Définition
Tentative consciente ou inconsciente de désavouer la connaissance ou la signification d'un événement afin de réduire son anxiété ou sa peur, au détriment de sa santé.

Caractéristiques

- Affect inapproprié
- Consultation pour des soins de santé remise à plus tard
- Déplace l'origine des symptômes
- Déplace la peur des conséquences de la maladie
- Minimise les symptômes
- N'admet pas l'impact de la maladie sur sa vie
- Ne perçoit pas la pertinence des symptômes
- Ne perçoit pas la pertinence du danger
- Nie la peur de l'invalidité
- Nie la peur de la mort
- Prise d'un traitement non conseillé par un professionnel des soins de santé
- Refuse de recevoir des soins de santé
- Utilise des commentaires minimisants pour parler d'événements angoissants
- Utilise des gestes minimisants pour parler d'événements angoissants

Facteurs favorisants

- Anxiété
- Menace d'une réalité désagréable
- Perception d'une incompétence à gérer des émotions intenses
- Peur d'une perte d'autonomie
- Peur d'une séparation
- Peur de la mort
- Sentiment de maîtrise insuffisant
- Soutien émotionnel insuffisant
- Stratégies d'adaptation inefficaces
- Stress excessif

Références disponibles sur www.em-consulte.com/e-complement/476249.

Domaine 9 • Classe 2 • Concept : deuil

Deuil

Code du diagnostic 00136
Approuvé en 1980 • Révisé en 1996, 2006, 2017 • Niveau de preuve 2.1

Définition
Processus complexe et normal qui comprend des réactions émotionnelles, physiques, spirituelles, sociales et intellectuelles par lesquelles les individus, les familles et les collectivités intègrent la perte réelle, anticipée ou potentielle dans leur vie quotidienne.

Caractéristiques

- Altération de la fonction immunitaire
- Altération de la fonction neuro-endocrinienne
- Attribution d'un sens à la perte
- Blâme
- Colère
- Comportement de panique
- Croissance personnelle
- Culpabilité par rapport au sentiment de soulagement
- Désespoir
- Désorganisation
- Détachement
- Détresse
- Détresse psychologique
- Douleur
- Lien maintenu avec la personne défunte
- Modification au niveau d'activité
- Modification de la nature des rêves
- Modification des habitudes de sommeil

Facteurs favorisants

- À développer

Population à risque

- Mort d'une personne affectivement importante
- Perte anticipée d'un objet considéré comme important
- Perte anticipée d'une personne affectivement importante
- Perte d'un objet considéré comme important

Ce diagnostic sera retiré de la taxonomie 2021-2023 si des facteurs favorisants ne sont pas développés.

Références disponibles sur www.em-consulte.com/e-complement/476249.

Domaine 9 • Classe 2 • Concept : deuil

Deuil problématique

Code du diagnostic 00135
Approuvé en 1980 • Révisé en 1986, 2004, 2006, 2017 • Niveau de preuve 2.1

Définition
Perturbation qui survient après la mort d'une personne affectivement importante, lorsque la détresse qui accompagne le deuil ne parvient pas à s'atténuer selon les normes prévues et se manifeste par des troubles fonctionnels.

Caractéristiques

- Anxiété
- Auto-accusation
- Colère
- Dépression
- Détresse à propos de la personne défunte
- Détresse de la séparation
- Détresse traumatique
- Diminution de fonctionnement des différents rôles
- Évitement du deuil
- Faibles niveaux d'intimité
- Fatigue
- Incrédulité
- Méfiance
- Non-acceptation de la mort
- Nostalgie de la personne défunte
- Pensées préoccupantes à propos de la personne défunte
- Persistance de souvenirs douloureux
- Recherche de la personne défunte
- Rumination
- Sensation de bien-être insuffisante
- Sensation de choc
- Sentiment d'hébétude
- Sentiment de détachement vis-à-vis des autres
- Sentiment de stupéfaction
- Sentiment de vide
- Stress excessif
- Symptômes du défunt ressentis par la personne

Facteurs favorisants

- Perturbation émotionnelle
- Soutien social insuffisant

Population à risque

- Mort d'une personne affectivement importante

Références disponibles sur www.em-consulte.com/e-complement/476249.

Domaine 9 • Classe 2 • Concept : deuil

Risque de deuil problématique

Code du diagnostic 00172
Approuvé en 2004 • Révisé en 2006, 2013, 2017 • Niveau de preuve 2.1

Définition
Prédisposition à une perturbation qui survient après la mort d'une personne affectivement importante, lorsque la détresse qui accompagne le deuil ne parvient pas à s'atténuer selon les normes prévues et se manifeste par des troubles fonctionnels, qui peut compromettre la santé.

Facteurs de risque

- Perturbation émotionnelle
- Soutien social insuffisant

Population à risque

- Mort d'une personne affectivement importante

Références disponibles sur www.em-consulte.com/e-complement/476249.

Domaine 9 • Classe 2 • Concept : pouvoir d'action

Sentiment d'impuissance

Code du diagnostic 00125
Approuvé en 1982 • Révisé en 2010, 2017 • Niveau de preuve 2.1

Définition
Expérience vécue de manque de maîtrise devant une situation, incluant un sentiment que ses actes en affecteront peu l'évolution.

Caractéristiques

- Aliénation
- Dépendance
- Dépression
- Doute quant à sa capacité d'exercer son rôle
- Frustration face à l'incapacité d'accomplir les mêmes activités qu'auparavant
- Honte
- Participation inadéquate aux soins
- Sentiment de maîtrise insuffisant

Facteurs favorisants

- Anxiété
- Connaissances insuffisantes pour gérer la situation
- Douleur
- Faible estime de soi
- Interactions interpersonnelles insuffisantes
- Marginalisation sociale
- Milieu de soins dysfonctionnel
- Rôle d'aidant naturel
- Soutien social insuffisant
- Stigmatisation
- Stratégies d'adaptation inefficaces

Population à risque

- Classe socio-économique défavorisée

Condition associée

- Maladie
- Maladie évolutive
- Programme thérapeutique complexe
- Trajectoire imprévisible de la maladie

Références disponibles sur www.em-consulte.com/e-complement/476249.

Domaine 9 • Classe 2 • Concept : pouvoir d'action

Risque de sentiment d'impuissance

Code du diagnostic 00152
Approuvé en 2000 • Révisé en 2010, 2013, 2017 • Niveau de preuve 2.1

Définition
Prédisposition à une expérience vécue de manque de maîtrise devant une situation, incluant un sentiment que ses actes en affecteront peu l'évolution, qui peut compromettre la santé.

Facteurs de risque

- Anxiété
- Connaissances insuffisantes pour gérer la situation
- Douleur
- Faible estime de soi
- Interactions interpersonnelles insuffisantes
- Marginalisation sociale
- Milieu de soins dysfonctionnel
- Rôle d'aidant naturel
- Soutien social insuffisant
- Stigmatisation
- Stratégies d'adaptation inefficaces

Population à risque

- Classe socio-économique défavorisée

Condition associée

- Maladie
- Maladie évolutive
- Programme thérapeutique complexe
- Trajectoire imprévisible de la maladie

Références disponibles sur www.em-consulte.com/e-complement/476249.

Domaine 9 • Classe 2 • Concept : pouvoir d'action

Motivation à améliorer son pouvoir d'action

Code du diagnostic 00187
Approuvé en 2006 • Révisé en 2013 • Niveau de preuve 2.1

Définition
Façon de participer délibérément aux changements procurant un bien-être, qui peut être renforcée.

Caractéristiques

- Exprime le désir d'accroître son engagement pour générer le changement
- Exprime le désir d'améliorer l'identification de choix qui peuvent être faits pour permettre le changement
- Exprime le désir d'améliorer son pouvoir d'action
- Exprime le désir d'augmenter sa participation aux choix liés à la santé
- Exprime le désir d'augmenter sa participation aux choix liés à la vie quotidienne
- Exprime le désir d'augmenter ses connaissances pour participer au changement
- Exprime le désir d'augmenter son indépendance pour entreprendre des actions favorisant le changement
- Exprime le désir de prendre davantage conscience des changements possibles à faire

Références disponibles sur www.em-consulte.com/e-complement/476249.

Domaine 9 • Classe 2 • Concept : peur

Peur

Code du diagnostic 00148
Approuvé en 1980 • Révisé en 1996, 2000, 2017

Définition
Réponse à la perception d'une menace consciemment identifiée comme un danger.

Caractéristiques

- Appréhension
- Augmentation de la pression artérielle
- Augmentation de la tension
- Diminution de la confiance en soi
- État d'excitation
- Incapacité de rester en place
- Nausée
- Pâleur
- Pupilles dilatées
- Sensation d'un état alarmant.
- Sentiment d'effroi
- Sentiment de panique
- Sentiment de peur
- Sentiment de terreur
- Tension musculaire
- Vomissements

Caractéristiques cognitives ou facteurs cognitifs

- Diminution de la capacité d'apprentissage
- Diminution de la capacité de résoudre des problèmes
- Diminution de la productivité
- Identification de l'objet de la peur
- Perception du stimulus comme une menace

Comportemental

- Comportements d'attaque
- Comportements d'évitement
- Concentration sur la source de la peur
- État de qui-vive
- Réactions impulsives

Facteurs physiologiques

- Anorexie
- Augmentation de la transpiration
- Bouche sèche
- Changement des réactions physiologiques
- Diarrhée
- Dyspnée
- Fatigue

Facteurs favorisants

- Barrière linguistique
- Environnement peu familier
- Réaction à un stimulus phobique
- Réponse acquise à la menace
- Séparation du réseau de soutien

Condition associée

- Déficit sensoriel

Ce diagnostic sera retiré de la taxonomie 2021-2023 à moins qu'un travail supplémentaire ne soit accompli pour l'amener à un niveau de preuve de 2.1 ou plus.

Domaine 9 • Classe 2 • Concept : planification d'une activité

Planification inefficace d'une activité

Code du diagnostic 00199
Approuvé en 2008 • Révisé en 2017 • Niveau de preuve 2.1

Définition
Inaptitude à préparer un ensemble d'actions selon un échéancier et sous certaines conditions.

Caractéristiques

- Absence de plan
- Anxiété excessive devant une tâche à réaliser
- Capacités d'organisation insuffisantes
- Échec systématique
- Inquiétude devant une tâche à réaliser
- Non-atteinte des objectifs fixés concernant l'activité choisie
- Peur devant une tâche à réaliser
- Ressources insuffisantes

Facteurs favorisants

- Capacité de traiter l'information insuffisante
- Comportement de fuite devant une solution proposée
- Hédonisme
- Perception irréaliste des compétences personnelles
- Perception irréaliste des événements
- Soutien social insuffisant

Population à risque

- Antécédents de procrastination

Références disponibles sur www.em-consulte.com/e-complement/476249.

Domaine 9 • Classe 2 • Concept : planification d'une activité

Risque de planification inefficace d'une activité

Code du diagnostic 00226
Approuvé en 2010 • Révisé en 2013 • Niveau de preuve 2.1

Définition
Prédisposition à une inaptitude à préparer un ensemble d'actions selon un échéancier et sous certaines conditions, qui peut compromettre la santé.

Facteurs de risque

- Capacité de traiter l'information insuffisante
- Comportement de fuite devant une solution proposée
- Hédonisme
- Perception irréaliste des compétences personnelles
- Perception irréaliste des événements
- Soutien social insuffisant

Population à risque

- Antécédents de procrastination

Références disponibles sur www.em-consulte.com/e-complement/476249.

Domaine 9 • Classe 2 • Concept : régulation de l'humeur

Régulation de l'humeur perturbée

Code du diagnostic 00241
Approuvé en 2013 • Révisé en 2017 • Niveau de preuve 2.1

Définition
État mental caractérisé par des changements d'humeur ou d'émotions comprenant un ensemble de manifestations affectives, cognitives, somatiques et/ou physiologiques dont l'intensité varie de légère à sévère.

Caractéristiques

- Agitation psychomotrice
- Auto-accusation excessive
- Changement dans le comportement verbal
- Conscience de soi excessive
- Culpabilité excessive
- Désinhibition
- Dysphorie
- Estime de soi sous influence
- État de tristesse
- Fuite des idées
- Irritabilité
- Perte d'espoir
- Repli sur soi
- Retard psychomoteur
- Trouble de la concentration

Facteurs favorisants

- Anxiété
- Détérioration des relations sociales
- Douleur
- Hypervigilance
- Isolement social
- Modification de l'appétit
- Modification des habitudes de sommeil
- Modification du poids
- Pensées récurrentes sur la mort
- Pensées suicidaires récurrentes
- Sentiment de solitude
- Toxicomanie

Condition associée

- Impotence fonctionnelle
- Maladie chronique
- Psychose

9. Adaptation/tolérance au stress

Références disponibles sur www.em-consulte.com/e-complement/476249.

Domaine 9 • Classe 2 • Concept : résilience

Résilience réduite

Code du diagnostic 00210
Approuvé en 2008 • Révisé en 2017 • Niveau de preuve 2.1

Définition
Diminution de la capacité de se remettre de situations de changement ou perçues comme défavorables par un processus dynamique d'adaptation.

Caractéristiques

- Culpabilité
- Dépression
- Diminution de l'intérêt pour les activités intellectuelles
- Diminution de l'intérêt pour les activités professionnelles
- Diminution du sentiment de contrôle
- État de santé détérioré
- Faible estime de soi
- Honte
- Intégration inefficace
- Isolement social
- Résurgence de la détresse
- Stratégies d'adaptation inefficaces

Facteurs favorisants

- Adaptation familiale inefficace
- Coexistence de multiples situations défavorables
- Contrôle des pulsions insuffisant
- Dysfonctionnement familial
- Exercice incohérent du rôle parental
- Perception de vulnérabilité
- Perturbation de la dynamique familiale
- Perturbation des rituels familiaux
- Perturbation des rôles familiaux
- Ressources inadéquates
- Ressources insuffisantes
- Soutien social insuffisant
- Toxicomanie
- Violence au sein de la collectivité

Population à risque

- Capacités intellectuelles faibles
- Chronicité de la crise actuelle
- Classe socio-économique défavorisée
- Données démographiques qui augmentent la probabilité d'inadaptation
- Exposition à la violence
- Faible niveau d'éducation maternelle
- Famille nombreuse
- Maladie mentale parentale
- Nouvelle crise
- Sexe féminin
- Statut de minorité ethnique

Condition associée

- Problème psychologique

Références disponibles sur www.em-consulte.com/e-complement/476249.

Domaine 9 • Classe 2 • Concept : résilience

Risque de résilience réduite

Code du diagnostic 00211
Approuvé en 2008 • Révisé en 2013, 2017 • Niveau de preuve 2.1

Définition
Prédisposition à une diminution de la capacité de se remettre de situations de changement ou perçues comme défavorables par un processus dynamique d'adaptation, qui peut compromettre la santé.

Facteurs de risque

- Adaptation familiale inefficace
- Coexistence de multiples situations défavorables
- Contrôle des pulsions insuffisant
- Dysfonctionnement familial
- Exercice incohérent du rôle parental
- Perception de vulnérabilité
- Perturbation de la dynamique familiale
- Perturbation des rituels familiaux
- Perturbation des rôles familiaux
- Ressources inadéquates
- Ressources insuffisantes
- Soutien social insuffisant
- Toxicomanie
- Violence au sein de la collectivité

Population à risque

- Capacités intellectuelles faibles
- Chronicité de la crise actuelle
- Classe socio-économique défavorisée
- Données démographiques qui augmentent la probabilité d'inadaptation
- Exposition à la violence
- Faible niveau d'éducation maternelle
- Famille nombreuse
- Maladie mentale parentale
- Nouvelle crise
- Sexe féminin
- Statut de minorité ethnique

Condition associée

- Problème psychologique

Références disponibles sur www.em-consulte.com/e-complement/476249.

Domaine 9 • Classe 2 • Concept : résilience

Motivation à accroître sa résilience

Code du diagnostic 00212
Approuvé en 2008 • Révisé en 2013 • Niveau de preuve 2.1

Définition
Un ensemble de capacités de se remettre de situations de changement ou perçues comme défavorables par un processus dynamique d'adaptation, qui peut être renforcé.

Caractéristiques

- Exprime le désir d'accroître les perspectives positives
- Exprime le désir d'accroître sa résilience
- Exprime le désir d'accroître sa responsabilité pour ses actions
- Exprime le désir d'accroître son engagement dans des activités
- Exprime le désir d'accroître son sentiment de maîtrise
- Exprime le désir d'améliorer l'accès aux ressources
- Exprime le désir d'améliorer l'établissement d'objectifs
- Exprime le désir d'améliorer l'utilisation de ses stratégies d'adaptation
- Exprime le désir d'améliorer l'utilisation de stratégies de gestion de conflit
- Exprime le désir d'améliorer la sécurité environnementale
- Exprime le désir d'améliorer les réseaux de soutien
- Exprime le désir d'améliorer sa progression vers les objectifs
- Exprime le désir d'améliorer ses relations avec les autres
- Exprime le désir d'améliorer ses techniques de communication
- Exprime le désir d'améliorer son estime de soi
- Exprime le désir d'augmenter les ressources disponibles

Références disponibles sur www.em-consulte.com/e-complement/476249.

Domaine 9 • Classe 2 • Concept : stress

Excès de stress

Code du diagnostic 00177
Approuvé en 2006 • Niveau de preuve 3.2

Définition
Surcharge d'exigences diverses auxquelles la personne doit répondre.

Caractéristiques

- Colère accrue
- Conséquences négatives reliées au stress
- Fonctionnement altéré
- Impatience accrue
- Manifestation de colère accrue
- Prise de décisions perturbée
- Sensation de pression
- Stress excessif
- Tension

Facteurs favorisants

- Facteurs de stress
- Facteurs de stress répétitifs
- Ressources insuffisantes

Références disponibles sur www.em-consulte.com/e-complement/476249.

Domaine 9 • Classe 2 • Concept : stratégies d'adaptation

Stratégies d'adaptation défensives

Code du diagnostic 00071
Approuvé en 1988 • Révisé en 2008 • Niveau de preuve 2.1

Définition
Système d'autodéfense contre tout ce qui semble menacer une image positive de soi se traduisant par une surestimation systématique de soi.

Caractéristiques

- Attitude de supériorité envers les autres
- Collaboration au traitement insuffisante
- Déni des faiblesses
- Déni des problèmes
- Difficulté à établir des relations
- Difficulté à maintenir des relations
- Distorsion de la réalité
- Hypersensibilité à la moindre critique
- Hypersensibilité au manque de courtoisie
- Mégalomanie
- Modification de la confrontation à la réalité
- Persévérance au traitement insuffisante
- Projection de la responsabilité sur autrui
- Railleries hostiles envers les autres
- Rationalisation des échecs
- Rejet de la faute sur autrui
- Rires hostiles

Facteurs favorisants

- Attentes personnelles irréalistes
- Confiance en soi insuffisante
- Confiance envers les autres insuffisante
- Conflit entre la perception de soi et le système de valeurs
- Incertitude
- Peur de l'échec
- Peur de l'humiliation
- Peur des répercussions
- Réseaux de soutien insuffisants
- Résilience insuffisante

Références disponibles sur www.em-consulte.com/e-complement/476249.

Domaine 9 • Classe 2 • Concept : stratégies d'adaptation

Stratégies d'adaptation inefficaces

Code du diagnostic 00069
Approuvé en 1978 • Révisé en 1998

Définition
Modèle d'évaluation non valide des facteurs de stress, accompagné d'efforts cognitifs et comportementaux ne permettant pas de gérer les exigences liées au bien-être.

Caractéristiques

- Accès insuffisant au soutien social
- Capacités insuffisantes pour résoudre les problèmes
- Changement dans les modes de communication
- Comportement destructeur envers les autres
- Comportement destructeur envers soi
- Difficulté à organiser l'information
- Difficulté pour structurer l'information
- Fatigue
- Incapacité de demander de l'aide
- Incapacité de faire face à la situation
- Incapacité de répondre aux attentes liées au rôle
- Incapacité de satisfaire les besoins de base
- Maladies fréquentes
- Modification de la concentration
- Modification des habitudes de sommeil
- Objectifs insuffisants pour guider le comportement
- Prise de risque
- Résolution des problèmes insuffisante
- Stratégies d'adaptation inefficaces
- Toxicomanie

Facteurs favorisants

- Confiance insuffisante en ses capacités de faire face aux situations
- Évaluation imprécise de la menace
- Incapacité de conserver l'énergie requise pour s'adapter
- Insuffisance d'opportunité pour se préparer à faire face aux facteurs de stress
- Menace importante
- Ressources inadéquates
- Sentiment de maîtrise insuffisant
- Soutien social insuffisant
- Stratégies inefficaces pour soulager les tensions

Population à risque

- Crise de croissance
- Crise situationnelle

Ce diagnostic sera retiré de la taxonomie 2021-2023 à moins qu'un travail supplémentaire ne soit accompli pour l'amener à un niveau de preuve de 2.1 ou plus.

Domaine 9 • Classe 2 • Concept : stratégies d'adaptation

Motivation à améliorer ses stratégies d'adaptation

Code du diagnostic 00158
Approuvé en 2002 • Révisé en 2013 • Niveau de preuve 2.1

Définition
Modèle d'évaluation valide des facteurs de stress, accompagné d'efforts cognitifs et comportementaux visant à satisfaire les exigences permettant d'atteindre le bien-être, qui peut être renforcé.

Caractéristiques

- Conscience des changements possibles dans le milieu
- Exprime le désir d'améliorer la gestion des facteurs de stress
- Exprime le désir d'améliorer ses connaissances sur les stratégies de gestion du stress
- Exprime le désir d'augmenter l'utilisation de ressources spirituelles
- Exprime le désir d'augmenter l'utilisation de stratégies centrées sur le problème
- Exprime le désir d'augmenter l'utilisation de stratégies centrées sur les émotions
- Exprime le désir de renforcer son soutien social

Domaine 9 • Classe 2 • Concept : stratégies d'adaptation

Stratégies d'adaptation inefficaces d'une collectivité

Code du diagnostic 00077
Approuvé en 1994 • Révisé en 1998, 2017

Définition
Mode d'adaptation et de résolution de problèmes d'une collectivité ne répondant pas à ses exigences ni à ses besoins.

Caractéristiques

- Conflits excessifs au sein de la collectivité
- Faible participation aux activités communautaires
- Incidence élevée de problèmes au sein de la collectivité
- La collectivité ne répond pas aux attentes de ses membres
- Morbidité élevée au sein de la collectivité
- Perception d'un sentiment d'impuissance par la collectivité
- Perception d'un sentiment de vulnérabilité par la collectivité
- Stress excessif

Facteurs favorisants

- Ressources communautaires insuffisantes
- Ressources inadéquates pour résoudre les problèmes
- Services sociaux communautaires inexistants

Population à risque

- Antécédents de catastrophe
- Exposition à une catastrophe

Ce diagnostic sera retiré de la taxonomie 2021-2023 à moins qu'un travail supplémentaire ne soit accompli pour l'amener à un niveau de preuve de 2.1 ou plus.

Domaine 9 • Classe 2 • Concept : stratégies d'adaptation

Motivation d'une collectivité à améliorer ses stratégies d'adaptation

Code du diagnostic 00076
Approuvé en 1994 • Révisé en 2013

Définition
Modes d'adaptation et de résolution de problèmes d'une collectivité qui répondent à ses exigences et à ses besoins, qui peuvent être renforcés.

Caractéristiques

- Exprime le désir améliorer la résolution des problèmes pour un problème identifié
- Exprime le désir d'améliorer la préparation de la collectivité aux situations de stress prévisibles
- Exprime le désir d'augmenter la disponibilité de programmes de détente au sein de la collectivité.
- Exprime le désir d'augmenter la disponibilité de programmes de loisirs au sein de la collectivité
- Exprime le désir d'augmenter la responsabilité de la collectivité pour la gestion du stress
- Exprime le désir d'augmenter les ressources pour gérer les situations de stress
- Exprime le désir de renforcer la communication entre l'ensemble et les sous-ensembles de la collectivité
- Exprime le désir de renforcer la communication entre les membres de la collectivité

Ce diagnostic sera retiré de la taxonomie 2021-2023 à moins qu'un travail supplémentaire ne soit accompli pour l'amener à un niveau de preuve de 2.1 ou plus.

Domaine 9 • Classe 2 • Concept : stratégies d'adaptation

Stratégies d'adaptation familiales compromises

Code du diagnostic 00074
Approuvé en 1980 • Révisé en 1996, 2017

Définition
Le soutien, le réconfort, l'aide et l'encouragement que fournit habituellement une personne affectivement importante (membre de la famille ou ami) sont compromis, inefficaces ou insuffisants. Le patient n'a donc pas suffisamment de soutien pour prendre en charge le travail d'adaptation qu'exige son problème de santé.

Caractéristiques

- Diminution de la communication entre la personne affectivement importante et le patient
- La personne affectivement importante s'éloigne du patient
- La personne affectivement importante signale des connaissances insuffisantes qui interfèrent avec des comportements efficaces
- La personne affectivement importante signale sa préoccupation concernant ses réactions personnelles face aux besoins du patient
- La personne affectivement importante signale une incompréhension de la situation, qui interfère avec des comportements efficaces
- Le comportement protecteur de la personne affectivement importante ne tient pas compte des capacités du patient
- Le comportement protecteur de la personne affectivement importante ne tient pas compte du besoin d'autonomie du patient
- Le patient s'inquiète de l'attitude de la personne affectivement importante dans sa vie face à son problème de santé
- Le patient se plaint de l'attitude de la personne affectivement importante dans sa vie face à son problème de santé
- Les tentatives d'aide de la personne affectivement importante donnent des résultats peu satisfaisants

Facteurs favorisants

- Coexistence de situations touchant la personne affectivement importante
- Compréhension insuffisante pour la personne affectivement importante
- Désinformation pour la personne affectivement importante
- Désorganisation familiale
- Épuisement de la capacité de soutien de la personne affectivement importante
- Informations disponibles insuffisantes pour la personne affectivement importante
- Insuffisance de soutien donné par le patient à la personne affectivement importante

- Interprétation erronée pour la personne affectivement importante
- Préoccupation de la personne affectivement importante quant à des soucis extérieurs à la famille
- Soutien mutuel insuffisant

Population à risque

- Changement de rôle familial
- Crise de croissance à laquelle la personne affectivement importante doit faire face
- Crise situationnelle à laquelle la personne affectivement importante doit faire face
- Longue maladie épuisant la capacité de soutien de la personne affectivement importante

Ce diagnostic sera retiré de la taxonomie 2021-2023 à moins qu'un travail supplémentaire ne soit accompli pour l'amener à un niveau de preuve de 2.1 ou plus.

Domaine 9 • Classe 2 • Concept : stratégies d'adaptation

Stratégies d'adaptation familiales invalidantes

Code du diagnostic 00073
Approuvé en 1980 • Révisé en 1996, 2008 • Niveau de preuve 2.1

Définition
Comportement de la personne affectivement importante (membre de la famille ou ami ou autre) qui rend celle-ci et le patient incapables d'accomplir efficacement le travail d'adaptation nécessaire face aux problèmes de santé.

Caractéristiques

- Abandon
- Accomplissement des occupations habituelles sans tenir compte des besoins du patient
- Adopte les signes de la maladie du patient
- Affaiblissement du moi
- Agitation
- Agressivité
- Comportements de la famille préjudiciables au bien-être
- Déformation de la réalité concernant le problème de santé du patient
- Dépendance du patient
- Dépression
- Désertion
- Difficulté à donner un sens à sa vie
- Hostilité
- Indifférence pour les besoins du patient
- Intolérance
- Négligence des besoins fondamentaux du patient
- Négligence des relations avec les membres de la famille
- Négligence du programme thérapeutique
- Rejet
- Souci excessif et prolongé pour le patient
- Symptômes psychosomatiques

Facteurs favorisants

- Ambivalence dans les relations familiales
- Façon incohérente de traiter les comportements de résistance de la famille vis-à-vis du traitement
- Sentiments refoulés de façon chronique par la personne affectivement importante
- Styles différents de stratégies d'adaptation entre le patient et la personne affectivement importante dans sa vie
- Styles différents de stratégies d'adaptation entre les différentes personnes clés

Domaine 9 • Classe 2 • Concept : stratégies d'adaptation

Motivation d'une famille à améliorer ses stratégies d'adaptation

Code du diagnostic 00075
Approuvé en 1980 • Révisé en 2013

Définition
Utilisation efficace de stratégies adaptées à la situation par une personne affectivement importante (membre de la famille, ami ou autre) qui s'implique pour relever les défis reliés à la santé du patient, qui peut être renforcée.

Caractéristiques

- Exprime le désir de choisir les expériences qui lui apportent un bien-être optimal
- Exprime le désir de reconnaître l'impact grandissant de la crise
- Exprime le désir de rencontrer des personnes ayant connu une expérience similaire
- Exprime le désir de renforcer l'enrichissement de son mode de vie
- Exprime le désir de renforcer la promotion de la santé

Ce diagnostic sera retiré de la taxonomie 2021-2023 à moins qu'un travail supplémentaire ne soit accompli pour l'amener à un niveau de preuve de 2.1 ou plus.

Domaine 9 • Classe 3 • Concept : capacité adaptative

Capacité adaptative intracrânienne diminuée

Code du diagnostic 00049
Approuvé en 1994

Définition
Déficience des mécanismes qui compensent normalement l'augmentation des volumes liquidiens intracrâniens, entraînant des augmentations disproportionnées et répétées de la pression intracrânienne ; elle est provoquée par divers stimuli, nociceptifs ou non.

Caractéristiques

- Augmentation disproportionnée de la pression intracrânienne (PIC) suite à des stimuli
- Augmentations répétées de la pression intracrânienne (PIC) ≥ 10 mmHg pendant 5 minutes ou plus en réponse à des stimuli externes
- Élévation de l'onde P2 (onde reflux ou raz-de-marée) de la pression intracrânienne (PIC P2)
- Grande amplitude de l'onde de la pression intracrânienne (PIC)
- Pression intracrânienne (PIC) de base ≥ 10 mmHg
- Variation de la réponse à l'épreuve pression-volume (rapport pression/volume 2, pression-index volumique < 10)

Facteurs favorisants

- À développer

Condition associée

- Augmentation soutenue de la pression intracrânienne (PIC) de 10 à 15 mmHg
- Diminution de la pression de l'irrigation cérébrale ≤ 50-60 mmHg
- Hypotension systémique avec hypertension intracrânienne
- Lésion cérébrale

Ce diagnostic sera retiré de la taxonomie 2021-2023 à moins qu'un travail supplémentaire ne soit accompli pour l'amener à un niveau de preuve de 2.1 ou plus.

Domaine 9 • Classe 3 • Concept : organisation comportementale

Désorganisation comportementale chez le nouveau-né/nourrisson

Code du diagnostic 00116
Approuvé en 1994 • Révisé en 1998, 2017

Définition
Perturbation de l'intégration des systèmes de fonctionnement physiologiques et neurocomportementaux.

Caractéristiques

Système d'attention et d'interaction

- Réponse anormale aux stimuli sensoriels

Système moteur

- Altération des réflexes archaïques
- Écartement des doigts
- Écartement des poings
- Incapacité de rester en place
- Mains au visage
- Mouvements incoordonnés
- Opisthotonos
- Réaction de sursaut exagérée
- Tics
- Tonus moteur diminué
- Tremblement

Facteurs physiologiques

- Arythmie
- Bradycardie
- Coloration anormale de la peau
- Désaturation en oxygène
- Intolérance à l'alimentation
- Signes d'absence
- Tachycardie

Problèmes de régulation

- Incapacité de contrôler le réflexe de tressaillement
- Irritabilité

Organisation des états de vigilance

- Activité diffuse de l'onde alpha de l'électroencéphalogramme (EEG) avec yeux clos
- État d'oscillation
- Phase d'éveil actif
- Phase d'éveil calme
- Pleurs dus à l'irritabilité

Facteurs favorisants

- Connaissances insuffisantes du parent ou de son substitut sur les signaux émis
- Douleur
- Environnement physique inadéquat
- Excès de stimulation environnementale
- Excès de stimulation sensorielle
- Intolérance à l'alimentation
- Limites physiques insuffisantes
- Malnutrition du nouveau-né/nourrisson
- Mauvaises interprétations des signaux émis par le nourrisson
- Privation sensorielle
- Stimulation sensorielle environnementale insuffisante

Population à risque

- Âge conceptionnel peu élevé
- Exposition prénatale à des agents tératogènes
- Prématurité

Condition associée

- Anomalie congénitale
- Anomalie génétique
- Fonctionnement moteur de l'enfant altéré
- Fonctionnement neurologique immature
- Handicap buccal
- Maladie du bébé
- Procédures invasives

Ce diagnostic sera retiré de la taxonomie 2021-2023 à moins qu'un travail supplémentaire ne soit accompli pour l'amener à un niveau de preuve de 2.1 ou plus.

Domaine 9 • Classe 3 • Concept : organisation comportementale

Risque de désorganisation comportementale chez le nouveau-né/nourrisson

Code du diagnostic 00115
Approuvé en 1994 • Révisé en 2013, 2017

Définition
Prédisposition à une perturbation de l'intégration de la modulation des systèmes de fonctionnement physiologiques et neurocomportementaux, qui peut compromettre la santé.

Facteurs de risque

- Connaissances insuffisantes du parent ou de son substitut sur les signaux émis
- Douleur
- Environnement physique inadéquat
- Excès de stimulation environnementale
- Excès de stimulation sensorielle
- Intolérance à l'alimentation
- Limites physiques insuffisantes
- Malnutrition du nouveau-né/nourrisson
- Mauvaises interprétations des signaux émis par le nourrisson
- Privation sensorielle
- Stimulation sensorielle environnementale insuffisante

Population à risque

- Âge conceptionnel peu élevé
- Exposition prénatale à des agents tératogènes
- Prématurité

Condition associée

- Anomalie congénitale
- Anomalie génétique
- Fonctionnement moteur de l'enfant altéré
- Fonctionnement neurologique immature
- Handicap buccal
- Maladie du bébé
- Procédures invasives

Ce diagnostic sera retiré de la taxonomie 2021-2023 à moins qu'un travail supplémentaire ne soit accompli pour l'amener à un niveau de preuve de 2.1 ou plus.

Domaine 9 • Classe 3 • Concept : organisation comportementale

Réceptivité du nouveau-né/nourrisson à progresser dans son organisation comportementale

Code du diagnostic 00117
Approuvé en 1994 • Révisé en 2013

Définition
Configuration intégrée de la modulation des systèmes de fonctionnement physiologiques et neurocomportementaux, qui peut être renforcée.

Caractéristiques

- Les parents expriment le désir d'améliorer la reconnaissance des mécanismes autorégulateurs du nouveau-né/nourrisson
- Les parents expriment le désir d'améliorer la reconnaissance des symptômes
- Les parents expriment le désir d'améliorer les conditions environnementales

Ce diagnostic sera retiré de la taxonomie 2021-2023 à moins qu'un travail supplémentaire ne soit accompli pour l'amener à un niveau de preuve de 2.1 ou plus.

Domaine 9 • Classe 3 • Concept : dysréflexie autonome

Dysréflexie autonome

Code du diagnostic 00009
Approuvé en 1988 • Révisé en 2017

Définition
Réaction non contrôlée du système nerveux sympathique à un stimulus nociceptif, chez un blessé de la moelle épinière au niveau ou au-dessus de la vertèbre thoracique T 7, ce qui constitue une menace pour la vie.

Caractéristiques

- Bradycardie
- Congestion conjonctivale
- Congestion nasale
- Douleur diffuse dans différentes parties de la tête
- Douleur thoracique
- Frissons
- Goût métallique dans la bouche
- Hypertension paroxystique
- Pâleur au-dessous de la lésion
- Paresthésie
- Réflexe pilomoteur
- Syndrome de Claude Bernard-Horner
- Taches érythémateuses au-dessus de la lésion
- Tachycardie
- Transpiration abondante au-dessus de la lésion
- Vision floue

Facteurs favorisants

Stimuli gastro-intestinaux

- Ballonnement intestinal
- Constipation
- Difficulté à l'évacuation des selles
- Impaction fécale
- Lavements
- Stimulation digitale
- Suppositoires

Stimuli cutanés

- Coups de soleil
- Irritation de la peau
- Plaies
- Stimulation cutanée

Stimuli musculosquelettiques et neurologiques

- Pression sur les parties génitales
- Pression sur une proéminence osseuse
- Série d'exercices de mouvements
- Spasmes
- Stimuli douloureux en dessous du niveau de la blessure
- Stimuli irritants en dessous du niveau de la blessure

Stimuli thermorégulateurs-situationnels

- Fluctuations environnementales de température
- Port de vêtements constricteurs
- Positionnement

Stimuli du système reproducteur-urologique

- Distension vésicale
- Manœuvre instrumentale
- Relations sexuelles
- Spasmes de la vessie

Autres

- Connaissances insuffisantes de l'aidant naturel du processus de la maladie
- Connaissances insuffisantes du processus de la maladie

Population à risque

- Éjaculation
- Menstruation
- Température ambiante extrême

Condition associée

- Cathétérisme des voies urinaires
- Cystite
- Dyssynergie du détrusor
- Embolie pulmonaire
- Épididymite
- Fracture
- Grossesse
- Hémorroïdes
- Infection des voies urinaires
- Intervention chirurgicale
- Kyste ovarien
- Lithiases biliaires
- Lithiases rénales
- Médicament
- Os hétérotope
- Pathologie du système gastro-intestinal
- Période de travail et accouchement
- Reflux gastro-œsophagien
- Sevrage d'une substance addictive
- Thrombose veineuse profonde
- Ulcère gastrique
- Urétrite

Ce diagnostic sera retiré de la taxonomie 2021-2023 à moins qu'un travail supplémentaire ne soit accompli pour l'amener à un niveau de preuve de 2.1 ou plus.

Domaine 9 • Classe 3 • Concept : dysréflexie autonome

Risque de dysréflexie autonome

Code du diagnostic 00010
Approuvé en 1998 • Révisé en 2000, 2013, 2017

Définition
Prédisposition à une menace permanente de réaction non contrôlée du système nerveux sympathique, chez un blessé de la moelle épinière au niveau ou au-dessus de la vertèbre thoracique T6, après récupération d'un choc spinal (observée aussi chez des patients présentant une blessure de la moelle épinière au niveau de la vertèbre thoracique T7 et de la vertèbre thoracique T8), qui peut compromettre la santé.

Facteurs de risque

Stimuli gastro-intestinaux

- Ballonnement intestinal
- Constipation
- Difficulté à l'évacuation des selles
- Impaction fécale
- Lavements
- Stimulation digitale
- Suppositoires

Stimuli cutanés

- Coups de soleil
- Irritation de la peau
- Plaies
- Stimulation cutanée

Stimuli musculosquelettiques et neurologiques

- Pression sur les parties génitales
- Pression sur une proéminence osseuse
- Série d'exercices de mouvements
- Spasmes
- Stimuli douloureux en dessous du niveau de la blessure
- Stimuli irritants en dessous du niveau de la blessure

Stimuli thermorégulateurs-situationnels

- Fluctuations environnementales de température
- Port de vêtements constricteurs
- Positionnement

Stimuli du système reproducteur-urologique

- Distension vésicale
- Manœuvre instrumentale
- Relations sexuelles
- Spasmes de la vessie

Autres

- Connaissances insuffisantes de l'aidant naturel du processus de la maladie
- Connaissances insuffisantes du processus de la maladie

Population à risque

- Éjaculation
- Menstruation
- Température ambiante extrême

Condition associée

- Cathétérisme des voies urinaires
- Cystite
- Dyssynergie du détrusor
- Embolie pulmonaire
- Épididymite
- Fracture
- Grossesse
- Hémorroïdes
- Infection des voies urinaires
- Intervention chirurgicale
- Kyste ovarien
- Lithiases biliaires
- Lithiases rénales
- Médicament
- Os hétérotope
- Pathologie du système gastro-intestinal
- Période de travail et accouchement
- Reflux gastro-œsophagien
- Sevrage d'une substance addictive
- Thrombose veineuse profonde
- Ulcère gastrique
- Urétrite

Ce diagnostic sera retiré de la taxonomie 2021-2023 à moins qu'un travail supplémentaire ne soit accompli pour l'amener à un niveau de preuve de 2.1 ou plus.

Domaine 9 • Classe 3 • Concept : syndrome d'abstinence néonatale

Syndrome d'abstinence néonatale

Code du diagnostic 00264
Approuvé en 2016 • Niveau de preuve 2.1

Définition
Ensemble de symptômes de sevrage observés chez le nouveau-né consécutif à l'exposition in utero à des substances addictives ou consécutif à la gestion médicamenteuse de la douleur post-natale.

Caractéristiques

- Bien-être altéré (00214)
- Désorganisation comportementale chez le nouveau-né/nourrisson (00116)
- Diarrhée (00013)
- Habitudes de sommeil perturbées (00198)
- Mode d'alimentation inefficace chez le nouveau-né/nourrisson (00107)
- Risque d'atteinte à l'intégrité de la peau (00047)
- Risque de blessure (00035)
- Risque de fausse route (d'aspiration) (00039)
- Risque de perturbation de l'attachement (00058)
- Risque de thermorégulation inefficace (00274)
- Stress neurocomportemental

Facteurs favorisants

- À développer

Population à risque

- Exposition à une substance iatrogène pour la gestion de la douleur consécutive à un état critique ou une intervention chirurgicale
- Exposition à une substance in utero secondaire à l'utilisation d'une substance addictive par la mère

L'Échelle de sevrage du nourrisson de Finnegan (Finnegan Neonatal Abstinence Scoring Tool ou FNAST) est recommandée pour l'évaluation des symptômes de sevrage et afin de prendre des décisions pour le plan de soins. Un score de 8 ou plus, combiné avec un antécédent d'exposition à des substances addictives in utero, est souvent utilisé pour choisir le diagnostic de syndrome d'abstinence néonatale. Cet instrument a été développé et est utilisé principalement aux États-Unis et dans d'autres pays occidentaux ; il n'est donc pas approprié d'en faire une recommandation internationale. Les facteurs favorisants doivent être développés.

Références disponibles sur www.em-consulte.com/e-complement/476249.

Domaine 9 • Classe 3 • Concept : syndrome de sevrage aigu d'une substance addictive

Syndrome de sevrage aigu d'une substance addictive

Code du diagnostic 00258
Approuvé en 2016 • Niveau de preuve 2.1

Définition
Séquelles multifactorielles graves consécutives à l'arrêt brutal d'un composé provoquant une dépendance.

Caractéristiques

- Anxiété (00146)
- Confusion aiguë (00128)
- Habitudes de sommeil perturbées (00198)
- Nausée (00134)
- Risque de blessure (00035)
- Risque de déséquilibre électrolytique (00195)

Facteurs favorisants

- Arrêt inopiné d'une substance addictive
- Développement d'une dépendance à l'alcool ou à une autre substance addictive
- Malnutrition
- Utilisation intensive d'une substance addictive au fil du temps

Population à risque

- Antécédents de symptômes de sevrage antérieur
- Personnes âgées

Condition associée

- Comorbidité d'un trouble mental
- Comorbidité d'une maladie physique grave

Références disponibles sur www.em-consulte.com/e-complement/476249.

Domaine 9 • Classe 3 • Concept : syndrome de sevrage aigu d'une substance addictive

Risque de syndrome d'un sevrage aigu d'une substance addictive

Code du diagnostic 00259
Approuvé en 2016 • Niveau de preuve 2.1

Définition
Prédisposition à des séquelles multifactorielles graves consécutives à l'arrêt brutal d'un composé provoquant une dépendance, qui peut compromettre la santé.

Facteurs de risque

- Arrêt inopiné d'une substance addictive
- Développement d'une dépendance à l'alcool ou à une autre substance addictive
- Malnutrition
- Utilisation intensive d'une substance addictive au fil du temps

Population à risque

- Antécédents de symptômes de sevrage antérieur
- Personnes âgées

Condition associée

- Comorbidité d'un trouble mental
- Comorbidité d'une maladie physique grave

Références disponibles sur www.em-consulte.com/e-complement/476249.

Domaine 10. Principes de vie

Principes qui guident la conduite, les pensées et les comportements en lien avec les actes, coutumes ou institutions qui sont considérés comme vrais ou ayant une valeur intrinsèque

Classe 1. Valeurs

L'identification et la valeur accordée aux modes de conduite privilégiés ou aux buts poursuivis

Code	Diagnostic	Page
	Cette classe ne contient actuellement aucun diagnostic.	427

Classe 2. Croyances

Attentes, opinions ou jugements au sujet des actes, coutumes ou institutions considérés comme vrais ou ayant une valeur intrinsèque

Code	Diagnostic	Page
00068	Motivation à améliorer son bien-être spirituel	428

Classe 3. Congruence entre les valeurs/croyances/actes

Correspondance ou équilibre atteint entre les valeurs, les croyances et les actions

Code	Diagnostic	Page
00083	Conflit décisionnel	430
00175	Détresse morale	431
00066	Détresse spirituelle	432
00067	Risque de détresse spirituelle	434
00169	Pratique religieuse perturbée	435
00170	Risque de perturbation dans la pratique religieuse	436
00171	Motivation à améliorer sa pratique religieuse	437
00184	Motivation à améliorer sa prise de décision	438

NANDA International, Inc. Nursing Diagnoses: Definitions and Classification 2018–2020, 11th Edition.
Edited by T. Heather Herdman and Shigemi Kamitsuru.

Companion website: www.thieme.com/nanda-i.

Cette classe ne contient actuellement aucun diagnostic.

Domaine 10 • Classe 2 • Concept : bien-être spirituel

Motivation à améliorer son bien-être spirituel

Code du diagnostic 00068
Approuvé en 1994 • Révisé en 2002, 2013 • Niveau de preuve 2.1

Définition
Capacité de ressentir et d'intégrer le sens et le but de la vie à travers les liens avec soi, les autres, l'art, la musique, la littérature, la nature, ou une force supérieure, qui peut être renforcée.

Caractéristiques

Liens avec soi-même

- Exprime le désir d'accroître l'amour
- Exprime le désir d'accroître la joie
- Exprime le désir d'accroître la satisfaction de sa philosophie de la vie
- Exprime le désir d'accroître le pardon de soi
- Exprime le désir d'accroître son espoir
- Exprime le désir d'améliorer ses stratégies d'adaptation
- Exprime le désir d'augmenter la méditation
- Exprime le désir d'augmenter le courage
- Exprime le désir de renforcer l'acceptation
- Exprime le désir de renforcer la soumission
- Exprime le désir de renforcer le but de la vie
- Exprime le désir de renforcer le sens de la vie
- Exprime sa volonté d'accroître la sérénité

Liens avec les autres

- Exprime le désir d'améliorer l'aide aux autres
- Exprime le désir d'améliorer la recherche du pardon des autres
- Exprime le désir d'améliorer la relation avec des guides spirituels
- Exprime le désir d'améliorer ses interactions avec la personne affectivement importante

Liens avec l'art, la musique, la littérature, la nature

- Exprime le désir d'accroître son énergie créative
- Exprime le désir d'améliorer les lectures d'ouvrages spirituels
- Exprime le désir d'augmenter ses sorties dans la nature

Liens avec une force supérieure

- Exprime le désir d'accroître la révérence
- Exprime le désir d'améliorer sa participation à des activités religieuses
- Exprime le désir d'augmenter les expériences mystiques
- Exprime le désir d'augmenter ses prières

Domaine 10 • Classe 3 • Concept : conflit décisionnel

Conflit décisionnel

Code du diagnostic 00083
Approuvé en 1988 • Révisé en 2006 • Niveau de preuve 2.1

Définition
Incertitude quant à la ligne de conduite à adopter lorsque le choix entre des actes antagonistes implique un risque, une perte ou une remise en cause des valeurs personnelles.

Caractéristiques

- Délai dans la prise de décision
- Détresse devant la décision à prendre
- Égocentrisme
- Hésitation entre plusieurs options
- Incertitude quant aux choix à faire
- Questionnement sur les croyances personnelles inhérentes à la prise de décision
- Questionnement sur les principes moraux inhérents à la prise de décision
- Questionnement sur les règles morales inhérentes à la prise de décision
- Questionnement sur les valeurs morales inhérentes à la prise de décision
- Questionnement sur les valeurs personnelles inhérentes à la prise de décision
- Reconnaît les conséquences indésirables résultant des différents choix envisagés
- Signes physiques de détresse
- Signes physiques de tension

Facteurs favorisants

- Conflit avec ses obligations morales
- Conflit vis-vis des sources d'information
- Croyances personnelles ambiguës
- Inexpérience dans la prise de décision
- Information insuffisante
- Interférences dans la prise de décision
- Perception d'une menace sur le système de valeurs
- Principes moraux qui motivent des lignes de conduite contradictoires
- Règles morales qui motivent des lignes de conduite contradictoires
- Réseaux de soutien insuffisants
- Valeurs morales qui motivent des lignes de conduite contradictoires
- Valeurs personnelles ambiguës

Références disponibles sur www.em-consulte.com/e-complement/476249.

Domaine 10 • Classe 3 • Concept : détresse morale

Détresse morale

Code du diagnostic 00175
Approuvé en 2006 • Niveau de preuve 2.1

Définition
Réaction à une incapacité de s'acquitter d'une décision ou d'une action relevant d'un choix éthique et/ou moral.

Caractéristiques

- Angoisse de se conformer à un choix moral

Facteurs favorisants

- Conflits entre décideurs
- Contrainte de temps pour prendre une décision
- Décision concernant la fin de vie
- Décision concernant le traitement
- Incompatibilité culturelle
- Informations contradictoires orientant une prise de décision éthique
- Informations contradictoires orientant une prise de décision morale

Population à risque

- Éloignement physique du décideur
- Perte d'autonomie

Références disponibles sur www.em-consulte.com/e-complement/476249.

Domaine 10 • Classe 3 • Concept : détresse spirituelle

Détresse spirituelle

Code du diagnostic 00066
Approuvé en 1978 • Révisé en 2002, 2013, 2017 • Niveau de preuve 2.1

Définition
État de souffrance lié à la perturbation de la capacité de ressentir le sens de la vie à travers les liens avec soi-même, les autres, le monde ou une force supérieure.

Caractéristiques

- Anxiété
- Fatigue
- Insomnie
- Peur
- Pleurs
- Questionnant le sens de la vie
- Questionnement sur l'identité
- Questionnement sur le sens de la souffrance

Liens avec soi-même

- Acceptation insuffisante
- Colère
- Courage insuffisant
- Culpabilité
- Diminution de la sérénité
- Perception du sens de la vie insuffisant
- Sentiment de ne pas être aimé
- Stratégies d'adaptation inefficaces

Liens avec les autres

- Aliénation
- Refus d'établir des relations avec la personne affectivement importante
- Refus d'établir des relations avec un guide spirituel
- Séparation du réseau de soutien

Liens avec l'art, la musique, la littérature, la nature

- Désintérêt pour la nature
- Désintérêt pour les ouvrages spirituels
- Diminution de la capacité de s'exprimer de manière créative comme auparavant

Liens avec une force supérieure

- Changement soudain dans ses pratiques spirituelles
- Colère envers la force supérieure
- Incapacité de participer à des activités religieuses
- Incapacité de pratiquer l'introspection

- Incapacité de prier
- Incapacité de ressentir la transcendance
- Perception d'une souffrance
- Perte d'espoir
- Sentiment d'être abandonné
- Souhait de rencontrer un responsable religieux

Facteurs favorisants

- Aliénation sociale
- Anxiété
- Augmentation de la dépendance envers un autre
- Auto-aliénation
- Changement dans les pratiques spirituelles
- Changement dans les rituels religieux
- Changements d'environnement
- Conflit d'origine culturelle
- Dépression
- Douleur
- Facteurs de stress
- Faible estime de soi
- Incapacité de pardonner
- Obstacle aux expériences amoureuses
- Perception d'avoir des affaires en suspens
- Privation de liens socioculturels
- Relations avec les autres inefficaces
- Sentiment de solitude
- Séparation du réseau de soutien
- Toxicomanie

Population à risque

- Conflit d'origine raciale
- Événement de la vie imprévisible
- Exposition à la mort
- Exposition à une catastrophe naturelle
- Mort d'une personne affectivement importante
- Naissance d'un enfant
- Perte
- Réception de mauvaises nouvelles
- Transition de vie
- Vieillissement

Condition associée

- Agonie
- Maladie
- Maladie chronique
- Maladie somatique
- Mort imminente
- Perte d'une fonction d'une partie du corps
- Perte d'une partie du corps
- Programme thérapeutique

Références disponibles sur www.em-consulte.com/e-complement/476249.

Domaine 10 • Classe 3 • Concept : détresse spirituelle

Risque de détresse spirituelle

Code du diagnostic 00067
Approuvé en 1998 • Révisé en 2004, 2013, 2017 • Niveau de preuve 2.1

Définition
Prédisposition à une perturbation de la capacité de ressentir et d'intégrer le sens et le but de la vie à travers les liens avec soi-même, la littérature, la nature et/ou une force plus grande que soi-même, qui peut compromettre la santé.

Facteurs de risque

- Aliénation sociale
- Anxiété
- Augmentation de la dépendance envers un autre
- Auto-aliénation
- Changement dans les pratiques spirituelles
- Changement dans les rituels religieux
- Changements d'environnement
- Conflit d'origine culturelle
- Dépression
- Douleur
- Facteurs de stress
- Faible estime de soi
- Incapacité de pardonner
- Obstacle aux expériences amoureuses
- Perception d'avoir des affaires en suspens
- Privation de liens socioculturels
- Relations avec les autres inefficaces
- Sentiment de solitude
- Séparation du réseau de soutien
- Toxicomanie

Population à risque

- Conflit d'origine raciale
- Événement de la vie imprévisible
- Exposition à la mort
- Exposition à une catastrophe naturelle
- Mort d'une personne affectivement importante
- Naissance d'un enfant
- Perte
- Réception de mauvaises nouvelles
- Transition de vie
- Vieillissement

Condition associée

- Agonie
- Maladie
- Maladie chronique
- Maladie somatique
- Mort imminente
- Perte d'une fonction d'une partie du corps
- Perte d'une partie du corps
- Programme thérapeutique

Références disponibles sur www.em-consulte.com/e-complement/476249.

Domaine 10 • Classe 3 • Concept : pratique religieuse

Pratique religieuse perturbée

Code du diagnostic 00169
Approuvé en 2004 • Révisé en 2017 • Niveau de preuve 2.1

Définition
Difficulté à maintenir sa confiance en des croyances et/ou à participer aux rites d'une religion.

Caractéristiques

- Désir de renouer avec les coutumes antérieures
- Désir de renouer avec les croyances antérieures
- Détresse à cause de la séparation de la communauté religieuse
- Difficultés à se rallier aux croyances religieuses prescrites
- Difficultés à se rallier aux rites prescrits
- Questionnement sur les coutumes religieuses
- Questionnement sur les modes religieux

Facteurs favorisants

- Anxiété
- Dépression
- Détresse spirituelle
- Douleur
- Interaction socioculturelle insuffisante
- Moyens de transport insuffisants
- Obstacle culturel à la pratique religieuse
- Obstacle environnemental à la pratique religieuse
- Peur de la mort
- Sentiment d'insécurité
- Soins inefficaces
- Soutien social insuffisant
- Stratégies d'adaptation inefficaces

Population à risque

- Antécédents de manipulation religieuse
- Crise liée à la fin de vie
- Crise personnelle
- Crise spirituelle
- Hospitalisation
- Transition de vie
- Vieillissement

Condition associée

- Maladie

Références disponibles sur www.em-consulte.com/e-complement/476249.

Domaine 10 • Classe 3 • Concept : pratique religieuse

Risque de perturbation dans la pratique religieuse

Code du diagnostic 00170
Approuvé en 2004 • Révisé en 2013, 2017 • Niveau de preuve 2.1

Définition
Prédisposition à une perturbation dans le maintien de la confiance en des croyances religieuses et/ou dans la participation aux rites d'une religion, qui peut compromettre la santé.

Facteurs de risque

- Anxiété
- Dépression
- Détresse spirituelle
- Douleur
- Interaction socioculturelle insuffisante
- Moyens de transport insuffisants
- Obstacle culturel à la pratique religieuse
- Obstacle environnemental à la pratique religieuse
- Peur de la mort
- Sentiment d'insécurité
- Soins inefficaces
- Soutien social insuffisant
- Stratégies d'adaptation inefficaces

Population à risque

- Antécédents de manipulation religieuse
- Crise liée à la fin de vie
- Crise personnelle
- Crise spirituelle
- Hospitalisation
- Transition de vie
- Vieillissement

Condition associée

- Maladie

Références disponibles sur www.em-consulte.com/e-complement/476249.

Domaine 10 • Classe 3 • Concept : pratique religieuse

Motivation à améliorer sa pratique religieuse

Code du diagnostic 00171
Approuvé en 2004 • Révisé en 2013 • Niveau de preuve 2.1

Définition
Capacité d'augmenter sa confiance en des croyances religieuses et/ou de participer à des rites religieux, qui peut être renforcée.

Caractéristiques

- Exprime le désir d'augmenter l'utilisation d'objets religieux
- Exprime le désir d'augmenter la rencontre de personnalités religieuses
- Exprime le désir d'augmenter sa participation aux expériences religieuses
- Exprime le désir d'augmenter sa participation aux pratiques religieuses
- Exprime le désir d'élargir ses perspectives religieuses
- Exprime le désir de pardonner davantage
- Exprime le désir de renforcer les croyances religieuses du passé
- Exprime le désir de renforcer les pratiques religieuses du passé

Références disponibles sur www.em-consulte.com/e-complement/476249.

Domaine 10 • Classe 3 • Concept : prise de décision

Motivation à améliorer sa prise de décision

Code du diagnostic 00184
Approuvé en 2006 • Révisé en 2013 • Niveau de preuve 2.1

Définition
Un ensemble de processus décisionnels permettant l'atteinte des objectifs de santé à court et à long terme, qui peut être renforcé.

Caractéristiques

- Exprime le désir d'améliorer la prise de décision
- Exprime le désir d'augmenter l'utilisation des données probantes pour la prise de décision
- Exprime le désir de clarifier la signification de ses choix
- Exprime le désir de clarifier les différentes options envisagées dans la prise de décision
- Exprime le désir de parfaire l'analyse des avantages et des inconvénients des décisions à prendre
- Exprime le désir de prendre des décisions plus conformes à ses objectifs personnels
- Exprime le désir de prendre des décisions plus conformes à ses valeurs personnelles
- Exprime le désir de prendre des décisions plus conformes aux objectifs socioculturels
- Exprime le désir de prendre des décisions plus conformes aux valeurs socioculturelles

Références disponibles sur www.em-consulte.com/e-complement/476249.

Domaine 10 • Classe 3 • Concept : prise de décision émancipée

Prise de décision émancipée perturbée

Code du diagnostic 00242
Approuvé en 2013 • Révisé en 2017 • Niveau de preuve 2.1

Définition
Processus de prise de décision en matière de santé qui n'inclut pas des connaissances personnelles et/ou la considération des normes sociales, ou qui n'est pas réalisé dans un environnement modulable, entraînant une insatisfaction au sujet de la décision.

Caractéristiques

- Détresse à l'écoute de l'opinion des autres
- Expression réduite au sujet des options de soins de santé en présence d'autrui
- Incapacité de choisir les options de soins de santé qui correspondent le mieux à son mode de vie actuel
- Incapacité de décrire en quoi une option de soins de santé conviendrait à son mode de vie actuel
- Inquiétude excessive à propos de ce que d'autres pensent être la meilleure solution
- Peur excessive de ce que d'autres pensent de la décision
- Retard dans l'adoption des options de soins de santé choisies
- Sentiment de gêne pour décrire une opinion personnelle

Facteurs favorisants

- Confiance en soi insuffisante face à la prise de décision
- Diminution de la compréhension de tous les choix de soins de santé disponibles
- Incapacité d'exprimer correctement ses opinions au sujet des options de soins de santé
- Information insuffisante concernant les options de soins de santé
- Insuffisance d'assurance pour discuter ouvertement à propos des options de santé
- Intimité insuffisante pour discuter des options de soins de santé
- Temps insuffisant pour discuter des options de soins de santé

Population à risque

- Expérience de prise de décision limitée
- Famille hiérarchique traditionnelle
- Système de soins de santé hiérarchique traditionnel

Références disponibles sur www.em-consulte.com/e-complement/476249.

Domaine 10 • Classe 3 • Concept : prise de décision émancipée

Risque de perturbation d'une prise de décision émancipée

Code du diagnostic 00244
Approuvé en 2013 • Révisé en 2017 • Niveau de preuve 2.1

Définition
Prédisposition à un processus de prise de décision en matière de soins de santé qui n'inclut pas des connaissances personnelles et/ou la considération des normes sociales, ou qui n'est pas réalisé dans un environnement modulable, entraînant une insatisfaction au sujet de la décision.

Facteurs de risque

- Confiance en soi insuffisante face à la prise de décision
- Diminution de la compréhension de tous les choix de soins de santé disponibles
- Incapacité d'exprimer correctement ses opinions au sujet des options de soins de santé
- Information insuffisante concernant les options de soins de santé
- Insuffisance d'assurance pour discuter ouvertement à propos des options de santé
- Intimité insuffisante pour discuter des options de soins de santé
- Temps insuffisant pour discuter des options de soins de santé

Population à risque

- Expérience de prise de décision limitée
- Famille hiérarchique traditionnelle
- Système de soins de santé hiérarchique traditionnel

Références disponibles sur www.em-consulte.com/e-complement/476249.

Domaine 10 • Classe 3 • Concept : prise de décision émancipée

Motivation à améliorer une prise de décision émancipée

Code du diagnostic 00243
Approuvé en 2013 • Niveau de preuve 2.1

Définition
Processus de prise de décision en matière de soins de santé incluant des connaissances personnelles et/ou la considération des normes sociales, qui peut être renforcé.

Caractéristiques

- Exprime le désir d'améliorer l'intimité pour discuter des options de soins de santé
- Exprime le désir d'accroître son aisance à parler des options de soins de santé en présence des autres
- Exprime le désir d'accroître son assurance pour discuter ouvertement des options de soins de santé
- Exprime le désir d'améliorer la capacité de choisir les options de soins de santé
- Exprime le désir d'améliorer la capacité de choisir les options de soins de santé qui correspondent le mieux au mode de vie actuel
- Exprime le désir d'améliorer la capacité de compréhension de toutes les options de soins de santé disponibles
- Exprime le désir d'améliorer la capacité de décrire son opinion personnelle sans contrainte
- Exprime le désir d'améliorer la prise de décision
- Exprime le désir d'améliorer le processus de prise de décision

Références disponibles sur www.em-consulte.com/e-complement/476249.

Domaine 11. Sécurité/protection

Absence de danger, de blessure physique ou d'atteinte du système immunitaire ; prévention des pertes, et protection de la sûreté et de la sécurité

Classe 1.	Infection Réponses de l'hôte à la suite d'une invasion pathogène	
Code	**Diagnostic**	**Page**
00004	Risque d'infection	446
00266	Risque d'infection du site opératoire	447

Classe 2.	Lésions Atteinte corporelle ou blessure	
Code	**Diagnostic**	**Page**
00035	Risque de blessure	448
00245	Risque de blessure de la cornée	449
00250	Risque de blessure des voies urinaires	450
00087	Risque de blessure en péri-opératoire	451
00220	Risque de brûlure thermique	452
00205	Risque de choc	453
00155	Risque de chutes	454
00031	Dégagement inefficace des voies respiratoires	456
00048	Dentition altérée	457
00086	Risque de dysfonctionnement neurovasculaire périphérique	458
00249	Risque d'escarre	459
00039	Risque de fausse route (d'aspiration)	461
00206	Risque d'hémorragie	462
00045	Atteinte à l'intégrité de la muqueuse buccale	463
00247	Risque d'atteinte à l'intégrité de la muqueuse buccale	465
00046	Atteinte à l'intégrité de la peau	466
00047	Risque d'atteinte à l'intégrité de la peau	467

00044	Atteinte à l'intégrité des tissus	468
00248	Risque d'atteinte à l'intégrité des tissus	469
00156	Risque de mort subite du nourrisson	470
00100	Rétablissement postopératoire retardé	471
00246	Risque de rétablissement postopératoire retardé	472
00261	Risque de sécheresse buccale	473
00219	Risque de sécheresse de l'œil	474
00036	Risque de suffocation	475
00038	Risque de traumatisme physique	476
00213	Risque de traumatisme vasculaire	478
00268	Risque de thrombo-embolie veineuse	479

Classe 3. Violence

Usage d'une force ou d'un pouvoir excessif entraînant des blessures ou des mauvais traitements

Code	Diagnostic	Page
00151	Automutilation	480
00139	Risque d'automutilation	482
00272	Risque de mutilation génitale féminine	484
00150	Risque de suicide	485
00138	Risque de violence envers les autres	487
00140	Risque de violence envers soi	488

Classe 4. Dangers environnementaux

Sources de dangers présentes dans le milieu

Code	Diagnostic	Page
00265	Risque d'accident professionnel	489
00181	Contamination	490
00180	Risque de contamination	493
00037	Risque d'intoxication	495

Classe 5. Processus défensifs

Processus par lesquels l'individu se protège

Code	Diagnostic	Page
00217	Risque de réaction allergique	496
00041	Réaction allergique au latex	497
00042	Risque de réaction allergique au latex	499
00218	Risque de réaction indésirable à un produit de contraste iodé	500

Classe 6. Thermorégulation

Processus physiologique de régulation de la chaleur et de l'énergie corporelles afin de protéger l'organisme

NANDA International, Inc. Nursing Diagnoses: Definitions and Classification 2018–2020, 11th Edition.
Edited by T. Heather Herdman and Shigemi Kamitsuru.

Companion website: www.thieme.com/nanda-i.

Domaine 11 • Classe 1 • Concept : infection

Risque d'infection

Code du diagnostic 00004
Approuvé en 1986 • Révisé en 2010, 2013, 2017 • Niveau de preuve 2.1

Définition
Prédisposition à une contamination par des organismes pathogènes et leur multiplication, qui peut compromettre la santé.

Facteurs de risque

- Altération de l'intégrité de la peau
- Altération du péristaltisme
- Connaissances insuffisantes sur la manière d'éviter l'exposition à des agents pathogènes
- Malnutrition
- Obésité
- Stase des liquides biologiques
- Tabagisme
- Vaccination insuffisante

Population à risque

- Exposition à un début de maladie

Condition associée

- Diminution de l'activité ciliaire
- Diminution de l'hémoglobine
- Immunosuppression
- Leucopénie
- Maladie chronique
- Modification du pH des sécrétions
- Procédures invasives
- Réaction inflammatoire supprimée
- Rupture prématurée des membranes amniotiques
- Rupture prolongée des membranes amniotiques

Références disponibles sur www.em-consulte.com/e-complement/476249.

Domaine 11 • Classe 1 • Concept : infection du site opératoire

Risque d'infection du site opératoire

Code du diagnostic 00266
Approuvé en 2016 • Niveau de preuve 2.1

Définition
Prédisposition à une contamination du site opératoire par des organismes pathogènes, qui peut compromettre la santé.

Facteurs de risque

- Alcoolisme
- Obésité
- Tabagisme

Population à risque

- Augmentation de l'exposition environnementale à des agents pathogènes
- Basse température dans le bloc opératoire
- Contamination de la plaie chirurgicale
- Présence excessive de personnels lors de l'intervention chirurgicale
- Score ASA (American Society of Anesthesiologist) ≥ 2

Condition associée

- Antibiothérapie prophylactique inadéquate
- Antibiothérapie prophylactique inefficace
- Arthrite rhumatoïde
- Comorbidité
- Diabète
- Durée de l'intervention chirurgicale
- Hypertension
- Immunosuppression
- Infections d'autres sites chirurgicaux
- Ostéoarthrite post-traumatique
- Procédures invasives
- Type d'anesthésie
- Type d'intervention chirurgicale
- Utilisation d'implants ou de prothèses

Références disponibles sur www.em-consulte.com/e-complement/476249.

Domaine 11 • Classe 2 • Concept : blessures

Risque de blessure

Code du diagnostic 00035
Approuvé en 1978 • Révisé en 2013, 2017

Définition
Prédisposition à une lésion physique due à des conditions environnementales dépassant les capacités d'adaptation et de défense d'une personne, qui peut compromettre sa santé.

Facteurs de risque

- Agent nosocomial
- Connaissances insuffisantes des facteurs modifiables
- Exposition à des agents pathogènes
- Exposition à des produits chimiques toxiques
- Malnutrition
- Modes de transport dangereux
- Obstacle physique
- Source nutritionnelle avariée
- Taux d'immunisation au sein de la collectivité

Population à risque

- Extrêmes d'âge
- Mécanismes de défenses primaires diminués

Condition associée

- Altération de la sensibilité
- Altération des fonctions cognitives
- Altération des fonctions psychomotrices
- Dysfonctionnement auto-immunitaire
- Dysfonctionnement biochimique
- Dysfonctionnement d'intégration sensorielle
- Dysfonctionnement des organes effecteurs
- Dysfonctionnement du système immunitaire
- Hémogramme anormal
- Hypoxie tissulaire

Ce diagnostic sera retiré de la taxonomie 2021-2023 à moins qu'un travail supplémentaire ne soit accompli pour l'amener à un niveau de preuve de 2.1 ou plus.

Domaine 11 • Classe 2 • Concept : blessures

Risque de blessure de la cornée

Code du diagnostic 00245
Approuvé en 2013 • Révisé en 2017 • Niveau de preuve 2.1

Définition
Prédisposition à une infection ou une lésion inflammatoire du tissu cornéen pouvant affecter les couches profondes ou superficielles, qui peut compromettre la santé.

Facteurs de risque

- Connaissances insuffisantes des facteurs modifiables
- Exposition du globe oculaire

Population à risque

- Hospitalisation prolongée

Condition associée

- Clignement des paupières < 5 fois par minute
- Intubation
- Médicament
- Œdème périorbitaire
- Oxygénothérapie
- Score de l'échelle Glasgow du coma < 6
- Trachéostomie
- Ventilation artificielle

Références disponibles sur www.em-consulte.com/e-complement/476249.

Domaine 11 • Classe 2 • Concept : blessures

Risque de blessure des voies urinaires

Code du diagnostic 00250
Approuvé en 2013 • Révisé en 2017 • Niveau de preuve 2.1

Définition
Prédisposition à une lésion des voies urinaires causée par l'utilisation de sondes, qui peut compromettre la santé.

Facteurs de risque

- Confusion
- Connaissances insuffisantes du patient ou de l'aidant naturel concernant les soins à une sonde urinaire
- Obésité

Population à risque

- Extrêmes d'âge

Condition associée

- Allergie au latex
- Ballonnet gonflé à 30 ml ou plus
- Dyssynergie du détrusor
- État empêchant la possibilité de protéger la sonde
- Lésion médullaire
- Modification anatomique des organes pelviens
- Sondages multiples
- Troubles cognitifs
- Utilisation de sonde urinaire de gros calibre
- Utilisation prolongée de sondes urinaires

Références disponibles sur www.em-consulte.com/e-complement/476249.

Domaine 11 • Classe 2 • Concept : blessure en péri-opératoire

Risque de blessure en péri-opératoire

Code du diagnostic 00087
Approuvé en 1994 • Révisé en 2006, 2013, 2017 • Niveau de preuve 2.1

Définition
Prédisposition à des changements anatomiques et physiques involontaires résultant du positionnement ou de l'équipement médical utilisé pendant un procédé invasif ou une intervention chirurgicale, qui peut compromettre la santé.

Facteurs de risque

- À développer

Condition associée

- Désorientation
- Faiblesse musculaire
- Immobilisation
- Maigreur
- Obésité
- Œdème
- Troubles de la perception sensorielle secondaires à l'anesthésie

En raison de la quantité limitée du contact avec le patient avant l'opération, les infirmières peuvent ne pas être en mesure d'intervenir sur plusieurs de ces conditions associées.

Références disponibles sur www.em-consulte.com/e-complement/476249.

Domaine 11 • Classe 2 • Concept : brûlure thermique

Risque de brûlure thermique

Code du diagnostic 00220
Approuvé en 2010 • Révisé en 2013, 2017 • Niveau de preuve 2.1

Définition
Prédisposition à des lésions à la peau et aux muqueuses consécutives à des extrêmes de température, qui peut compromettre la santé.

Facteurs de risque

- Connaissances insuffisantes de l'aidant naturel sur les précautions relatives à la sécurité
- Connaissances insuffisantes sur les précautions relatives à la sécurité
- Environnement dangereux
- Fatigue
- Inattention
- Surveillance inadéquate
- Tabagisme
- Vêtements de protection inadéquats

Population à risque

- Extrêmes d'âge
- Température ambiante extrême

Condition associée

- Altération des fonctions cognitives
- Intoxication alcoolique
- Intoxication par des substances addictives
- Neuropathie
- Programme thérapeutique
- Trouble neuromusculaire

Références disponibles sur www.em-consulte.com/e-complement/476249.

Domaine 11 • Classe 2 • Concept : choc

Risque de choc

Code du diagnostic 00205
Approuvé en 2008 • Révisé en 2013, 2017 • Niveau de preuve 2.1

Définition
Prédisposition à une insuffisance du flux sanguin dans les tissus pouvant mener à un dysfonctionnement cellulaire menaçant la vie, qui peut compromettre la santé.

Facteurs de risque

- À développer

Condition associée

- Hypotension
- Hypovolémie
- Hypoxémie
- Hypoxie
- Infection
- Septicémie
- Syndrome de réponse inflammatoire systémique (SRIS)

Ce diagnostic sera retiré de la taxonomie 2021-2023 si des facteurs de risque ne sont pas développés.

Références disponibles sur www.em-consulte.com/e-complement/476249.

Domaine 11 • Classe 2 • Concept : chutes

Risque de chutes

Code du diagnostic 00155
Approuvé en 2000 • Révisé en 2013, 2017

Définition
Prédisposition accrue aux chutes qui peut causer des blessures et compromettre la santé.

Facteurs de risque

Facteurs liés à l'enfance

- Absence de barrière de sécurité dans l'escalier
- Absence de protection aux fenêtres
- Dispositif de sécurité dans l'automobile insuffisant
- Surveillance inadéquate

Facteurs environnementaux

- Éclairage insuffisant
- Environnement encombré
- Environnement peu familier
- Exposition à des facteurs dangereux liés aux conditions météorologiques
- Matériel antidérapant dans le bain insuffisant
- Utilisation de carpettes
- Utilisation de moyens de contention

Facteurs physiologiques

- Diarrhée
- Difficulté à la marche
- Diminution de la force des membres inférieurs
- Étourdissement suite à une extension du cou
- Étourdissement suite à une rotation du cou
- Incontinence
- Manque de sommeil
- Miction impérieuse
- Mobilité réduite
- Variation du taux de glycémie

Autres

- Connaissances insuffisantes des facteurs modifiables
- Consommation d'alcool

Population à risque

- Âge $\leq$ 2 ans
- Âge $\geq$ 65 ans

- Antécédents de chutes
- Bébé de sexe masculin et de moins de 1 an
- Personne vivant seule

Condition associée

- Altération des fonctions cognitives
- Anémie
- Arthrite
- Diminution de l'audition
- Hypotension orthostatique
- Maladie affectant les pieds
- Maladie aiguë
- Maladie vasculaire
- Médicament
- Néoplasme
- Neuropathie
- Période de rétablissement postopératoire
- Problèmes proprioceptifs
- Prothèse d'un membre inférieur
- Troubles de l'équilibre
- Troubles de la vision
- Utilisation de moyens auxiliaires de marche

Ce diagnostic sera retiré de la taxonomie 2021-2023 à moins qu'un travail supplémentaire ne soit accompli pour l'amener à un niveau de preuve de 2.1 ou plus.

Domaine 11 • Classe 2 • Concept : dégagement des voies respiratoires

Dégagement inefficace des voies respiratoires

Code du diagnostic 00031
Approuvé en 1980 • Révisé en 1996, 1998, 2017

Définition
Incapacité de libérer les voies respiratoires des sécrétions ou des obstructions qui entravent le libre passage de l'air.

Caractéristiques

- Altération du mode de respiration
- Bruits respiratoires adventices
- Cyanose
- Difficulté à verbaliser
- Diminution des bruits respiratoires
- Dyspnée
- Expectorations excessives
- Fébrilité
- Modification du rythme respiratoire
- Orthopnée
- Toux inefficace
- Toux inexistante
- Yeux écarquillés

Facteurs favorisants

- Exposition à la fumée
- Présence d'un corps étranger dans les voies respiratoires
- Production excessive de mucus.
- Stase des sécrétions
- Tabagisme
- Tabagisme passif

Condition associée

- Allergie respiratoire
- Asthme
- Bronchopneumopathie chronique obstructive (BPCO)
- Exsudat alvéolaire
- Hyperplasie de l'arbre bronchique
- Infection
- Présence d'une ventilation artificielle
- Spasme des voies respiratoires
- Trouble neuromusculaire

Ce diagnostic sera retiré de la taxonomie 2021-2023 à moins qu'un travail supplémentaire ne soit accompli pour l'amener à un niveau de preuve de 2.1 ou plus.

Domaine 11 • Classe 2 • Concept : dentition

Dentition altérée

Code du diagnostic 00048
Approuvé en 1998 • Révisé en 2017

Définition
Interruption du développement, de l'éruption dentaire ou de l'intégrité structurelle de chaque dent.

Caractéristiques

- Abrasion dentaire
- Absence de dents
- Asymétrie faciale
- Calculs salivaires excessifs
- Caries au niveau de la dent
- Caries au niveau de la racine de la dent
- Décoloration de l'émail
- Dent mobile
- Érosion de l'émail
- Fracture dentaire
- Halitose
- Mal de dents
- Malocclusion
- Mauvais alignement dentaire
- Perte prématurée des dents de lait
- Plaque dentaire excessive
- Poussée dentaire incomplète pour l'âge

Facteurs favorisants

- Connaissances relatives à l'hygiène dentaire insuffisantes
- Difficulté à accéder à des soins dentaires
- Habitudes alimentaires inadaptées
- Hygiène buccale inadéquate
- Malnutrition
- Obstacle à la réalisation de ses soins personnels
- Prise excessive de dérivés fluorés
- Utilisation excessive d'agents abrasifs dentaires
- Utilisation habituelle de produits tachants

Population à risque

- Classe socio-économique défavorisée
- Prédispositions génétiques

Condition associée

- Bruxisme
- Médicament
- Sensibilité à la température buccale
- Vomissements chroniques

Ce diagnostic sera retiré de la taxonomie 2021-2023 à moins qu'un travail supplémentaire ne soit accompli pour l'amener à un niveau de preuve de 2.1 ou plus.

Domaine 11 • Classe 2 • Concept : fonction neurovasculaire

Risque de dysfonctionnement neurovasculaire périphérique

Code du diagnostic 00086
Approuvé en 1992 • Révisé en 2013, 2017

Définition
Prédisposition à un trouble circulatoire, sensoriel ou moteur dans un membre, qui peut compromettre la santé.

Facteurs de risque
- À développer

Condition associée
- Brûlures
- Chirurgie orthopédique
- Compression mécanique
- Fracture
- Immobilisation
- Obstruction vasculaire
- Traumatisme

Ce diagnostic sera retiré de la taxonomie 2021-2023 à moins qu'un travail supplémentaire ne soit accompli pour l'amener à un niveau de preuve de 2.1 ou plus.

Références disponibles sur www.em-consulte.com/e-complement/476249.

Domaine 11 • Classe 2 • Concept : escarre

Risque d'escarre

Code du diagnostic 00249
Approuvé en 2013 • Révisé en 2017 • Niveau de preuve 2.2

Définition
Prédisposition à une lésion de la peau et/ou des tissus sous-jacents, habituellement localisée sur une proéminence osseuse, résultant de la pression seule ou combinée avec le cisaillement (NPUAP, 2007).

Facteurs de risque

- Alimentation inadéquate
- Connaissances insuffisantes de l'aidant naturel sur la prévention des escarres
- Connaissances insuffisantes des facteurs modifiables
- Déficit de soins personnels
- Déshydratation
- Diminution de la mobilité
- Forces de cisaillement
- Friction superficielle
- Hyperthermie
- Immobilisation prolongée sur une surface dure
- Incontinence
- Peau humide
- Peau squameuse
- Pression sur une proéminence osseuse
- Sécheresse de la peau
- Surpoids
- Tabagisme
- Utilisation de linge ayant une faible absorption de l'humidité

Population à risque

- Adulte : Score de l'échelle de Braden < 17
- Antécédents d'accident vasculaire cérébral
- Antécédents d'escarre
- Antécédents de traumatismes
- Classification fonctionnelle NYHA (New York Heart Association) ≥ 1
- Enfant : Score de l'échelle Q de Braden ≤ 16
- Extrêmes d'âge
- Extrêmes de poids
- Faible score sur l'échelle d'évaluation du risque d'escarre (Risk Assessment Pressure Sore [RAPS])
- Score ASA (American Society of Anesthesiologist) ≥ 2
- Sexe féminin

Condition associée

- Altération de la sensibilité
- Altération des fonctions cognitives
- Anémie
- Diminution de l'épaisseur du pli de la peau du triceps
- Diminution de l'oxygénation tissulaire
- Diminution de la perfusion tissulaire

- Diminution du taux d'albumine sérique
- Élévation de la température de la peau de 1 ou 2 °C
- Fracture de la hanche
- Immobilisation physique
- Lymphopénie
- Maladie cardiovasculaire
- Médicament
- Œdème
- Troubles de la circulation

Références disponibles sur www.em-consulte.com/e-complement/476249.

Domaine 11 • Classe 2 • Concept : fausse route (aspiration)

Risque de fausse route (d'aspiration)

Code du diagnostic 00039
Approuvé en 1988 • Révisé en 2013, 2017

Définition
Prédisposition à l'inhalation des sécrétions gastriques et/ou pharyngées, des solides ou des liquides dans la trachée et les bronches, qui peut compromettre la santé.

Facteurs de risque

- Connaissances insuffisantes des facteurs modifiables
- Diminution du transit gastro-intestinal
- Obstacle à l'adoption de la position assise
- Toux inefficace

Condition associée

- Alimentation entérale
- Augmentation de la pression intragastrique
- Augmentation de résidu gastrique
- Diminution de l'état de conscience
- Diminution de la capacité d'avaler
- Fermeture insuffisante du sphincter inférieur de l'œsophage
- Inhibition du réflexe pharyngé
- Intervention chirurgicale à la bouche
- Intervention chirurgicale au cou
- Intervention chirurgicale au visage
- Mâchoires immobilisées par des fils métalliques
- Présence de sonde orale/nasale
- Programme thérapeutique
- Retard de la vidange gastrique
- Traumatisme à la bouche
- Traumatisme au visage
- Traumatisme du cou

Ce diagnostic sera retiré de la taxonomie 2021-2023 à moins qu'un travail supplémentaire ne soit accompli pour l'amener à un niveau de preuve de 2.1 ou plus.

Domaine 11 • Classe 2 • Concept : hémorragie

Risque d'hémorragie

Code du diagnostic 00206
Approuvé en 2008 • Révisé en 2013, 2017 • Niveau de preuve 2.1

Définition
Prédisposition à une diminution du volume sanguin, qui peut compromettre la santé.

Facteurs de risque

- Connaissances insuffisantes sur les précautions à prendre lors d'une hémorragie

Population à risque

- Antécédents de chutes

Condition associée

- Altération des fonctions hépatiques
- Anévrisme
- Circoncision
- Coagulopathie congénitale
- Coagulopathie intravasculaire disséminée
- Complication de la grossesse
- Complication du post-partum
- Pathologie gastro-intestinale
- Programme thérapeutique
- Traumatisme

Des facteurs de risque complémentaires doivent être développés.

Références disponibles sur www.em-consulte.com/e-complement/476249.

Domaine 11 • Classe 2 • Concept : intégrité de la muqueuse

Atteinte à l'intégrité de la muqueuse buccale

Code du diagnostic 00045
Approuvé en 1982 • Révisé en 1998, 2013, 2017 • Niveau de preuve 2.1

Définition
Lésion des lèvres, des tissus, de la cavité buccale et/ou de l'oropharynx.

Caractéristiques

- Amygdales hypertrophiées
- Chéilite
- Déchaussement de plus de 4 mm
- Desquamation
- Difficulté à manger
- Difficulté à parler
- Diminution de la capacité d'avaler
- Diminution de la sensation du goût
- Douleur buccale
- Écoulement purulent
- Exposition à des agents pathogènes
- Exsudat blanchâtre
- Exsudat purulent
- Fissure buccale
- Gêne buccale
- Glossite exfoliatrice
- Halitose
- Hyperémie
- Hyperplasie des gencives
- Langue atrophiée, lisse
- Langue saburrale
- Lésions buccales
- Macroplasie
- Mauvais goût dans la bouche
- Muqueuse dénudée
- Nodules
- Œdème buccal
- Pâleur de la muqueuse
- Pâleur des gencives
- Papules
- Plaques blanches
- Présence d'une masse
- Rétraction des gencives
- Saignement
- Stomatite
- Taches blanchâtres dans la bouche
- Taches spongieuses dans la bouche
- Ulcères buccaux
- Vésicules
- Xérostomie

Facteurs favorisants

- Alimentation inadéquate
- Connaissances insuffisantes concernant l'hygiène buccale
- Consommation d'alcool
- Dépression
- Déshydratation
- Diminution de la salivation
- Facteurs de stress
- Hygiène buccale inadéquate
- Lésion de nature chimique
- Malnutrition
- Obstacle à l'hygiène buccale
- Obstacle au suivi chez le dentiste
- Respiration par la bouche
- Tabagisme

Population à risque

- Classe socio-économique défavorisée

Condition associée

- Allergie
- Altération des fonctions cognitives
- Chimiothérapie
- Diète absolue depuis plus de 24 heures
- Diminution des taux d'hormone chez la femme
- Facteur mécanique
- Fente labiale
- Fente palatine
- Immunodéficience
- Immunosuppression
- Infection
- Intervention chirurgicale
- Maladie auto-immune
- Maladie autosomique
- Perte des structures de soutien de la bouche
- Programme thérapeutique
- Radiothérapie
- Syndrome de Gougerot-Sjögren
- Thrombopénie
- Traumatisme
- Traumatisme à la bouche
- Trouble du comportement

Références disponibles sur www.em-consulte.com/e-complement/476249.

Domaine 11 • Classe 2 • Concept : intégrité de la muqueuse

Risque d'atteinte à l'intégrité de la muqueuse buccale

Code du diagnostic 00247
Approuvé en 2013 • Révisé en 2017 • Niveau de preuve 2.1

Définition
Prédisposition à une lésion des lèvres, des tissus, de la cavité buccale et/ou de l'oropharynx, qui peut compromettre la santé.

Facteurs de risque

- Alimentation inadéquate
- Connaissances insuffisantes concernant l'hygiène buccale
- Consommation d'alcool
- Dépression
- Déshydratation
- Diminution de la salivation
- Facteurs de stress
- Hygiène buccale inadéquate
- Lésion de nature chimique
- Malnutrition
- Obstacle à l'hygiène buccale
- Obstacle au suivi chez le dentiste
- Respiration par la bouche
- Tabagisme

Population à risque

- Classe socio-économique défavorisée

Condition associée

- Allergie
- Altération des fonctions cognitives
- Chimiothérapie
- Diète absolue depuis plus de 24 heures
- Diminution des taux d'hormone chez la femme
- Facteur mécanique
- Fente labiale
- Fente palatine
- Immunodéficience
- Immunosuppression
- Infection
- Intervention chirurgicale
- Maladie auto-immune
- Maladie autosomique
- Perte des structures de soutien de la bouche
- Programme thérapeutique
- Radiothérapie
- Syndrome de Gougerot-Sjögren
- Thrombopénie
- Traumatisme
- Traumatisme à la bouche
- Trouble du comportement

Références disponibles sur www.em-consulte.com/e-complement/476249.

Domaine 11 • Classe 2 • Concept : intégrité de la peau

Atteinte à l'intégrité de la peau

Code du diagnostic 00046
Approuvé en 1975 • Révisé en 1998, 2017 • Niveau de preuve 2.1

Définition
Altération de l'épiderme et/ou du derme.

Caractéristiques

- Altération de l'intégrité de la peau
- Corps étranger perçant la peau
- Douleur aiguë
- Hématome
- Rougeur
- Saignement
- Zone localisée chaude au toucher

Facteurs favorisants

Facteurs extrinsèques

- Excrétions
- Humidité
- Hyperthermie
- Hypothermie
- Lésion de nature chimique
- Moiteur
- Pression sur une proéminence osseuse
- Sécrétions

Facteurs intrinsèques

- Alimentation inadéquate
- Facteur psychogène
- Modification du volume liquidien

Population à risque

- Extrêmes d'âge

Condition associée

- Altération de la pigmentation
- Altération de la sensibilité
- Altération du métabolisme
- Changements hormonaux
- Immunodéficience
- Médicament
- Modification de la turgescence cutanée
- Ponction artérielle
- Radiothérapie
- Traumatisme vasculaire
- Troubles de la circulation

Domaine 11 • Classe 2 • Concept : intégrité de la peau

Risque d'atteinte à l'intégrité de la peau

Code du diagnostic 00047
Approuvé en 1975 • Révisé en 1998, 2010, 2013, 2017 • Niveau de preuve 2.1

Définition
Prédisposition à une altération de l'épiderme et/ou du derme, qui peut compromettre la santé.

Facteurs de risque

Facteurs extrinsèques

- Excrétions
- Humidité
- Hyperthermie
- Hypothermie
- Lésion de nature chimique
- Moiteur
- Sécrétions

Facteurs intrinsèques

- Alimentation inadéquate
- Facteur psychogène
- Modification du volume liquidien
- Pression sur une proéminence osseuse

Population à risque

- Extrêmes d'âge

Condition associée

- Altération de la pigmentation
- Altération de la sensibilité
- Altération du métabolisme
- Changements hormonaux
- Immunodéficience
- Médicament
- Modification de la turgescence cutanée
- Ponction artérielle
- Radiothérapie
- Traumatisme vasculaire
- Troubles de la circulation

Domaine 11 • Classe 2 • Concept : intégrité des tissus

Atteinte à l'intégrité des tissus

Code du diagnostic 00044
Approuvé en 1986 • Révisé en 1998, 2013, 2017 • Niveau de preuve 2.1

Définition
Lésion d'une muqueuse, de la cornée, du système tégumentaire, d'un fascia musculaire, d'un muscle, d'un tendon, d'un os, d'un cartilage, d'une capsule articulaire et/ou d'un ligament.

Caractéristiques

- Destruction des tissus
- Douleur aiguë
- Hématome
- Lésion tissulaire
- Rougeur
- Saignement
- Zone localisée chaude au toucher

Facteurs favorisants

- Connaissances insuffisantes concernant la protection de l'intégrité tissulaire
- Connaissances insuffisantes concernant le maintien de l'intégrité tissulaire
- Déficit de volume liquidien
- État nutritionnel déséquilibré
- Excès de volume liquidien
- Humidité
- Lésion de nature chimique

Population à risque

- Exposition à une alimentation électrique à haute tension
- Extrêmes d'âge
- Température ambiante extrême

Condition associée

- Altération de la sensibilité
- Altération du métabolisme
- Intervention chirurgicale
- Médicament
- Mobilité réduite
- Neuropathie périphérique
- Ponction artérielle
- Radiothérapie
- Traumatisme vasculaire
- Troubles de la circulation

Références disponibles sur www.em-consulte.com/e-complement/476249.

Domaine 11 • Classe 2 • Concept : intégrité des tissus

Risque d'atteinte à l'intégrité des tissus

Code du diagnostic 00248
Approuvé en 2013 • Révisé en 2017 • Niveau de preuve 2.1

Définition
Prédisposition à une lésion d'une muqueuse, de la cornée, du système tégumentaire, d'un fascia musculaire, d'un muscle, d'un tendon, d'un os, d'un cartilage, d'une capsule articulaire et/ou d'un ligament, qui peut compromettre la santé.

Facteurs de risque

- Connaissances insuffisantes concernant la protection de l'intégrité tissulaire
- Connaissances insuffisantes concernant le maintien de l'intégrité tissulaire
- Déficit de volume liquidien
- État nutritionnel déséquilibré
- Excès de volume liquidien
- Humidité
- Lésion de nature chimique

Population à risque

- Exposition à une alimentation électrique à haute tension
- Extrêmes d'âge
- Température ambiante extrême

Condition associée

- Altération de la sensibilité
- Altération du métabolisme
- Intervention chirurgicale
- Médicament
- Mobilité réduite
- Neuropathie périphérique
- Ponction artérielle
- Radiothérapie
- Traumatisme vasculaire
- Troubles de la circulation

Références disponibles sur www.em-consulte.com/e-complement/476249.

Domaine 11 • Classe 2 • Concept : mort subite

Risque de mort subite du nourrisson

Code du diagnostic 00156
Approuvé en 2002 • Révisé en 2013, 2017 • Niveau de preuve 3.2

Définition
Prédisposition à une mort subite chez un nouveau-né/nourrisson.

Facteurs de risque

- Enfant de moins de 4 mois installé dans son siège pour son sommeil habituel
- Exposition au tabagisme passif
- Nourrisson couché en position latérale
- Nourrisson couché en position ventrale
- Nourrisson exposé à une température ambiante trop élevée
- Nourrisson trop couvert
- Objets moelleux placés en vrac à côté du nourrisson
- Retard de soins prénatals
- Soins prénatals insuffisants
- Surface de repos moelleuse

Population à risque

- Âge : de 2 à 4 mois
- Appartenance ethnique afro-américaine
- Appartenance ethnique amérindienne
- Exposition postnatale à l'alcool
- Exposition postnatale à la drogue
- Exposition prénatale à l'alcool
- Exposition prénatale à la drogue
- Jeune âge des parents
- Nouveau-né avec un petit poids de naissance
- Nouveau-né/nourrisson non allaité au sein exclusivement ou alimenté par du lait exprimé par tire-lait
- Prématurité
- Sexe masculin
- Tabagisme maternel pendant la grossesse

Condition associée

- Temps froid

Domaine 11 • Classe 2 • Concept : rétablissement postopératoire

Rétablissement postopératoire retardé

Code du diagnostic 00100
Approuvé en 1998 • Révisé en 2006, 2013, 2017 • Niveau de preuve 2.1

Définition
Prolongation du nombre de jours requis en postopératoire afin que les personnes commencent à accomplir seules les activités propres à entretenir la vie, la santé et le bien-être.

Caractéristiques

- Aide requise pour les soins personnels
- Incapacité de reprendre son emploi
- Inconfort
- Mobilité réduite
- Perte d'appétit
- Preuve d'interruption du processus de cicatrisation de la plaie chirurgicale
- Report de la reprise du travail
- Temps de la convalescence anormalement long

Facteurs favorisants

- Douleur
- Malnutrition
- Obésité
- Réaction émotionnelle postopératoire

Population à risque

- Antécédents de retard de cicatrisation
- Extrêmes d'âge

Condition associée

- Contamination du site opératoire
- Diabète
- Infection du site opératoire
- Intervention chirurgicale lourde
- Médicament
- Mobilité réduite
- Nausées persistantes
- Œdème au niveau de la plaie
- Score ASA (American Society of Anesthesiologists) ≥ 3
- Temps opératoire prolongé
- Traumatisme au niveau du site opératoire
- Troubles psychologiques pendant la période postopératoire
- Vomissements persistants

Références disponibles sur www.em-consulte.com/e-complement/476249.

Domaine 11 • Classe 2 • Concept : rétablissement postopératoire

Risque de rétablissement postopératoire retardé

Code du diagnostic 00246
Approuvé en 2013 • Révisé en 2017 • Niveau de preuve 2.1

Définition
Prédisposition à une prolongation du nombre de jours requis en postopératoire afin que les personnes commencent à accomplir seules les activités propres à entretenir la vie, la santé et le bien-être, qui peut compromettre la santé.

Facteurs de risque

- Douleur
- Malnutrition
- Obésité
- Réaction émotionnelle postopératoire

Population à risque

- Antécédents de retard de cicatrisation
- Extrêmes d'âge

Condition associée

- Contamination du site opératoire
- Diabète
- Infection du site opératoire
- Intervention chirurgicale lourde
- Médicament
- Mobilité réduite
- Nausées persistantes
- Œdème au niveau de la plaie
- Score ASA (American Society of Anesthesiologists) ≥ 3
- Temps opératoire prolongé
- Traumatisme au niveau du site opératoire
- Troubles psychologiques pendant la période postopératoire
- Vomissements persistants

Références disponibles sur www.em-consulte.com/e-complement/476249.

Domaine 11 • Classe 2 • Concept : sécheresse buccale

Risque de sécheresse buccale

Code du diagnostic 00261
Approuvé en 2016 • Niveau de preuve 2.1

Définition
Prédisposition à un inconfort ou une atteinte de la muqueuse buccale, consécutive à une diminution de la quantité ou de la qualité de la salive humidifiant la muqueuse, qui peut compromettre la santé.

Facteurs de risque

- Dépression
- Déshydratation
- Excitation
- Stress excessif
- Tabagisme

Condition associée

- Chimiothérapie
- Grossesse
- Incapacité de nourrir par voie orale
- Maladies systémiques
- Médicament
- Oxygénothérapie
- Radiothérapie au niveau la tête et du cou
- Restriction hydrique

Références disponibles sur www.em-consulte.com/e-complement/476249.

Domaine 11 • Classe 2 • Concept : sécheresse de l'œil

Risque de sécheresse de l'œil

Code du diagnostic 00219
Approuvé en 2010 • Révisé en 2013, 2017 • Niveau de preuve 2.1

Définition
Prédisposition à un inconfort au niveau de l'œil, ou à une atteinte à la cornée et la conjonctive, consécutive à une diminution de la quantité ou de la qualité des larmes humectant l'œil, qui peut compromettre la santé.

Facteurs de risque

- Air conditionné
- Carence en vitamine A
- Connaissances insuffisantes des facteurs modifiables
- Consommation de caféine
- Exposition au soleil
- Faible taux d'humidité
- Lecture prolongée
- Pollution de l'air
- Tabagisme
- Vent excessif

Population à risque

- Antécédents d'allergie
- Lentilles de contact
- Sexe féminin
- Vieillissement

Condition associée

- Changements hormonaux
- Lésion neurologique avec perte du réflexe sensitif ou moteur
- Lésion oculaire
- Maladie auto-immune
- Programme thérapeutique
- Ventilation artificielle

Références disponibles sur www.em-consulte.com/e-complement/476249.

Domaine 11 • Classe 2 • Concept : suffocation

Risque de suffocation

Code du diagnostic 00036
Approuvé en 1980 • Révisé en 2013, 2017

Définition
Prédisposition à une suffocation accidentelle (manque d'air à inhaler), qui peut compromettre la santé.

Facteurs de risque

- Accès à un réfrigérateur ou un congélateur vide
- Appareil de chauffage à combustion sans conduit d'aération
- Biberon calé dans le berceau d'un bébé
- Connaissances insuffisantes sur les précautions relatives à la sécurité
- Corde à linge trop basse
- Enfants jouant avec des sacs de plastique
- Enfants laissés sans surveillance dans l'eau
- Fuites de gaz
- Personne fumant au lit
- Perturbation émotionnelle
- Petit objet dans des voies aériennes
- Surface de repos moelleuse
- Tétine attachée au cou d'un bébé
- Trop grosses bouchées de nourriture
- Véhicule laissé en marche dans un garage fermé

Condition associée

- Altération de l'odorat
- Altération des fonctions cognitives
- Lésion de la face ou du cou
- Pathologie de la face ou du cou
- Troubles de la fonction motrice

Ce diagnostic sera retiré de la taxonomie 2021-2023 à moins qu'un travail supplémentaire ne soit accompli pour l'amener à un niveau de preuve de 2.1 ou plus.

Domaine 11 • Classe 2 • Concept : traumatisme physique

Risque de traumatisme physique

Code du diagnostic 00038
Approuvé en 1980 • Révisé en 2013, 2017

Définition
Prédisposition à une blessure physique soudaine et grave qui exige une attention immédiate.

Facteurs de risque

Facteurs extrinsèques

- Absence d'un dispositif d'appel à l'aide
- Absence de barrière de sécurité dans l'escalier
- Absence de protection aux fenêtres
- Accès aux armes
- Allumage tardif du brûleur ou d'un four à gaz
- Appareils défectueux
- Bain dans de l'eau trop chaude
- Combustibles rangés dans des endroits inadéquats
- Conduite dangereuse de véhicule lourd
- Corrosifs rangés dans des endroits inadéquats
- Dangers d'origine électrique
- Dysfonctionnement d'un dispositif d'appel à l'aide
- Éclairage insuffisant
- Emploi d'une chaise instable
- Emploi d'une échelle instable
- Exposition à des appareils dangereux
- Exposition à des produits chimiques toxiques
- Exposition à des produits corrosifs
- Exposition aux radiations
- Fils électriques non fixés
- Glaçons pendant d'un toit
- Graisse accumulée sur une cuisinière
- Installation d'un enfant sur le siège avant d'un véhicule
- Jeux avec des explosifs
- Jeux avec des objets dangereux
- Lit trop haut
- Matériel antidérapant dans le bain insuffisant
- Mauvaise utilisation de la ceinture de sécurité
- Non-utilisation de la ceinture de sécurité
- Objets inflammables
- Passages encombrés
- Personne fumant à proximité d'une source d'oxygène
- Personne fumant au lit
- Poignées de casseroles tournées vers le devant de la cuisinière
- Port de vêtements flottants à proximité d'une flamme
- Port inadéquat du casque
- Protection insuffisante d'une source de chaleur
- Proximité d'un chemin réservé aux véhicules
- Rampe d'escalier branlante
- Résistance aux moyens de contention
- Route dangereuse

- Sols glissants
- Tapis roulant dangereux
- Utilisation de carpettes
- Utilisation de vaisselle fêlée

Facteurs intrinsèques

- Connaissances insuffisantes sur les précautions relatives à la sécurité
- Faiblesse
- Perturbation émotionnelle
- Troubles de l'équilibre
- Vue affaiblie

Population à risque

- Antécédents de traumatismes
- Classe socio-économique défavorisée
- Fuites de gaz
- Taux élevé de criminalité dans le voisinage
- Température ambiante extrême

Condition associée

- Altération de la sensibilité
- Altération des fonctions cognitives
- Diminution de la coordination des muscles
- Diminution de la coordination main-œil

Ce diagnostic sera retiré de la taxonomie 2021-2023 à moins qu'un travail supplémentaire ne soit accompli pour l'amener à un niveau de preuve de 2.1 ou plus.

Domaine 11 • Classe 2 • Concept : traumatisme

Risque de traumatisme vasculaire

Code du diagnostic 00213
Approuvé en 2008 • Révisé en 2013, 2017 • Niveau de preuve 2.1

Définition
Prédisposition à une lésion d'une veine et du tissu environnant en raison de la présence d'un cathéter et/ou de la perfusion de solutions, qui peut compromettre la santé.

Facteurs de risque

- Durée prolongée de la présence du cathéter
- Point d'insertion disponible inadéquat

Condition associée

- Débit rapide de la perfusion
- Solution irritante

Références disponibles sur www.em-consulte.com/e-complement/476249.

Domaine 11 • Classe 2 • Concept : thrombo-embolie veineuse

Risque de thrombo-embolie veineuse

Code du diagnostic 00268
Approuvé en 2016 • Niveau de preuve 2.1

Définition
Prédisposition à un développement d'un caillot sanguin dans une veine profonde, généralement dans la cuisse, le mollet ou dans un membre supérieur, qui peut migrer et se loger dans un autre vaisseau, qui peut compromettre la santé.

Facteurs de risque

- Déshydratation
- Mobilité réduite
- Obésité

Population à risque

- Admission en soins intensifs
- Âge > 60 ans
- Antécédents d'accident vasculaire cérébral
- Antécédents de thrombo-embolie veineuse antérieure
- Antécédents familiaux de thrombo-embolie veineuse chez un parent de premier degré
- Fumeur actuel
- Moins de 6 semaines après l'accouchement

Condition associée

- Accident vasculaire cérébral
- Comorbidité importante
- Diagnostic de cancer en cours
- Période postopératoire d'une intervention chirurgicale majeure
- Période postopératoire d'une intervention chirurgicale orthopédique
- Temps d'anesthésie et d'intervention chirurgicale > 90 minutes
- Thrombophilie
- Traumatisme des membres supérieurs
- Traumatisme en-dessous de la taille
- Utilisation de contraceptifs contenant des œstrogènes
- Utilisation de thérapie hormonale de substitution
- Varices

Références disponibles sur www.em-consulte.com/e-complement/476249.

Domaine 11 • Classe 3 • Concept : automutilation

Automutilation

Code du diagnostic 00151
Approuvé en 2000 • Révisé en 2017

Définition
Acte délibéré de se blesser sans intention de se tuer, produisant des lésions tissulaires et une sensation de soulagement de ses tensions.

Caractéristiques

- Amputation
- Brûlures infligées à soi-même
- Constriction d'une partie du corps
- Coups
- Coupures corporelles
- Grattage des plaies
- Griffures corporelles
- Ingestion de substances dangereuses
- Inhalation de substances dangereuses
- Insertion d'objets dans un (des) orifice(s) corporel(s)
- Morsures
- Utilisation de produits abrasifs

Facteurs favorisants

- Absence de confident dans la famille
- Altération de l'image corporelle
- Besoin de diminuer rapidement son stress
- Besoin irrésistible de se blesser
- Besoin irrésistible de se faire du mal
- Communication parent–adolescent inefficace
- Dissociation
- Faible estime de soi
- Humeur labile
- Incapacité d'exprimer ses tensions verbalement
- Incapacité de supporter une augmentation de tension
- Incapacité habituelle de planifier des solutions
- Incapacité habituelle de voir les conséquences à long terme
- Isolement de ses pairs
- Manipulations afin d'entretenir les relations avec les autres
- Perfectionnisme
- Perte de contrôle dans une situation de résolution de problème
- Perturbation de l'estime de soi
- Perturbation émotionnelle
- Perturbations dans les relations interpersonnelles
- Réactions impulsives
- Sentiment de menace lié à la perte de relations importantes
- Sentiments négatifs
- Stratégies d'adaptation inefficaces
- Toxicomanie
- Trouble de l'alimentation

Population à risque

- Adolescence

- Antécédents de comportement autodestructeur
- Antécédents de maltraitance pendant l'enfance
- Antécédents familiaux de comportement autodestructeur
- Chirurgie infantile
- Crise d'identité sexuelle
- Enfant maltraité
- Famille divorcée
- Incarcération
- Maladie infantile
- Pairs qui s'automutilent
- Perte d'une relation affectivement importante
- Retard dans le développement
- Toxicomanie au sein de la famille
- Vie dans un milieu non traditionnel
- Violence entre les personnes représentant l'image parentale

Condition associée

- Autisme
- Dépersonnalisation
- Trouble de personnalité limite
- Trouble psychotique
- Troubles caractériels

Ce diagnostic sera retiré de la taxonomie 2021-2023 à moins qu'un travail supplémentaire ne soit accompli pour l'amener à un niveau de preuve de 2.1 ou plus.

Domaine 11 • Classe 3 • Concept : automutilation

Risque d'automutilation

Code du diagnostic 00139
Approuvé en 1992 • Révisé en 2000, 2013, 2017

Définition
Prédisposition à une tentative délibérée de se blesser sans intention de se tuer, produisant des lésions tissulaires en vue du soulagement de ses tensions.

Facteurs de risque

- Absence de confident dans la famille
- Altération de l'image corporelle
- Besoin de diminuer rapidement son stress
- Besoin irrésistible de se blesser
- Besoin irrésistible de se faire du mal
- Communication parent–adolescent inefficace
- Dissociation
- Faible estime de soi
- Humeur labile
- Incapacité d'exprimer ses tensions verbalement
- Incapacité de supporter une augmentation de tension
- Incapacité habituelle de planifier des solutions
- Incapacité habituelle de voir les conséquences à long terme
- Isolement de ses pairs
- Manipulations afin d'entretenir les relations avec les autres
- Perfectionnisme
- Perte de contrôle dans une situation de résolution de problème
- Perturbation de l'estime de soi
- Perturbation émotionnelle
- Perturbations dans les relations interpersonnelles
- Réactions impulsives
- Sentiment de menace lié à la perte de relations importantes
- Sentiments négatifs
- Stratégies d'adaptation inefficaces
- Toxicomanie
- Trouble de l'alimentation

Population à risque

- Adolescence
- Antécédents de comportement autodestructeur
- Antécédents de maltraitance pendant l'enfance
- Antécédents familiaux de comportement autodestructeur
- Chirurgie infantile
- Crise d'identité sexuelle
- Enfant maltraité
- Famille divorcée
- Incarcération
- Maladie infantile
- Pairs qui s'automutilent
- Perte d'une relation affectivement importante
- Retard dans le développement
- Toxicomanie au sein de la famille
- Vie dans un milieu non traditionnel
- Violence entre les personnes représentant l'image parentale

Condition associée

- Autisme
- Dépersonnalisation
- Trouble de personnalité limite
- Trouble psychotique
- Troubles caractériels

Ce diagnostic sera retiré de la taxonomie 2021-2023 à moins qu'un travail supplémentaire ne soit accompli pour l'amener à un niveau de preuve de 2.1 ou plus.

Domaine 11 • Classe 3 • Concept : mutilation génitale féminine

Risque de mutilation génitale féminine

Code du diagnostic 00272
Approuvé en 2016 • Niveau de preuve 2.1

Définition
Prédisposition à subir l'ablation complète ou partielle des organes génitaux féminins externes ainsi que d'autres lésions de ces organes, que ce soit pour des motifs culturels, religieux ou autres, qui peut compromettre la santé.

Facteurs de risque

- Manque de connaissances de la famille à propos de l'impact de cette pratique sur la santé physique
- Manque de connaissances de la famille à propos de l'impact de cette pratique sur la santé psychosociale
- Manque de connaissances familiales sur l'impact des pratiques sur la santé génésique

Population à risque

- Appartenance à un groupe ethnique dans lequel cette pratique est acceptée
- Appartenance à une famille dans laquelle chaque membre féminin a été soumis à cette pratique
- Appartenance des chefs de famille à un groupe ethnique où cette pratique est acceptée
- Attitude favorable de la famille vis-à-vis de cette pratique
- Intention de visiter de la famille dans le pays d'origine
- Résidence dans une contrée où la pratique est acceptée
- Sexe féminin

Références disponibles sur www.em-consulte.com/e-complement/476249.

Domaine 11 • Classe 3 • Concept : suicide

Risque de suicide

Code du diagnostic 00150
Approuvé en 2000 • Révisé en 2013, 2017

Définition
Prédisposition à des blessures auto-infligées mettant la vie en danger.

Facteurs de risque

Caractéristiques comportementales ou facteurs comportementaux

- Accumulation de médicaments
- Achat d'une arme à feu
- Distribution de ses biens
- Modification de son testament
- Modifications notables des attitudes
- Modifications notables des résultats scolaires
- Modifications notables du comportement
- Réactions impulsives
- Rédaction de son testament
- Rétablissement soudain et euphorique d'une dépression majeure

Facteurs psychologiques

- Culpabilité
- Toxicomanie

Facteurs situationnels

- Accès aux armes
- Perte d'autonomie
- Perte d'indépendance

Facteurs sociaux

- Deuil
- Difficultés juridiques
- Impuissance
- Isolement social
- Perte d'espoir
- Perte d'une relation affectivement importante
- Problèmes disciplinaires
- Sentiment de solitude
- Soutien social insuffisant
- Suicides collectifs
- Vie de famille perturbée

Facteurs verbaux

- Exprime le désir de mourir
- Menace de suicide

Autres

- Douleur chronique

Population à risque

- Adolescence
- Adolescent vivant dans un milieu non traditionnel
- Antécédents de maltraitance pendant l'enfance
- Antécédents de tentatives de suicide
- Antécédents familiaux de suicide
- Appartenance ethnique amérindienne
- Appartenance ethnique caucasienne
- Classe socio-économique défavorisée
- Déménagement
- Divorcé(e)
- Institutionnalisation
- Jeune homosexuel
- Jeunes hommes
- Personne retraitée
- Personne vivant seule
- Personnes âgées
- Sexe masculin
- Veuf(ve)

Condition associée

- Maladie en phase terminale
- Maladie somatique
- Problème psychiatrique

Ce diagnostic sera retiré de la taxonomie 2021-2023 à moins qu'un travail supplémentaire ne soit accompli pour l'amener à un niveau de preuve de 2.1 ou plus.

Domaine 11 • Classe 3 • Concept : violence envers les autres

Risque de violence envers les autres

Code du diagnostic 00138
Approuvé en 1980 • Révisé en 1996, 2013, 2017

Définition
Prédisposition à des conduites indiquant que la personne est susceptible d'infliger à autrui des blessures physiques, psychologiques et/ou sexuelles.

Facteurs de risque

- Accès aux armes
- Comportement suicidaire
- Langage corporel négatif
- Réactions impulsives
- Recours systématique à des menaces de violence
- Recours systématique à la violence envers la société
- Recours systématique à la violence envers les autres
- Recours systématique à la violence indirecte

Population à risque

- Antécédents d'infraction au volant
- Antécédents de cruauté envers les animaux
- Antécédents de maltraitance pendant l'enfance
- Antécédents de provocation d'incendie
- Antécédents de toxicomanie
- Témoin de violence familiale pendant l'enfance

Condition associée

- Altération des fonctions cognitives
- Complications périnatales
- Complications prénatales
- Intoxication pathologique
- Trouble psychotique
- Troubles neurologiques

Ce diagnostic sera retiré de la taxonomie 2021-2023 à moins qu'un travail supplémentaire ne soit accompli pour l'amener à un niveau de preuve de 2.1 ou plus.

Domaine 11 • Classe 3 • Concept : violence envers soi

Risque de violence envers soi

Code du diagnostic 00140
Approuvé en 1994 • Révisé en 2013, 2017

Définition
Prédisposition à des conduites indiquant que la personne est susceptible de s'infliger des blessures physiques, émotionnelles et/ou sexuelles.

Facteurs de risque

- Conflit dans les relations interpersonnelles
- Conflit quant à l'orientation sexuelle
- Idées suicidaires
- Indices comportementaux indiquant une intention de suicide
- Indices verbaux indiquant une intention de suicide
- Isolement social
- Personne qui se livre à des actes auto-érotiques
- Préoccupation relative à l'emploi
- Projet de suicide
- Ressources personnelles insuffisantes

Population à risque

- Âge : 15 à 19 ans
- Âge ≥ 45 ans
- Antécédents de nombreuses tentatives de suicide
- Difficultés au sein du milieu familial
- Situation matrimoniale
- Situation professionnelle

Condition associée

- Problème de santé mentale
- Problème psychologique
- Problèmes de santé physique

Ce diagnostic sera retiré de la taxonomie 2021-2023 à moins qu'un travail supplémentaire ne soit accompli pour l'amener à un niveau de preuve de 2.1 ou plus.

Domaine 11 • Classe 4 • Concept : accident professionnel

Risque d'accident professionnel

Code du diagnostic 00265
Approuvé en 2016 • Niveau de preuve 2.1

Définition
Prédisposition à subir un accident de travail ou une maladie professionnelle, qui peut compromettre la santé.

Facteurs de risque

Facteurs individuels

- Actions dangereuses par excès de confiance
- Actions dangereuses suite à des habitudes négatives malsaines
- Connaissances insuffisantes
- Détresse psychologique
- Exercice du rôle inadapté
- Gestion du temps inadaptée
- Interprétation erronée de l'information
- Stratégies d'adaptation inefficaces
- Stress excessif
- Usage inapproprié de l'équipement de protection individuelle

Facteurs environnementaux

- Burn-out professionnel
- Charge de travail physique
- Distraction causée par les relations sociales
- Environnement physique inadéquat
- Exposition à des agents biologiques
- Exposition à des agents chimiques
- Exposition à des agents tératogènes
- Exposition à des températures extrêmes
- Exposition au bruit
- Exposition aux radiations
- Exposition aux vibrations
- Manque d'équipement de protection individuelle
- Relations de travail
- Travail de nuit alternant avec travail de jour
- Travail par postes

Références disponibles sur www.em-consulte.com/e-complement/476249.

Domaine 11 • Classe 4 • Concept : contamination

Contamination

Code du diagnostic 00181
Approuvé en 2006 • Révisé en 2017 • Niveau de preuve 2.1

Définition
Exposition à des contaminants environnementaux, en quantité suffisante pour provoquer des effets néfastes sur la santé.

Caractéristiques

Pesticides

- Effets dermatologiques de l'exposition aux pesticides
- Effets gastro-intestinaux de l'exposition aux pesticides
- Effets neurologiques de l'exposition aux pesticides
- Effets pulmonaires de l'exposition aux pesticides
- Effets rénaux de l'exposition aux pesticides

Agents chimiques

- Effets dermatologiques de l'exposition aux agents chimiques
- Effets gastro-intestinaux d'exposition aux agents chimiques
- Effets immunologiques de l'exposition aux agents chimiques
- Effets neurologiques de l'exposition aux agents chimiques.
- Effets pulmonaires de l'exposition aux agents chimiques
- Effets rénaux de l'exposition aux agents chimiques

Agents biologiques

- Effets dermatologiques de l'exposition aux agents biologiques
- Effets gastro-intestinaux de l'exposition aux agents biologiques
- Effets neurologiques de l'exposition aux agents biologiques
- Effets pulmonaires de l'exposition aux agents biologiques
- Effets rénaux de l'exposition aux agents biologiques

Pollution

- Effets neurologiques de l'exposition à la pollution
- Effets pulmonaires de l'exposition à la pollution

Déchets

- Effets dermatologiques de l'exposition aux déchets
- Effets gastro-intestinaux de l'exposition des déchets
- Effets hépatiques de l'exposition aux déchets
- Effets pulmonaires de l'exposition aux déchets

Radiations

- Effets cancérigènes de l'exposition aux radiations
- Effets génétiques d'exposition aux radiations
- Effets immunologiques de l'exposition aux radiations
- Effets neurologiques de l'exposition aux radiations

Facteurs favorisants

Facteurs extrinsèques

- Contamination chimique de l'eau
- Contamination chimique de la nourriture
- Dégradation inadéquate des contaminants
- Exposition non protégée à des métaux lourds
- Exposition non protégée à des produits chimiques
- Exposition non protégée à du matériel radioactif
- Ingestion de produits contaminés
- Jeunes enfants en contact avec des surfaces écaillées
- Jeux dans des endroits où des contaminants sont utilisés
- Pratiques d'hygiène personnelle inadéquates
- Pratiques d'hygiène se rapportant aux travaux ménagers inadéquates
- Revêtements de sol : tapis ou moquette
- Services municipaux inadéquats
- Utilisation de contaminants de l'environnement dans la maison
- Utilisation de matériel toxique dans des endroits mal aérés
- Utilisation de matériel toxique en l'absence de vêtements de protection
- Utilisation inappropriée de vêtements de protection
- Vêtements de protection inadéquats

Facteurs intrinsèques

- Alimentation inadéquate
- Exposition concomitante
- Tabagisme

Population à risque

- Classe socio-économique défavorisée
- Enfants < 5 ans
- Exposition à des polluants atmosphériques.
- Exposition à une catastrophe
- Exposition antérieure à l'agent contaminant
- Exposition au bioterrorisme
- Exposition aux radiations

- Exposition dans une région présentant des taux élevés de contaminants
- Exposition pendant l'âge gestationnel
- Personnes âgées
- Sexe féminin

Condition associée

- Grossesse
- Maladie préexistante

Références disponibles sur www.em-consulte.com/e-complement/476249.

Domaine 11 • Classe 4 • Concept : contamination

Risque de contamination

Code du diagnostic 00180
Approuvé en 2006 • Révisé en 2013, 2017 • Niveau de preuve 2.1

Définition
Prédisposition à une exposition d'agents environnementaux contaminants, qui peut compromettre la santé.

Facteurs de risque

Facteurs extrinsèques

- Contamination chimique de l'eau
- Contamination chimique de la nourriture
- Dégradation inadéquate des contaminants
- Exposition non protégée à des métaux lourds
- Exposition non protégée à des produits chimiques
- Exposition non protégée à du matériel radioactif
- Ingestion de produits contaminés
- Jeunes enfants en contact avec des surfaces écaillées
- Jeux dans des endroits où des contaminants sont utilisés
- Pratiques d'hygiène personnelle inadéquates
- Pratiques d'hygiène se rapportant aux travaux ménagers inadéquates
- Revêtements de sol : tapis ou moquette
- Services municipaux inadéquats
- Utilisation de contaminants de l'environnement dans la maison
- Utilisation de matériel toxique dans des endroits mal aérés
- Utilisation de matériel toxique en l'absence de vêtements de protection
- Utilisation inappropriée de vêtements de protection
- Vêtements de protection inadéquats

Facteurs intrinsèques

- Alimentation inadéquate
- Exposition concomitante
- Tabagisme

Population à risque

- Classe socio-économique défavorisée
- Enfants < 5 ans
- Exposition à des polluants atmosphériques.
- Exposition à une catastrophe
- Exposition antérieure à l'agent contaminant
- Exposition au bioterrorisme
- Exposition aux radiations
- Exposition dans une région présentant des taux élevés de contaminants

- Exposition pendant l'âge gestationnel
- Personnes âgées
- Sexe féminin

Condition associée

- Grossesse
- Maladie préexistante

Références disponibles sur www.em-consulte.com/e-complement/476249.

Domaine 11 • Classe 4 • Concept : intoxication

Risque d'intoxication

Code du diagnostic 00037
Approuvé en 1980 • Révisé en 2006, 2013, 2017 • Niveau de preuve 2.1

Définition
Prédisposition à un contact accidentel avec des substances dangereuses ou à leur ingestion en quantités suffisantes, qui peut compromettre la santé.

Facteurs de risque

Facteurs extrinsèques

- Absence de dispositifs de sécurité sur le lieu de travail
- Accès à des drogues illégales pouvant contenir des produits toxiques
- Accès à des médicaments
- Accès à des produits dangereux

Facteurs intrinsèques

- Connaissances insuffisantes des médicaments
- Connaissances insuffisantes sur la prévention des intoxications
- Perturbation émotionnelle
- Précautions inadéquates contre les intoxications
- Vue affaiblie

Condition associée

- Altération des fonctions cognitives

Références disponibles sur www.em-consulte.com/e-complement/476249.

Domaine 11 • Classe 5 • Concept : réaction allergique

Risque de réaction allergique

Code du diagnostic 00217
Approuvé en 2010 • Révisé en 2013, 2017 • Niveau de preuve 2.1

Définition
Prédisposition à une réponse immunologique ou à une réaction exagérée à des substances, qui peut compromettre la santé.

Facteurs de risque

- Exposition à des allergènes
- Exposition à des allergènes environnementaux
- Exposition à des produits chimiques toxiques

Population à risque

- Antécédents d'allergie à une piqûre d'insecte
- Antécédents d'allergie aux aliments
- Exposition répétée à des substances environnementales sources d'allergie

Références disponibles sur www.em-consulte.com/e-complement/476249.

Domaine 11 • Classe 5 • Concept : réaction allergique au latex

Réaction allergique au latex

Code du diagnostic 00041
Approuvé en 1998 • Révisé en 2006, 2017 • Niveau de preuve 2.1

Définition
Hypersensibilité aux produits composés de latex naturel.

Caractéristiques

Réactions menaçant la vie et qui apparaissent à moins d'une heure d'exposition

- Arrêt respiratoire
- Bronchospasme
- Dyspnée
- Gêne respiratoire
- Hypotension
- Infarctus du myocarde
- Œdème
- Râles
- Syncope
- Urticaire de contact progressant en symptômes généralisés

Réaction de type IV qui apparaissent après plus d'une heure d'exposition

- Eczéma
- Irritation de la peau
- Réaction de sensibilité aux additifs de fabrication
- Rougeur de la peau

Caractéristiques généralisées

- Fébrilité
- Inconfort général
- Œdème généralisé
- Rougeur cutanée
- Signale une sensation de chaleur corporelle généralisée

Caractéristiques gastro-intestinales

- Douleur abdominale
- Nausée

Caractéristiques buccofaciales

- Congestion nasale
- Démangeaisons
- Érythème
- Larmoiement
- Œdème périorbitaire
- Rhinorrhée

Facteurs favorisants

- À développer

Population à risque

- Antécédents d'allergie
- Antécédents d'allergie au latex
- Antécédents d'allergie aux aliments
- Antécédents d'allergie aux poinsettias
- Antécédents d'asthme
- Antécédents de chirurgie dans l'enfance
- Exposition fréquente à des produits en latex

Condition associée

- Hypersensibilité aux protéines naturelles de latex
- Interventions chirurgicales nombreuses

Ce diagnostic sera retiré de la taxonomie 2021-2023 si des facteurs favorisants ne sont pas développés.

Références disponibles sur www.em-consulte.com/e-complement/476249.

Domaine 11 • Classe 5 • Concept : réaction allergique au latex

Risque de réaction allergique au latex

Code du diagnostic 00042
Approuvé en 1998 • Révisé en 2006, 2013, 2017 • Niveau de preuve 2.1

Définition
Prédisposition à une hypersensibilité aux produits composés de latex naturel, qui peut compromettre la santé.

Facteurs de risque

- À développer

Population à risque

- Antécédents d'allergie
- Antécédents d'allergie au latex
- Antécédents d'allergie aux aliments
- Antécédents d'allergie aux poinsettias
- Antécédents d'asthme
- Antécédents de chirurgie dans l'enfance
- Exposition fréquente à des produits en latex

Condition associée

- Hypersensibilité aux protéines naturelles de latex
- Interventions chirurgicales nombreuses

Ce diagnostic sera retiré de la taxonomie 2021-2023 si des facteurs de risque ne sont pas développés.

Références disponibles sur www.em-consulte.com/e-complement/476249.

Domaine 11 • Classe 5 • Concept : réaction indésirable à un produit de contraste iodé

Risque de réaction indésirable à un produit de contraste iodé

Code du diagnostic 00218
Approuvé en 2010 • Révisé en 2013, 2017 • Niveau de preuve 2.1

Définition
Prédisposition à toute réaction nocive ou imprévue associée à l'utilisation d'un produit de contraste iodé survenant dans les 7 jours après l'injection du produit, qui peut compromettre la santé.

Facteurs de risque

- Déshydratation
- Faiblesse généralisée

Population à risque

- Antécédents d'allergie
- Antécédents d'effet indésirable aux produits de contraste iodés
- Extrêmes d'âge

Condition associée

- Maladie chronique
- Personne inconsciente
- Produit de contraste accélérant la réaction indésirable
- Utilisation concomitante de médicaments
- Veine fragilisée

Références disponibles sur www.em-consulte.com/e-complement/476249.

Domaine 11 • Classe 6 • Concept : hyperthermie

Hyperthermie

Code du diagnostic 00007
Approuvé en 1986 • Révisé en 2013, 2017 • Niveau de preuve 2.2

Définition
Élévation de la température corporelle au-dessus des limites de la normale diurne due à une défaillance de la thermorégulation.

Caractéristiques

- Apnée
- Coma
- Convulsions
- Enfant incapable de maintenir la succion
- Gesticulation anormale
- Hypotension
- Irritabilité
- Léthargie
- Peau chaude au toucher
- Peau rouge
- Stupeur
- Tachycardie
- Tachypnée
- Vasodilation

Facteurs favorisants

- Déshydratation
- Effort violent
- Vêtements appropriés

Population à risque

- Exposition à une température ambiante élevée

Condition associée

- Augmentation du métabolisme basal
- Diminution de la sudation
- Ischémie
- Maladie
- Médicament
- Septicémie
- Traumatisme

Se référer aux critères de plages de température corporelle.

Références disponibles sur www.em-consulte.com/e-complement/476249.

Domaine 11 • Classe 6 • Concept : hypothermie

Hypothermie

Code du diagnostic 00006
Approuvé en 1986 • Révisé en 1988, 2013, 2017 • Niveau de preuve 2.2

Définition
Réduction de la température corporelle au-dessous des limites de la normale diurne due à une défaillance de la thermorégulation.

Caractéristiques

- Acrocyanose
- Augmentation de la consommation d'oxygène
- Augmentation du métabolisme basal
- Bradycardie
- Diminution de la glycémie
- Diminution de la ventilation
- Horripilation (chair de poule)
- Hypertension
- Hypoglycémie
- Hypoxie
- Lit unguéal cyanosé
- Peau froide au toucher
- Remplissage capillaire lent
- Tachycardie
- Tremblements
- Vasoconstriction périphérique

Nouveau-nés

- Acidose métabolique
- Détresse respiratoire
- Enfant manquant d'énergie pour maintenir la succion
- Enfant présentant une prise de poids insuffisante (< 30 g/j)
- Ictère
- Irritabilité
- Pâleur

Facteurs favorisants

- Connaissances insuffisantes de l'aidant naturel sur la prévention de l'hypothermie
- Consommation d'alcool
- Inaction
- Malnutrition
- Température ambiante basse.
- Transfert excessif de chaleur par conduction
- Transfert excessif de chaleur par convection
- Transfert excessif de chaleur par évaporation
- Transfert excessif de chaleur par rayonnement
- Vêtements en insuffisance

Nouveau-nés

- Augmentation de la demande en oxygène
- Bain du nouveau-né trop tôt
- Retard dans l'allaitement

Population à risque

- Classe socio-économique défavorisée
- Extrêmes d'âge
- Extrêmes de poids
- Naissance hors de l'hôpital non planifiée
- Naissance hors de l'hôpital présentant un risque élevé
- Ratio surface corporelle/poids augmenté
- Réserve de graisse sous-cutanée insuffisante

Condition associée

- Augmentation de la résistance vasculaire pulmonaire (PVR)
- Contrôle vasculaire inefficace
- Couche cornée immature
- Diminution du métabolisme basal
- Lésion de l'hypothalamus
- Médicament
- Radiothérapie
- Thermogenèse inefficace par manque de tremblements
- Traumatisme

Se référer aux critères de plages de température corporelle appropriés et validés.

Références disponibles sur www.em-consulte.com/e-complement/476249.

Domaine 11 • Classe 6 • Concept : hypothermie

Risque d'hypothermie

Code du diagnostic 00253
Approuvé en 2013 • Révisé en 2017 • Niveau de preuve 2.2

Définition
Prédisposition à une défaillance de la thermorégulation pouvant aboutir à une température corporelle en dessous des limites de la valeur normale diurne, qui peut compromettre la santé.

Facteurs de risque

- Connaissances insuffisantes de l'aidant naturel sur la prévention de l'hypothermie
- Consommation d'alcool
- Inaction
- Malnutrition
- Température ambiante basse.
- Transfert excessif de chaleur par conduction
- Transfert excessif de chaleur par convection
- Transfert excessif de chaleur par évaporation
- Transfert excessif de chaleur par rayonnement
- Vêtements en insuffisance

Nouveau-nés

- Augmentation de la demande en oxygène
- Bain du nouveau-né trop tôt
- Retard dans l'allaitement

Population à risque

- Classe socio-économique défavorisée
- Extrêmes d'âge
- Extrêmes de poids
- Naissance hors de l'hôpital non planifiée
- Naissance hors de l'hôpital présentant un risque élevé
- Ratio surface corporelle/poids augmenté
- Réserve de graisse sous-cutanée insuffisante

Condition associée

- Augmentation de la résistance vasculaire pulmonaire (PVR)
- Contrôle vasculaire inefficace
- Couche cornée immature
- Diminution du métabolisme basal
- Lésion de l'hypothalamus

- Médicament
- Radiothérapie
- Thermogenèse inefficace par manque de tremblements
- Traumatisme

Se référer aux critères de plages de température corporelle appropriés et validés.

Références disponibles sur www.em-consulte.com/e-complement/476249.

Domaine 11 • Classe 6 • Concept : hypothermie péri-opératoire

Risque d'hypothermie péri-opératoire

Code du diagnostic 00254
Approuvé en 2013 • Révisé en 2017 • Niveau de preuve 2.1

Définition
Prédisposition à une baisse accidentelle de la température centrale en dessous de 36 °C apparaissant une heure avant et jusqu'à 24 heures après l'intervention chirurgicale, qui peut compromettre la santé.

Facteurs de risque

- Température ambiante basse.
- Transfert excessif de chaleur par conduction
- Transfert excessif de chaleur par convection
- Transfert excessif de chaleur par rayonnement

Population à risque

- Faible poids corporel
- Score ASA (American Society of Anesthesiologists) > 1
- Température préopératoire basse (< 36 °C)

Condition associée

- Anesthésies générale et locale combinées
- Complications cardiovasculaires
- Intervention chirurgicale
- Neuropathie diabétique

Références disponibles sur www.em-consulte.com/e-complement/476249.

Domaine 11 • Classe 6 • Concept : thermorégulation

Thermorégulation inefficace

Code du diagnostic 00008
Approuvé en 1986 • Révisé en 2017 • Niveau de preuve 2.1

Définition
Fluctuations de la température corporelle entre hypothermie et hyperthermie.

Caractéristiques

- Augmentation de la fréquence respiratoire
- Augmentation de la température corporelle au-dessus de la normale
- Convulsions
- Diminution de la température corporelle en dessous de la normale
- Horripilation (chair de poule)
- Hypertension
- Légers tremblements
- Lit unguéal cyanosé
- Pâleur modérée
- Peau chaude au toucher
- Peau froide au toucher
- Peau rouge
- Remplissage capillaire lent
- Tachycardie

Facteurs favorisants

- Augmentation de la demande en oxygène
- Déshydratation
- Effort violent
- Fluctuations environnementales de température
- Inaction
- Vêtements inappropriés pour la température ambiante

Population à risque

- Extrêmes d'âge
- Extrêmes de poids
- Ratio surface corporelle/poids augmenté
- Réserve de graisse sous-cutanée insuffisante
- Température ambiante extrême

Condition associée

- Altération du métabolisme basal
- Diminution de la sudation
- État affectant la régulation de la température
- Lésion cérébrale
- Maladie
- Médicament
- Sédation
- Septicémie
- Thermogenèse inefficace par manque de tremblements
- Traumatisme

Domaine 11 • Classe 6 • Concept : thermorégulation

Risque de thermorégulation inefficace

Code du diagnostic 00274
Approuvé en 2016 • Niveau de preuve 2.1

Définition
Prédisposition à des fluctuations de la température corporelle entre hypothermie et hyperthermie, qui peut compromettre la santé.

Facteurs de risque

- Augmentation de la demande en oxygène
- Déshydratation
- Effort violent
- Fluctuations environnementales de température
- Inaction
- Vêtements inappropriés pour la température ambiante

Population à risque

- Extrêmes d'âge
- Extrêmes de poids
- Ratio surface corporelle/poids augmenté
- Réserve de graisse sous-cutanée insuffisante
- Température ambiante extrême

Condition associée

- Altération du métabolisme basal
- Diminution de la sudation
- État affectant la régulation de la température
- Lésion cérébrale
- Maladie
- Médicament
- Sédation
- Septicémie
- Thermogenèse inefficace par manque de tremblements
- Traumatisme

Domaine 12. Bien-être

Sentiment agréable résultant de la satisfaction des besoins physiques, psychiques ou sociaux

Classe 1. Bien-être physique

Sentiment agréable ou de confort et/ou au soulagement de la douleur

Code	Diagnostic	Page
00214	Bien-être altéré	511
00183	Motivation à améliorer son bien-être	512
00132	Douleur aiguë	513
00133	Douleur chronique	514
00256	Douleur lors de l'accouchement	516
00134	Nausée	517
00255	Syndrome de douleur chronique	518

Classe 2. Bien-être dans l'environnement

Sentiment agréable ou de confort dans son environnement

Code	Diagnostic	Page
00214	Bien-être altéré	519
00183	Motivation à améliorer son bien-être	520

Classe 3. Bien-être au sein de la société

Sentiment agréable ou de confort résultant de la situation sociale

NANDA International, Inc. Nursing Diagnoses: Definitions and Classification 2018–2020, 11th Edition.
Edited by T. Heather Herdman and Shigemi Kamitsuru.

Companion website: www.thieme.com/nanda-i.

Domaine 12 • Classe 1 • Concept : bien-être

Bien-être altéré

Code du diagnostic 00214
Approuvé en 2008 • Révisé en 2010, 2017 • Niveau de preuve 2.1

Définition
Sentiments de malaise, d'une absence d'apaisement et de transcendance sur les plans physique, psychologique, spirituel, environnemental, culturel et social.

Caractéristiques

- Anxiété
- Démangeaisons
- Fébrilité
- Gémissements
- Incapacité de se détendre
- Irritabilité
- Mal à l'aise dans la situation
- Mécontentement dans la situation
- Modification des habitudes de sommeil
- Peur
- Pleurs
- Sensation d'avoir faim
- Sensation d'avoir froid
- Sensation d'inconfort
- Sensation de chaleur
- Soupirs
- Symptômes désagréables

Facteurs favorisants

- Contrôle de l'environnement insuffisant
- Contrôle de la situation insuffisante
- Intimité insuffisante
- Ressources insuffisantes
- Stimuli environnementaux nuisibles

Condition associée

- Programme thérapeutique
- Symptômes de la maladie

Ce diagnostic est classé dans la classe 1 (Confort physique), la classe 2 (Confort environnemental) et la classe 3 (Confort social).

Références disponibles sur www.em-consulte.com/e-complement/476249.

Domaine 12 • Classe 1 • Concept : bien-être

Motivation à améliorer son bien-être

Code du diagnostic 00183
Approuvé en 2006 • Révisé en 2013 • Niveau de preuve 2.1

Définition
Un ensemble de sentiments de sérénité, d'apaisement et de transcendance dans les domaines physique, psychologique, spirituel, environnemental et/ou social, qui peut être renforcé.

Caractéristiques

- Exprime le désir d'améliorer la résolution des difficultés
- Exprime le désir d'augmenter son bien-être
- Exprime le désir d'augmenter son état de relaxation
- Exprime le désir d'augmenter son sentiment de satisfaction

Ce diagnostic est classé dans la classe 1 (Confort physique), la classe 2 (Confort environnemental) et la classe 3 (Confort social).

Références disponibles sur www.em-consulte.com/e-complement/476249.

Domaine 12 • Classe 1 • Concept : douleur

Douleur aiguë

Code du diagnostic 00132
Approuvé en 1996 • Révisé en 2013 • Niveau de preuve 2.1

Définition
Expérience sensorielle et émotionnelle désagréable, associée à une lésion tissulaire réelle ou potentielle, ou décrite dans des termes évoquant une telle lésion (Association internationale pour l'étude de la douleur). Le début est brusque ou lent ; l'intensité varie de légère à sévère ; l'arrêt est attendu ou prévisible et la durée inférieure à 3 mois.

Caractéristiques

- Attitude de défense
- Autoévaluation de l'intensité de la douleur au moyen d'un outil standardisé
- Autoévaluation des caractéristiques de la douleur au moyen d'un outil standardisé
- Baisse de la concentration
- Changement des paramètres physiologiques
- Diaphorèse
- Égocentrisme
- Expression non verbale
- Gestes d'autoprotection
- Masque de douleur
- Modification de l'appétit
- Perte d'espoir
- Position antalgique
- Preuve de la présence de la douleur mise en évidence par des outils standardisés d'évaluation de la douleur pour les personnes qui ne peuvent l'exprimer verbalement
- Pupilles dilatées
- Signalement par personne interposée de douleur/changement d'activités
- Technique de distraction

Facteurs favorisants

- Lésion de nature biologique
- Lésion de nature chimique
- Lésion de nature physique

Références disponibles sur www.em-consulte.com/e-complement/476249.

Domaine 12 • Classe 1 • Concept : douleur

Douleur chronique

Code du diagnostic 00133
Approuvé en 1986 • Révisé en 1996, 2013, 2017 • Niveau de preuve 2.1

Définition
Expérience sensorielle et émotionnelle désagréable, associée à une lésion tissulaire réelle ou potentielle, ou décrite dans des termes évoquant une telle lésion (Association internationale pour l'étude de la douleur). Le début est brusque ou lent; l'intensité varie de légère à sévère; elle est constante ou récurrente; l'arrêt est imprévisible; la durée est supérieure à 3 mois.

Caractéristiques

- Altération de la capacité de poursuivre les activités antérieures
- Anorexie
- Autoévaluation de l'intensité de la douleur au moyen d'un outil standardisé
- Autoévaluation des caractéristiques de la douleur au moyen d'un outil standardisé
- Égocentrisme
- Masque de douleur
- Modification des habitudes de sommeil
- Preuve de la présence de la douleur mise en évidence par des outils standardisés d'évaluation de la douleur pour les personnes qui ne peuvent l'exprimer verbalement
- Signalement par personne interposée de douleur/changement d'activités

Facteurs favorisants

- Compression nerveuse
- Détresse émotionnelle
- Fatigue
- Indice de masse corporelle (IMC) augmenté
- Isolement social
- Lésion
- Malnutrition
- Manipulation répétée de charges lourdes
- Modification des habitudes de sommeil
- Pratiques sexuelles inefficaces
- Utilisation prolongée de l'ordinateur
- Vibrations transmises à l'ensemble du corps

Population à risque

- Âge > 50 ans
- Antécédents d'exercices violents
- Antécédents de maltraitance
- Antécédents de mutilation génitale
- Antécédents de postures de travail statique
- Antécédents de surendettement
- Antécédents de toxicomanie
- Sexe féminin

Condition associée

- Affection immunitaire
- Anomalie génétique
- Augmentation prolongée du taux de cortisol
- Contusion
- Déséquilibre des neurotransmetteurs, des neuromodulateurs et des récepteurs
- Fracture
- Infiltration tumorale
- Lésion de la moelle épinière
- Lésion du système nerveux
- Lésion musculaire
- Lésion par écrasement
- Maladie musculosquelettique chronique
- Problème post-traumatique
- Trouble du fonctionnement métabolique
- Trouble ischémique

Références disponibles sur www.em-consulte.com/e-complement/476249.

Domaine 12 • Classe 1 • Concept : douleur lors de l'accouchement

Douleur lors de l'accouchement

Code du diagnostic 00256
Approuvé en 2013 • Révisé en 2017 • Niveau de preuve 2.2

Définition
Expérience sensorielle et émotionnelle qui varie d'agréable à désagréable durant le travail et l'accouchement.

Caractéristiques

- Altération de la fonction neuro-endocrinienne
- Altération de la fonction urinaire
- Augmentation de l'appétit
- Baisse de la concentration
- Contraction utérine
- Diaphorèse
- Diminution de l'appétit
- Douleur
- Égocentrisme
- Expression non verbale
- Gestes d'autoprotection
- Masque de douleur
- Modification de la fréquence cardiaque
- Modification de la pression artérielle
- Modification de la tension musculaire
- Modification des habitudes de sommeil
- Modification du rythme respiratoire
- Nausée
- Position antalgique
- Pression périnéale
- Pupilles dilatées
- Technique de distraction
- Vomissements

Facteurs favorisants

- À développer

Condition associée

- Dilatation du col
- Expulsion du fœtus

Ce diagnostic sera retiré de la taxonomie 2021-2023 si des facteurs favorisants ne sont pas développés.

Références disponibles sur www.em-consulte.com/e-complement/476249.

Domaine 12 • Classe 1 • Concept : nausée

Nausée

Code du diagnostic 00134
Approuvé en 1998 • Révisé en 2002, 2010, 2017 • Niveau de preuve 2.1

Définition
Phénomène subjectif d'une sensation désagréable dans l'arrière-gorge et dans l'estomac qui peut entraîner ou non un vomissement.

Caractéristiques

- Augmentation des mouvements de déglutition
- Aversion pour la nourriture
- Goût aigre dans la bouche
- Haut-le-cœur
- Salivation augmentée

Facteurs favorisants

- Anxiété
- Dégoût
- Exposition à des toxines
- Peur
- Stimuli environnementaux nuisibles
- Stimuli visuels désagréables

Condition associée

- Augmentation de la pression intra-crânienne (PIC)
- Capsule de la rate étirée
- Capsule du foie étirée
- Distension gastrique
- Dysfonctionnement biochimique
- Grossesse
- Irritation gastro-intestinale
- Labyrinthite
- Mal des transports
- Maladie de l'œsophage
- Maladie du pancréas
- Méningite
- Problème psychologique
- Programme thérapeutique
- Syndrome de Ménière
- Tumeur intra-abdominale
- Tumeur locale

Références disponibles sur www.em-consulte.com/e-complement/476249.

Domaine 12 • Classe 1 • Concept : syndrome de douleur chronique

Syndrome de douleur chronique

Code du diagnostic 00255
Approuvé en 2013 • Niveau de preuve 2.2

Définition
Douleur récurrente et persistante qui dure depuis au moins 3 mois et qui affecte considérablement la vie quotidienne ou le bien-être.

Caractéristiques

- Anxiété (00146)
- Connaissances insuffisantes (00126)
- Constipation (00011)
- Excès de stress (00177)
- Fatigue (00093)
- Habitudes de sommeil perturbées (00198)
- Insomnie (00095)
- Isolement social (00053)
- Mobilité physique réduite (00085)
- Obésité (00232)
- Peur (00148)
- Régulation de l'humeur perturbée (00241)

Facteurs favorisants

- À développer

Ce diagnostic sera retiré de la taxonomie 2021-2023 si des facteurs favorisants ne sont pas développés.

Références disponibles sur www.em-consulte.com/e-complement/476249.

Domaine 12 • Classe 2 • Concept : bien-être

Bien-être altéré

Code du diagnostic 00214
Approuvé en 2008 • Révisé en 2010, 2017 • Niveau de preuve 2.1

Définition
Sentiments de malaise, d'une absence d'apaisement et de transcendance sur les plans physique, psychologique, spirituel, environnemental, culturel et social.

Caractéristiques

- Anxiété
- Démangeaisons
- Fébrilité
- Gémissements
- Incapacité de se détendre
- Irritabilité
- Mal à l'aise dans la situation
- Mécontentement dans la situation
- Modification des habitudes de sommeil
- Peur
- Pleurs
- Sensation d'avoir faim
- Sensation d'avoir froid
- Sensation d'inconfort
- Sensation de chaleur
- Soupirs
- Symptômes désagréables

Facteurs favorisants

- Contrôle de l'environnement insuffisant
- Contrôle de la situation insuffisante
- Intimité insuffisante
- Ressources insuffisantes
- Stimuli environnementaux nuisibles

Condition associée

- Programme thérapeutique
- Symptômes de la maladie

Ce diagnostic est classé dans la classe 1 (Confort physique), la classe 2 (Confort environnemental) et la classe 3 (Confort social).

Références disponibles sur www.em-consulte.com/e-complement/476249.

Domaine 12 • Classe 2 • Concept : bien-être

Motivation à améliorer son bien-être

Code du diagnostic 00183
Approuvé en 2006 • Révisé en 2013 • Niveau de preuve 2.1

Définition
Un ensemble de sentiments de sérénité, d'apaisement et de transcendance dans les domaines physique, psychologique, spirituel, environnemental et/ou social, qui peut être renforcé.

Caractéristiques

- Exprime le désir d'améliorer la résolution des difficultés
- Exprime le désir d'augmenter son bien-être
- Exprime le désir d'augmenter son état de relaxation
- Exprime le désir d'augmenter son sentiment de satisfaction

Ce diagnostic est classé dans la classe 1 (Confort physique), la classe 2 (Confort environnemental) et la classe 3 (Confort social).

Références disponibles sur www.em-consulte.com/e-complement/476249.

Domaine 12 • Classe 3 • Concept : bien-être

Bien-être altéré

Code du diagnostic 00214
Approuvé en 2008 • Révisé en 2010, 2017 • Niveau de preuve 2.1

Définition
Sentiments de malaise, d'une absence d'apaisement et de transcendance sur les plans physique, psychologique, spirituel, environnemental, culturel et social.

Caractéristiques

- Anxiété
- Démangeaisons
- Fébrilité
- Gémissements
- Incapacité de se détendre
- Irritabilité
- Mal à l'aise dans la situation
- Mécontentement dans la situation
- Modification des habitudes de sommeil
- Peur
- Pleurs
- Sensation d'avoir faim
- Sensation d'avoir froid
- Sensation d'inconfort
- Sensation de chaleur
- Soupirs
- Symptômes désagréables

Facteurs favorisants

- Contrôle de l'environnement insuffisant
- Contrôle de la situation insuffisante
- Intimité insuffisante
- Ressources insuffisantes
- Stimuli environnementaux nuisibles

Condition associée

- Programme thérapeutique
- Symptômes de la maladie

Ce diagnostic est classé dans la classe 1 (Confort physique), la classe 2 (Confort environnemental) et la classe 3 (Confort social).

Références disponibles sur www.em-consulte.com/e-complement/476249.

Domaine 12 • Classe 3 • Concept : bien-être

Motivation à améliorer son bien-être

Code du diagnostic 00183
Approuvé en 2006 • Révisé en 2013 • Niveau de preuve 2.1

Définition
Un ensemble de sentiments de sérénité, d'apaisement et de transcendance dans les domaines physique, psychologique, spirituel, environnemental et/ou social, qui peut être renforcé.

Caractéristiques

- Exprime le désir d'améliorer la résolution des difficultés
- Exprime le désir d'augmenter son bien-être
- Exprime le désir d'augmenter son état de relaxation
- Exprime le désir d'augmenter son sentiment de satisfaction

Ce diagnostic est classé dans la classe 1 (Confort physique), la classe 2 (Confort environnemental) et la classe 3 (Confort social).

Références disponibles sur www.em-consulte.com/e-complement/476249.

Domaine 12 • Classe 3 • Concept : isolement social

Isolement social

Code du diagnostic 00053
Approuvé en 1982 • Révisé en 2017

Définition
Expérience de solitude que la personne considère comme imposée par autrui et qu'elle perçoit comme négative ou menaçante.

Caractéristiques

- Absence de but
- Absence de réseaux de soutien
- Actions dénuées de sens
- Actions répétitives
- Affect plat
- Affection entraînant une incapacité
- Antécédents de rejet
- Désir d'être seul
- État de tristesse
- Hostilité
- Incapacité de répondre aux attentes d'autrui
- Incompatibilité culturelle
- Maladie
- Membre d'une sous-culture
- Préoccupation de ses pensées
- Regard fuyant
- Renfermement sur soi
- Sentiment d'insécurité en public
- Sentiment d'être différent des autres
- Solitude imposée par d'autres
- Valeurs incompatibles avec les normes culturelles

Facteurs favorisants

- Comportements sociaux incompatibles par rapport aux normes
- Difficulté à établir des relations
- Incapacité de s'engager dans des relations personnelles satisfaisantes
- Intérêts inappropriés à l'âge
- Ressources personnelles insuffisantes
- Valeurs incompatibles avec les normes culturelles

Population à risque

- Retard dans le développement

Condition associée

- Altération de l'apparence physique
- Altération de l'état mental
- Altération du bien-être

Ce diagnostic sera retiré de la taxonomie 2021-2023 à moins qu'un travail supplémentaire ne soit accompli pour l'amener à un niveau de preuve de 2.1 ou plus.

Domaine 12 • Classe 3 • Concept : solitude

Risque de sentiment de solitude

Code du diagnostic 00054
Approuvé en 1994 • Révisé en 2006, 2013 • Niveau de preuve 2.1

Définition
Prédisposition à un sentiment de mal-être associé au désir ou au besoin de plus de contacts avec les autres, qui peut compromettre la santé.

Facteurs de risque

- Carence affective
- Carence émotionnelle
- Isolement physique
- Isolement social

Références disponibles sur www.em-consulte.com/e-complement/476249.

Domaine 13. Croissance/développement

Adéquation entre l'âge et la croissance physique, le développement des organes et/ou l'atteinte des étapes importantes du développement

Classe 1. Croissance
Augmentation des dimensions physiques ou maturation des organes

Code	Diagnostic	Page
	Cette classe ne contient actuellement aucun diagnostic.	526

Classe 2. Développement
Accomplissement, manque d'accomplissement ou d'atteinte de certaines étapes importantes du développement

Code	Diagnostic	Page
00112	Risque de retard du développement	527

NANDA International, Inc. Nursing Diagnoses: Definitions and Classification 2018–2020, 11th Edition.
Edited by T. Heather Herdman and Shigemi Kamitsuru.

Companion website: www.thieme.com/nanda-i.

Cette classe ne contient actuellement aucun diagnostic.

Domaine 13 • Classe 2 • Concept : développement

Risque de retard du développement

Code du diagnostic 00112
Approuvé en 1998 • Révisé en 2013, 2017

Définition
Prédisposition à un écart de 25 % ou plus par rapport aux normes établies pour le groupe d'âge dans un ou plusieurs des domaines suivants : socialisation, autorégulation, comportement, cognition, langage et motricité globale ou fine, qui peut compromettre la santé.

Facteurs de risque

- Alimentation inadéquate
- Présence de maltraitance
- Toxicomanie

Population à risque

- Alimentation maternelle inadéquate
- Analphabétisme de la mère
- Antécédents d'adoption
- Classe socio-économique défavorisée
- Exposition à la violence
- Exposition à une catastrophe naturelle
- Grossesse non désirée
- Grossesse non planifiée
- Mère âgée ≤ 15 ans
- Mère âgée ≥ 35 ans
- Placement dans un foyer d'accueil
- Prématurité
- Résultat positif au test de dépistage de drogues
- Retard dans les soins prénatals
- Soins prénatals insuffisants
- Toxicomanie de la mère
- Trouble du comportement

Condition associée

- Anomalie congénitale
- Anomalie génétique
- Dépendance technologique
- Difficultés d'apprentissage pour l'aidant naturel
- Diminution de l'audition
- Infection prénatale
- Lésion cérébrale
- Maladie chronique
- Maladie mentale de l'aidant naturel
- Otites moyennes fréquentes
- Perte d'élan vital
- Programme thérapeutique
- Saturnisme
- Trouble endocrinien
- Troubles de la vision
- Troubles épileptiques

Ce diagnostic sera retiré de la taxonomie 2021-2023 à moins qu'un travail supplémentaire ne soit accompli pour l'amener à un niveau de preuve de 2.1 ou plus.

Index

E

F

G

R

S

T

V

Concepts

T

V

Elsevier Masson S.A.S - 65, rue Camille-Desmoulins
92442 Issy-les-Moulineaux Cedex
Dépôt Légal : août 2019

Composition : Thieme

Imprimé en Pologne par Dimograf